学术引领系列

国家出版基金项目
NATIONAL PUBLICATION FOUNDATION

国家科学思想库

"十二五"国家重点图书出版规划项目

中国学科发展战略

再生医学

中国科学院

科学出版社
北京

图书在版编目(CIP)数据

中国学科发展战略·再生医学/中国科学院编．—北京：科学出版社，2015.2

（中国学科发展战略）

ISBN 978-7-03-043400-5

Ⅰ.①中… Ⅱ.①中… Ⅲ.①细胞－再生－生物工程－医学工程－学科发展－发展战略－中国 Ⅳ.①R318-12

中国版本图书馆 CIP 数据核字（2015）第 031102 号

丛书策划：侯俊琳　牛　玲

责任编辑：牛　玲　张　晨/责任校对：胡小洁

责任印制：徐晓晨 / 封面设计：黄华斌　陈　敬

编辑部电话：010-64035853

E-mail：houjunlin@mail. sciencep. com

科学出版社出版

北京东黄城根北街 16 号

邮政编码：100717

http://www.sciencep.com

北京厚诚则铭印刷科技有限公司 印刷

科学出版社发行　各地新华书店经销

*

2015 年 4 月第　一　版　开本：720×1000 1/16

2021 年 1 月第四次印刷　印张：16

字数：260 000

定价：86.00 元

（如有印装质量问题，我社负责调换）

中国学科发展战略

指　导　组

组　长：白春礼

副组长：李静海　秦大河

成　员：詹文龙　朱道本　陈　颙

陈宜瑜　李　未　顾秉林

工　作　组

组　长：李　婷

副组长：王敬泽　刘春杰

成　员：钱莹洁　马新勇　申倚敏

薛　淮　张家元　林宏侠

冯　霞　赵剑峰

中国学科发展战略·再生医学

专　家　组

组　长：吴祖泽

成　员：（以姓氏笔画为序）

王立生　王松灵　卢光琇
付小兵　刘开彦　刘少君
池　慧　杨志健　吴曙霞
胡康洪　宫　峰　章静波
裴雪涛　戴一凡　戴尅戎
魏于全　瞿　佳

秘　书　组

组　长：王立生

成　员：（以姓氏笔画为序）

于爱平　邓洪新　刘大庆
汤亭亭　吴曙霞　郝好杰
徐存栓　崔春萍　韩卫东

总　序

九层之台，起于累土[①]

白春礼

近代科学诞生以来，科学的光辉引领和促进了人类文明的进步，在人类不断深化对自然和社会认识的过程中，形成了以学科为重要标志的、丰富的科学知识体系。学科不但是科学知识的基本的单元，同时也是科学活动的基本单元：每一学科都有其特定的问题域、研究方法、学术传统乃至学术共同体，都有其独特的历史发展轨迹；学科内和学科间的思想互动，为科学创新提供了原动力。因此，发展科技，必须研究并把握学科内部运作及其与社会相互作用的机制及规律。

中国科学院学部作为我国自然科学的最高学术机构和国家在科学技术方面的最高咨询机构，历来十分重视研究学科发展战略。2009 年 4 月与国家自然科学基金委员会联合启动了“2011～2020 年我国学科发展战略研究”19 个专题咨询研究，并组建了总体报告研究组。在此工作基础上，为持续深入开展有关研究，学部于 2010 年年底，在一些特定的领域和方向上重点部署了学科发展战略研究项目，研究成果现以“中国学科发展战略”丛书形式系列出版，供大家交流讨论，希望起到引导之效。

根据学科发展战略研究总体研究工作成果，我们特别注意到学

① 题注：李耳《老子》第 64 章：“合抱之木，生于毫末；九层之台，起于累土；千里之行，始于足下。”

科发展的以下几方面的特征和趋势。

一是学科发展已越出单一学科的范围，呈现出集群化发展的态势，呈现出多学科互动共同导致学科分化整合的机制。学科间交叉和融合、重点突破和“整体统一”，成为许多相关学科得以实现集群式发展的重要方式，一些学科的边界更加模糊。

二是学科发展体现了一定的周期性，一般要经历源头创新期、创新密集区、完善与扩散期，并在科学革命性突破的基础上呈螺旋上升式发展，进入新一轮发展周期。根据不同阶段的学科发展特点，实现学科均衡与协调发展成为了学科整体发展的必然要求。

三是学科发展的驱动因素、研究方式和表征方式发生了相应的变化。学科的发展以好奇心牵引下的问题驱动为主，逐渐向社会需求牵引下的问题驱动转变；计算成为了理论、实验之外的第三种研究方式；基于动态模拟和图像显示等信息技术，为各学科纯粹的抽象数学语言提供了更加生动、直观的辅助表征手段。

四是科学方法和工具的突破与学科发展互相促进作用更加显著。技术科学的进步为激发新现象并揭示物质多尺度、极端条件下的本质和规律提供了积极有效手段。同时，学科的进步也为技术科学的发展和催生战略新兴产业奠定了重要基础。

五是文化、制度成为了促进学科发展的重要前提。崇尚科学精神的文化环境、避免过多行政干预和利益博弈的制度建设、追求可持续发展的目标和思想，将不仅极大促进传统学科和当代新兴学科的快速发展，而且也为人才成长并进而促进学科创新提供了必要条件。

我国学科体系系由西方移植而来，学科制度的跨文化移植及其在中国文化中的本土化进程，延续已达百年之久，至今仍未结束。

鸦片战争之后，代数学、微积分、三角学、概率论、解析几何、力学、声学、光学、电学、化学、生物学和工程科学等的近代科学知识被介绍到中国，其中有些知识成为一些学堂和书院的教学内容。1904 年清政府颁布“癸卯学制”，该学制将科学技术分为格致科（自然科学）、农业科、工艺科和医术科，各科又分为诸多学科。1905 年清朝废除科举，此后中国传统学科体系逐步被来自西方的新学科体系取代。

民国时期现代教育发展较快，科学社团与科研机构纷纷创建，现代学科体系的框架基础成型，一些重要学科实现了制度化。大学引进欧美的通才教育模式，培育各学科的人才。1912 年詹天佑发起成立中华工程师会，该会后来与类似团体合为中国工程师学会。1914 年留学美国的学者创办中国科学社。1922 年中国地质学会成立，此后，生理、地理、气象、天文、植物、动物、物理、化学、机械、水利、统计、航空、药学、医学、农学、数学等学科的学会相继创建。这些学会及其创办的《科学》、《工程》等期刊加速了现代学科体系在中国的构建和本土化。1928 年国民政府创建中央研究院，这标志着现代科学技术研究在中国的制度化。中央研究院主要开展数学、天文学与气象学、物理学、化学、地质与地理学、生物科学、人类学与考古学、社会科学、工程科学、农林学、医学等学科的研究，将现代学科在中国的建设提升到了研究层次。

中华人民共和国建立之后，学科建设进入了一个新阶段，逐步形成了比较完整的体系。1949 年 11 月新中国组建了中国科学院，建设以学科为基础的各类研究所。1952 年，教育部对全国高等学校进行院系调整，推行苏联式的专业教育模式，学科体系不断细化。1956 年，国家制定出《十二年科学技术发展远景规划纲要》，该规划包括 57 项任务和 12 个重点项目。规划制定过程中形成的“以任务带学科”的理念主导了以后全国科技发展的模式。1978 年召开全国科学大会之后，科学技术事业从国防动力向经济动力的转变，推进了科学技术转化为生产力的进程。

科技规划和“任务带学科”模式都加速了我国科研的尖端研究，有力带动了核技术、航天技术、电子学、半导体、计算技术、自动化等前沿学科建设与新方向的开辟，填补了学科和领域的空白，不断奠定工业化建设与国防建设的科学技术基础。不过，这种模式在某些时期或多或少地弱化了学科的基础建设、前瞻发展与创新活力。比如，发展尖端技术的任务直接带动了计算机技术的兴起与计算机的研制，但科研力量长期跟着任务走，而对学科建设着力不够，已成为制约我国计算机科学技术发展的“短板”。面对建设创新型国家的历史使命，我国亟待夯实学科基础，为科学技术的持续发展与创新能力的提升而开辟知识源泉。

反思现代科学学科制度在我国移植与本土化的进程，应该看到，20 世纪上半叶，由于西方列强和日本入侵，再加上频繁的内战，科学与救亡结下了不解之缘，新中国建立以来，更是长期面临着经济建设和国家安全的紧迫任务。中国科学家、政治家、思想家乃至一般民众均不得不以实用的心态考虑科学及学科发展问题，我国科学体制缺乏应有的学科独立发展空间和学术自主意识。改革开放以来，中国取得了卓越的经济建设成就，今天我们可以也应该静下心来思考“任务”与学科的相互关系，重审学科发展战略。

现代科学不仅表现为其最终成果的科学知识，还包括这些知识背后的科学方法、科学思想和科学精神，以及让科学得以运行的科学体制，科学家的行为规范和科学价值观。相对于我国的传统文化，现代科学是一个“陌生的”、“移植的”东西。尽管西方科学传入我国已有一百多年的历史，但我们更多地还是关注器物层面，强调科学之实用价值，而较少触及科学的文化层面，未能有效而普遍地触及到整个科学文化的移植和本土化问题。中国传统文化以及当今的社会文化仍在深刻地影响着中国科学的灵魂。可以说，迄 20 世纪结束，我国移植了现代科学及其学科体制，却在很大程度上拒斥与之相关的科学文化及相应制度安排。

科学是一项探索真理的事业，学科发展也有其内在的目标，探求真理的目标。在科技政策制定过程中，以外在的目标替代学科发展的内在目标，或是只看到外在目标而未能看到内在目标，均是不适当的。现代科学制度化进程的含义就在于：探索真理对于人类发展来说是必要的和有至上价值的，因而现代社会和国家须为探索真理的事业和人们提供制度性的支持和保护，须为之提供稳定的经费支持，更须为之提供基本的学术自由。

20 世纪以来，科学与国家的目的不可分割地联系在一起，科学事业的发展不可避免地要接受来自政府的直接或间接的支持、监督或干预，但这并不意味着，从此便不再谈科学自主和自由。事实上，在现当代条件下，在制定国家科技政策时充分考虑“任务”和学科的平衡，不但是最大限度实现学术自由、提升科学创造活力的有效路径，同时也是让科学服务于国家和社会需要的最有效的做法。这里存在着这样一种辩证法：科学技术系统只有在具有高度创造活力的情形下，才能在创新型国家建设过程中发挥最大作用。

在全社会范围内创造一种允许失败、自由探讨的科研氛围；尊重学科发展的内在规律，让科研人员充分发挥自己的创造潜能；充分尊重科学家的个人自由，不以“任务”作为学科发展的目标，让科学共同体自主地来决定学科的发展方向。这样做的结果往往比事先规划要更加激动人心。比如，19 世纪末德国化学学科的发展史就充分说明了这一点。从内部条件上讲，首先是由于洪堡兄弟所创办的新型大学模式，主张教与学的自由、教学与研究相结合，使得自由创新成为德国的主流学术生态。从外部环境来看，德国是一个后发国家，不像英、法等国拥有大量的海外殖民地，只有依赖技术创新弥补资源的稀缺。在强大爱国热情的感召下，德国化学家的创新激情迸发，与市场开发相结合，在染料工业、化学制药工业方面进步神速，十余年间便领先于世界。

中国科学院作为国家科技事业“火车头”，有责任提升我国原始创新能力，有责任解决关系国家全局和长远发展的基础性、前瞻性、战略性重大科技问题，有责任引领中国科学走自主创新之路。中国科学院学部汇聚了我国优秀科学家的代表，更要责无旁贷地承担起引领中国科技进步和创新的重任，系统、深入地对自然科学各学科进行前瞻性战略研究。这一研究工作，旨在系统梳理世界自然科学各学科的发展历程，总结各学科的发展规律和内在逻辑，前瞻各学科中长期发展趋势，从而提炼出学科前沿的重大科学问题，提出学科发展的新概念和新思路。开展学科发展战略研究，也要面向我国现代化建设的长远战略需求，系统分析科技创新对人类社会发展和我国现代化进程的影响，注重新技术、新方法和新手段研究，提炼出符合中国发展需求的新问题和重大战略方向。开展学科发展战略研究，还要从支撑学科发展的软、硬件环境和建设国家创新体系的整体要求出发，重点关注学科政策、重点领域、人才培养、经费投入、基础平台、管理体制等核心要素，为学科的均衡、持续、健康发展出谋划策。

2010年，在中国科学院各学部常委会的领导下，各学部依托国内高水平科研教育等单位，积极酝酿和组建了以院士为主体、众多专家参与的学科发展战略研究组。经过各研究组的深入调查和广泛研讨，形成了“中国学科发展战略”丛书，纳入“国家科学思想库—学术引领系列”陆续出版。学部诚挚感谢为学科发展战略研究付出心血的院士、专家们！

按照学部“十二五”工作规划部署，学科发展战略研究将持续开展，希望学科发展战略系列研究报告持续关注前沿，不断推陈出新，引导广大科学家与中国科学院学部一起，把握世界科学发展动态，夯实中国科学发展的基础，共同推动中国科学早日实现创新跨越！

序　言

人类生老病死是一个自然规律。但是，疾病往往是从个别器官的损伤开始，然后扩展到多器官的病变，导致多器官的衰竭。如果我们在发病早期，或者在少数器官病变情况下，及时加以修复、再生，或者更新替换，那么病情可以逆转或改善，患者的生活质量可以提高，生命得以延续。

人口健康直接影响到一个国家的经济发展和社会进步。2007年10月，中国科学院启动了“中国至2050年重要领域科学发展路线图”的研究，经过一年多的调研，2009年6月出版了《中国至2050年人口健康科技发展路线图》，其中有一段重要论述：人类疾病中还有很多没有找到根治办法，因此，人们期待着新一轮的医疗技术革命。基于干细胞的修复与再生能力的再生医学（regenerative medicine），有望成为继药物治疗、手术治疗后的第三种疾病治疗途径，前途广阔。

基于干细胞的修复与再生能力的再生医学，致力于促进机体自我修复与再生，改善和恢复损伤组织和器官的功能。再生医学主要是对人体已经发生病变的组织、器官采用替换或再造的医疗策略，治疗目前尚无根治办法的先天性遗传缺陷疾病和后天获得的退行性疾病，如创伤、心血管疾病、糖尿病、阿尔茨海默病、衰老等。

随着干细胞研究的不断深入及基因工程、组织工程、材料科学的发展，再生医学的内涵在不断扩大，它包括基因治疗、组织工程产品应用、细胞组织器官移植，以及组织器官缺损的再生与生理性修复机制研究等。再生医学汇集了生命科学及转化医学等诸多学科前沿的成就，是21世纪医疗技术创新中具有重要科学意义和重大实际应用前景的一门新兴学科。

2011年9月，根据中国科学院生命科学与医学部关于学科发展战略研究的要求，中国科学院启动了再生医学学科发展战略研究。参加调研的专家以再生医学发展历史和现状为依据，从我国的实际需求出发，提出了关于再生医学战略发展布局和重点发展方向的意见及优先发展项目的建议；同时，关注了与其他学科交叉的重要科学问题，以及国际合作的需求分析。

2012年7月，“再生医学学科发展战略论坛”在济南召开。这次会议集中检阅和总结了20多位专家近一年来的调研成果。我相信在调研和分析基础上撰写的报告，将对我国再生医学事业的持续、协调发展起到有益的参考作用。

本书包含再生医学发展现状与趋势、再生医学技术领域及重点发展战略两个部分。第一部分包括第一至第六章，由吴曙霞、戎文慧、付波、张莜菁等专家负责撰写；第二部分包括第五章至第十五章，由杨渊、池慧、孙晓北、李扬、高东平、欧阳昭连、杜然然、章静波、徐存拴、林戈、欧阳琦、卢光琇、裴雪涛、刘大庆、王立生、刘开彦、魏小飞、吴祖泽、付小兵、胡康洪、崔春萍、邓洪新、魏于全、戴一凡、宫锋、戴尅戎、李慧武等专家负责撰写。

科学在发展，技术在进步，对再生医学的进一步认识及其对人类健康的贡献，将无比美妙并日臻完善！

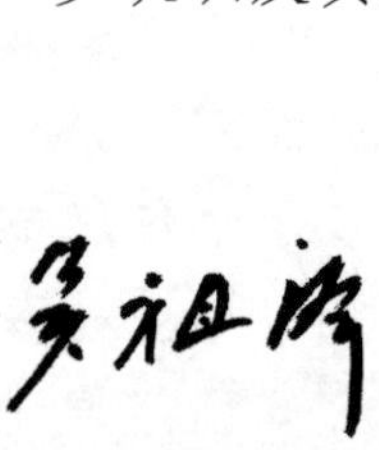

2014年7月

摘　要

再生医学是一门研究如何促进创伤与组织器官缺损生理性修复以及如何进行组织器官再生与功能重建的学科，主要通过研究干细胞分化及机体的正常组织创伤修复与再生等机制，寻找促进机体自我修复与再生，并最终达到构建新的组织与器官以维持、修复、再生或改善损伤组织和器官功能的目的。再生医学涉及干细胞研究、组织工程、细胞与分子生物学、发育生物学、生物化学、材料学、工程学、生物力学、计算机科学等多个学科的研究领域，包括基因治疗、组织工程、组织器官移植、组织器官缺损的再生与生理性修复及活体组织器官再造与功能重建等多个方面的研究内容。

一、再生医学发展现状、特点和趋势

20 世纪 90 年代以来，随着细胞生物学、分子生物学、免疫学及遗传学等基础学科的迅猛发展，以及干细胞和组织工程技术在现代医学基础和临床的应用，再生医学已经成为当今生物学和医学关注的焦点和研究的热点，并在转化医学的推动下，积极向临床产品转化，再生医学产业已经初具规模。再生医学临床应用主要有三大领域，分别为细胞治疗、组织工程和诱导再生。根据目前市场数据及临床试验开展情况推测：未来 10 年，再生医学相关产业收入将会以每年 170％的速度迅猛增长。目前，组织工程与再生医学产品涵盖了皮肤修复、骨修复、心血管疾病治疗、糖尿病治疗及神经退行性疾病治疗五大领域。再生医学的三个核心产业包括生物材料、细胞治疗及细胞与生物材料结合的复合产品。目前，市场化的组织工程产品主要为人工皮肤，如 Apligraft 等。间充质干细胞等细胞产品也已经获准进入临床应用，并发展成为细胞产品，如美国 Osiris 公司的 Prochymal 等。

再生医学研究不仅是衡量一个国家生命科学发展水平的重要指标，还具有十分重大的社会和经济效益，因此引起各国政府、科技界和公众的高度关注。中国的再生医学研究虽然起步较晚，但是在政府的大力投入和科研人员的不断突破创新之下，已经处于继欧美发达国家之后的第二梯队中的领先地位，特别是在干细胞临床研究的某些方面已取得令世人瞩目的成果，已从前 10 年的基础研究和资源保存逐步向临床治疗研究与应用方向转化。

二、我国再生医学形势与需求

随着医学的发展，大部分疾病通过早期诊断和治疗得到良好的控制。但是，治疗由于出生缺陷或因病变、受伤而造成的器官损伤或者坏死，成为越来越难以满足的医疗需求，这些疾病也给世界各国带来沉重的负担。器官和组织移植是治疗上述疾病的根本措施，但面临可移植器官供不应求的窘境。我国是人口大国，疾病终末期需进行组织器官移植的患者群体巨大。据统计，我国有糖尿病患者约 5800 万人；重症肝病患者约 3150 万人；每年等待肝移植手术的患者约 50 万，获得移植者 5000 余人；等待肾移植的患者约 40 万，获得移植者 3000 余人；等待角膜移植的患者约 30 万人，获得移植者 3000 余人。此外，每年皮肤烧伤、烫伤的患者约 500 万人；新发癌症病例 160 万，恶性血液性疾病患者 10 多万人，死于心脑血管疾病的患者 260 万人。如此庞大的患病人群，迫使我们必须发展新的治疗模式。

目前国际再生医学研究工作仍处于起步阶段，机遇与挑战并存，如果我们不尽快抓住机遇，在未来，我国在此领域的发展步伐又将落后于西方国家，而如果关键技术被国外公司垄断，未来的中国老百姓将为治疗疾病支付更多的费用。

三、再生医学学科发展战略研究

根据我国在再生医学现有领域发展的布局和工作基础，面向坚持支持源头创新和鼓励具有我国特色与优势的技术领域，支持以解决国民经济发展中的重要科学问题为目标的基础研究和多学科交叉的综合研究，建议优先发展如下技术领域。

（一）组织再生的发育生物学基础

生物，包括人类，在一生的历程中不可避免地会遭受病理性和（或）外伤性损伤和组织、器官丢失，以及生理性的细胞、组织和器官的衰老，开展组织、器官再生机制研究具有十分重要的意义。尽管人们对再生的观察已经历300多年（如果追溯到古希腊神话则时间更长），有目的再生实验研究也有近百年，但组织再生现象仍是一个谜团，只有到了近代，随着实验生物学、细胞生物学、分子生物学，尤其是干细胞生物学和发育的分子生物学研究进展，人们才逐渐认识到再生是一个“组织的胚胎发生过程”，或者说是局部组织或器官的胚胎发生重现。基于当前相关学科的发展水平，结合我国的历史沿革、基础、需求，从组织再生的角度，建议开展如下几方面的研究。

（1）细胞生命活动的基础与机制。

（2）细胞重编程。

（3）再生相关基因的研究。

（4）再生模板的研究。

（5）组织再生的诱导与调控。

（6）细胞信号与组织再生 。

（二）胚胎干细胞

作为有着重要科学和再生医学应用意义的领域，胚胎干细胞的研究发展日新月异。未来的5～10年将是胚胎干细胞向临床转化关键技术形成的重要时期，对于该领域知识产权的争夺也将日益激烈，我国胚胎干细胞研究面临严峻的挑战。未来亟待建立多中心、跨学科、优势互补的研究团队，对人胚胎干细胞产业链关键技术平台进行基础和应用方面的系统研究，以抢占该领域的制高点；亟待从国家战略高度，从政策层面上对人胚胎干细胞建库并在相关基础和应用研究上给予大力支持，利用我国庞大的人胚胎干细胞资源优势，在未来再生医学领域引领发展前沿。未来重点研究的方向有以下几点。

（1）针对胚胎干细胞产业链的关键环节设立重点项目分解攻关。力争在5～10年内获取3～5个针对我国重大疾病的胚胎干细胞临床研究产品和1～2个具备基本功能的组织工程器官雏形。

（2）建立临床可利用的胚胎干细胞资源库。针对前述胚胎干细胞安全性和异质性展开研究，制定临床胚胎干细胞系的质量控制标准：包括对终端细胞产品进行致瘤性的检测、细胞稳定性检测，以及产品均一性和毒性检测等；研究建立体外规模化、自动化扩增的成熟技术工艺和生产线。

（3）针对重大疾病的细胞治疗产品和组织工程器官的研究。开展优化心、血液、神经、肝、胰腺、肾等诱导体系。了解各个谱系细胞发育的分子调控网络，在此基础上广泛地筛选稳定的化合物诱导因子，并建立更有效的诱导分化方案。研究控制肝、胰腺和肾等重要器官三维结构形成的关键信号，不同细胞成分和基质成分对器官形成和发育的影响，体外器官自发组装的可能性，组织工程材料在体外器官构建中的作用等。

（4）利用胚胎干细胞来源的功能细胞建立药物筛选平台。利用具有不同药物代谢遗传背景的多能细胞库构建人群差异药物毒性筛选平台，开展不同药物代谢遗传多样性对靶细胞毒性的筛选和机制研究。在此基础上研究建立基于干细胞库的药物毒性筛选平台，将对于未来完善自主新药研发的产业链以及推动遗传药理学研究具有重要的意义。

（三）成体干细胞

成体干细胞研究在细胞治疗、组织工程和复杂器官构建等领域具有极为重要的应用价值。成体干细胞的发育调控、诱导分化机制等基础研究不断取得令人振奋的成果，基于成体干细胞的细胞治疗、组织工程、基因治疗等研究也取得了长足的进步。同时，新的成体干细胞（如胎盘干细胞、羊水干细胞等）来源的不断发现，拓展了成体干细胞的来源途径，为基于成体干细胞的各种治疗手段提供了更多更好的种子细胞来源。未来在成体干细胞领域重点研究的方向包含以下几个方面。

（1）成体干细胞增殖分化的基础研究及其与相关学科的相互交叉与合作。成体干细胞领域未来的发展趋势应是以能够替代、修复或再造人体各种组织细胞与器官的干细胞研究或再生医学研究为主线，利用多学科、多技术交叉合作的关键技术和资源平台，建立多个具有一定规模的高水平研究、生产和应用基地，形成我国干细胞与再生医学工程研究开发技术体系，并且研制具有自主知识产权的系列干细胞治疗产品。

（2）成体干细胞产品的规模化制备及安全性评价。对干细胞永恒生长潜能的致癌风险、干细胞体外扩增和诱导分化的最适培养系统及条件、移植物在受者体内能否长期稳定植入、移植后的免疫排斥反应、移植相关的远期毒副作用，以及移植后细胞衰老及恶性转化的安全性检测方法和标准等的研究将有利于干细胞研究及应用的持续发展，并推进干细胞工程和组织工程的进展。

（3）治疗性干细胞技术与产品的临床转化。转化医学是医学研究的一个分支，它可以在基础研究与临床医疗之间建立更直接的联系。在干细胞技术与临床应用的转化方面，应做到临床转化的规范有序进行。建立针对重大疾病的干细胞技术和产品的质量控制标准和行业规范，完善国家干细胞转化医学体系，在有效监管和合理规范运行的基础上力争在干细胞及再生医学研究领域获得突破，推动我国成体干细胞研发与临床转化的健康发展。

（4）成体干细胞研究与应用的组织管理框架、技术规范和指导原则等法规的配套制定。尽管近年来我国在干细胞研究中相继取得了一系列重要成果，但在相应组织管理、法律法规、技术规范等方面存在明显的滞后现象，在很大程度上制约了我国干细胞研究和临床应用的健康发展。在今后10～20年时间内，应建立比较完善的干细胞及再生医学的法规和法律体系，技术规范和指导原则、伦理规范等方面也应配套完善，从而使我国干细胞及再生医学研发达到国际先进水平，某些领域达到国际领先水平。

（四）重编程干细胞

重编程干细胞，又称诱导性多功能干细胞（induced pluripotent stem cell，iPS细胞），是将某些转录因子或基因导入人或动物的成熟体细胞内，使成熟体细胞重编程为多潜能干细胞。20世纪50年代，约翰·戈登利用核移植技术证明了成熟细胞核中遗传物质具有全息性并可指导发育成为个体。2006年，日本的山中伸弥实验室率先报道了iPS细胞的研究成果。iPS细胞技术证明了细胞遗传全息性和细胞逆分化的理论，在应用方面解决了干细胞获取的伦理问题，是生命科学领域的一次巨大革命。约翰·戈登和山中伸弥也因在该领域的卓越贡献而被授予2012年诺贝尔生理学或医学奖，充分彰显了细胞重编程领域的重要性和发展前景。

针对重编程干细胞领域的前沿科学问题，建议重点研究以下几个方向。

（1）加强细胞重编程机制研究。

（2）大力发展更加安全高效的iPS细胞诱导技术，发展谱系转化重编程技术，建立高效简捷的功能细胞诱导平台。

（3）拓展疾病iPS细胞的研究，建立疾病iPS细胞库，为疾病机制研究和药物研发提供支持。

（4）建立适合iPS细胞产品的临床前评价技术和平台，开展iPS细胞安全性及应用基础研究，推进iPS细胞从基础研究进入临床试验。

（五）干细胞保存和干细胞库

干细胞库指储存干细胞以供未来使用的机构。随着细胞产品和细胞治疗领域的发展，干细胞作为药物的研究已超出传统领域。国际经济合作与发展组织（OECD）预言，再生医学和干细胞的发展将引导生物经济的发展。可以预见，世界对干细胞的研究投入将会不断增加。干细胞库提供了获得各种高质量的符合伦理来源的各种级别的干细胞的途径，是保证基础和转化研究的非常重要的生物资源。2009年，《时代》周刊将“生物库”列入“改变世界的十大想法”之一。此外，作为对未来疾病治疗的储备，各种有治疗潜力的干细胞的自体保存已经发展成具有商业前景的行业。

目前，我国干细胞库发展存在以下两方面的问题。

(1) 法规问题。首先是干细胞库的审批与监管问题。除了脐带血库外，中国并无明确的干细胞库审批和监管规定。其次是干细胞库的标准化问题。经过20余年的发展，人们对脐带血库已经有了一定共识并形成了一些约定俗成的标准化操作，但其他干细胞库，包括间充质干细胞库，无论是国际还是国内，均没有公认的操作指南，其产品和检测标准的差异性均很大，不利于其临床效果的评价和后续分析。

(2) 技术问题。干细胞库的技术问题可概括为安全性和有效性两个方面。研究和开发效果更好的细胞分离和冻存方法无疑是干细胞库的研究重点。在干细胞有效性的检测方面，好的检测方法除了要能准确反映细胞的实际情况，更重要的是要易于推广和标准化，从而便于临床的选择和判断。除此以外，干细胞要真正进入临床或在生命科学发展中发挥更大作用，还有建立符合临床标准的人胚胎干细胞（hES细胞）系、建立疾病干细胞系和利用基因修饰技术对hES细胞进行基因改造等一系列关键技术有待解决。

我国干细胞发展的目标如下。

(1) 联合国内外干细胞研究的主要力量，优势集成，技术互补，围绕建立临床级干细胞系及其相关关键技术和临床级别干细胞资源库这一关键问题，建立、完善和发展相关技术、自主创造和收集多种干细胞资源，完善干细胞资源库的软件管理和硬件水平，期望建立不同级别的临床应用的胚胎干细胞系和成体干细胞系，完善临床级别干细胞系的标准和应用规范，开展依托于细胞模型资源的药物筛选等工作，研究建立体外规模化、自动化扩增的成熟技术工艺和生产方法。

(2) 推动干细胞和干细胞技术在我国生命科学研究中的广泛应用，促进发育与生殖等生命学科的发展。大力提高我国干细胞相关研究的国际学术地位，积极参与国际干细胞和干细胞库组织，在国际上制定有关干细胞问题的规则和标准时为我国争取话语权以保证国家的利益。同时，培养一批高水平研究人才，开展高水平的原创性研究。

干细胞库建设应制定国家标准，并与国际标准接轨。

(1) 配备干细胞库运行必需的科研工作者、专职技术人员、管理人员；搭建国家干细胞库综合信息管理软件平台，与干细胞库网站对接，实现细胞、试剂等所有资源的信息化、网络化管理。

(2) 建立和完善包括细胞建系、培养及生物安全性检测的临床级标准，建立符合临床级标准并可推向国际共享的干细胞资源库。

(3) 定期向国内外科研及临床单位提供技术服务和支持，在服务上采取灵活多样的模式，以满足不同机构的需求。针对干细胞领域研究前沿，组织技术培训，带动我国干细胞研究整体发展。

(4) 积极参与国际干细胞研究和干细胞库组织/机构的活动，学习国际干细胞库的先进管理经验和理念，积极承担可能的工作和服务，为我国干细胞研究争取话语权。

(六) 组织工程

组织工程是建立在多学科交叉基础之上的前沿科学，其发展为组织、器官损伤的修复提供了新的途径。我国的组织工程经过近20年的发展，在种子细胞、生物材料、组织构建等研究领域均取得了不同程度的进展，未来发展方向主要集中在以下几个方面。

1. 组织构建

组织工程皮肤、骨、软骨、肌腱、角膜、神经等方面的研究均已取得不同程度的进展，其中组织工程皮肤、软骨、角膜等已形成产品，应用于临床治疗。人体组织器官再造的研究如果要实现从结构性组织向复杂组织器官的跨越，需要探索新的科学问题，建立新的技术平台，提出新的解决方案，需要在更大范围内进行多学科交叉与融合。当组织工程发展到构建复杂器官时，现有的细胞与材料的简单复合就远远不能满足需求了，必须依靠信息技术、微制造技术、微流体技术等新兴科技手段来实现器官的再造。因此，从结构类组织的研究向内脏器官组织工程研究的发展，即内脏器官的组织工程研究应该成为该领域研究的中、长期目标方向。建设重点开展以下几方面的研究。

(1) 种子细胞来源及规模化生产。重点发展工程化种子细胞系的建立、种子细胞的批量培养及组织工程化组织的大规模体外构建；个性化、能够模拟出体内环境的生物反应器的研发；胚胎干细胞形成组织的微环境、定向分化的调控机制及其最终的功能状态和结局的研究；异种细胞的免疫排斥反应及动物源病毒清除的研究；可诱导 iPS 细胞作为组织工程种子细胞的诱导分化及安全性评价；细胞体外培养与应力的关系等。

(2) 重点开展组织工程膀胱、气管、食管、小肠等空腔器官及结构和功能更为复杂的肝、肾、胰腺等实质器官的研究。

(3) 开展组织工程产品安全性评价及标准制定。制定详尽的安全评价标准，并从临床前、临床研究、上市后监管三个阶段进行管理和评价。

2. **生物材料**

当代生物材料的发展不仅强调材料自身理化性能和生物安全性、可靠性的完善，而且更强调赋予其生物结构和生物功能，以使其在体内调动并发挥机体自我修复和完善的能力，重建或康复受损的人体组织或器官。依据目前国际上生物材料学的发展趋势及我国生物材料现有基础，建议重点开展以下几个方面的研究。

(1) 组织工程材料研究。包括植入体内的材料对全身各个组织、器官的全面生理影响；降解材料产物在体内的吸收代谢过程；组织工程支架材料对细胞组织或器官基因调控以及信息传递等的影响。

(2) 纳米生物材料的应用研究。

(3) 生物材料表面改性研究。发展各种生物梯度材料，通过对材料表面的合理物理化学修饰，使其表面形成一个能与生物活体相适应的过渡层，从而提高材料的生物相容性。

(4) 改善和提高生物材料性能的研究。重点发展药物涂层支架、缓释材料、血液相容性材料、仿肝素结构材料和表面生物化处理材料等；重点开展生物陶瓷和生物玻璃材料、透析材料、医用钛及钛合金、镍钛合金等材料表面生物相容性、力学相容性及表面修饰与处理方法的研究。

(5) 生物相容性的分子设计学研究。重点研究材料的一次结构及表面高次结构与活体的组织相容性、血液相容性及体内耐老化性的关系，深入探讨生物材料分子设计的理论与方法，并用于指导新材料的开发；重点开展生物材料的生物相容性表征及评价方法的研究，制定不同应用场合的生物相容性要求，研究准确可靠、简便快速的评价方法，并使评价标准统一和规范化。

(七) 基因治疗

近50年来，随着经济的发展和社会的进步，人类疾病谱也发生了巨大变化，多数传染性疾病得到了有效控制，而慢性疾病（如癌症、心血管疾病等）已成为严重威胁人类健康的主要疾病。基因治疗是新近发展起来的一种新的疾病治疗手段，可能从根本上治疗这些疾病，因此基因治疗技术未来的发展前景非常广阔。未来基因治疗的研究重点应突出以下几个方面。

(1) 加强基因治疗产品的临床试验的研究。着重推动几个已经进入Ⅱ期、Ⅲ期临床试验的重点产品的临床试验研究，加快基因治疗成果的临床转化和产业化，预计在肝癌、头颈部肿瘤、缺血性心脏病等重大疾病的治疗领域将取得重点突破。

(2) 开展基因治疗产品临床前的安全性评价研究、安全药理学研究、药代动力学等研究，推动基因治疗产品的转化及临床应用。

(3) 加强基因治疗的靶向性关键技术研究，重点开发基因的靶向导入和靶向表达调控关键技术的研究，包括靶向的阳离子脂质体、阳离子多聚物研究，重组病毒载体的靶向性改造等关键技术，进一步提高基因治疗的疗效，降低毒副作用；加强基因治疗临床给药关键技术研究，特别是基因治疗的静脉、全身给药系统研究，推动肿瘤、心血管疾病基因治疗的临床试验应用步伐。

(4) 加强对基因治疗产品的中试生产关键技术研究，重点是建立重组腺相关病毒、重组疱疹病毒、重组痘病毒、重组质粒DNA、阳离子脂质体等的中试生产工艺及相关的质量控制研究，推动相关产品的研发和产业化步伐。

(5) 开展具有自主知识产权、创新性强、临床应用前景好的基因治疗产品的临床前研究，为我国基因治疗的可持续发展储备项目。

(6) 加强基因治疗产品的重点研发基地及临床转化平台的建设，在我国建立几个国家级、大型、综合性的基因治疗产品研究、临床转化及人才培养基地，加快我国基因治疗的临床应用速度，增强我国基因治疗的国际竞争力。

(八) 异种器官移植

随着同种异体器官移植免疫排斥的难题的解决，骨髓、胰岛、肝、肾、肺、心脏等器官移植已经成为挽救患者生命的重要手段，但器官短缺问题越来越制约同种异体器官移植的应用和发展。随着基因敲除、敲入和体细胞克隆等技术的发展，以猪为供体的异种器官移植的可行性逐渐被认可。并且，由于一些组织器官、细胞自身的特殊性，如角膜、关节软骨、红细胞、胰岛细胞等，异种器官移植目前已具备应用前景。所以，异种器官移植已成为有希望解决同种异体移植器官短缺问题的主要发展方向之一。异种器官移植今后的发展方向主要有以下几个方面。

(1) 进一步改进现有的基因改造猪。

(2) 建立无特定病原体（SPF）超洁净猪舍，为临床试验做准备。SPF 或 DPF（无特定病原体级实验动物房）是转基因猪异种器官或上临床试验的前提，支持 SPF 超洁净猪舍的建设及运行，克服 SPF 超洁净猪舍这个瓶颈，可加快异种胰岛、角膜、皮肤移植等进入临床试验的步伐。同时，要界定器官供体猪需要检测的病毒及细菌的种类，制定出供体猪病毒、细菌和支原体检测标准和检测方法，形成异种组织器官移植中涉及的生物安全性和转基因安全性评价标准和办法。

(3) 大力发展狒狒养殖基地。狒狒是国际上常用的异种大器官移植实验的受体，建立狒狒养殖基地并提供充足的狒狒，是开展主要器官（心、肺、肾、肝）异种移植大动物实验的先决条件。

(4) 开展异种免疫研究及新型异种免疫抑制剂的研发。移植排斥的免疫学机制属特异性免疫应答，引起移植排斥的主要原因是宿主免疫细胞受到供体组织相容性抗原的刺激，因此筛选新型、安全、有效的抗移植排斥反应抑制剂是需要解决的核心问题之一。

(5) 开展人源化器官猪的研究。利用 iPS 技术等策略在大动物（如猪）体内生长出人的正常组织，如胰腺、肝、肾、心脏等器官，真正获得可供移植的人源化器官。这样不但从根本上解决了异种器官的免疫排斥反应，而且移植器官的生理及代谢功能也将和同种器官毫无差别，是最理想的器官来源。

（九）转化医学

转化医学概念的提出由来已久。近 10 年来，转化医学的发展理念日益引起广泛重视。转化医学试图在基础研究与临床医疗之间建立更为直接、有效的联系，从而推动基础研究成果向临床应用快速转化和反馈。转化医学的研究内容涉及组织工程、细胞与分子生物学、发育生物学、材料学等诸多领域，涉及范围广、学科跨度大。未来，转化医学应突出以下几点。

（1）面向健康需求确定优先领域，建立符合国情的转化医学研究平台。有重点、有次序地进行转化研究，建立长期发展规划，将研究项目按照亟待转化、近中期有望转化及远期转化等方式归类，针对不同类型建立不同的建设、资助模式。

（2）调整再生医学转化研究模式，建立需求驱动型转化体系。以临床需求为根本驱动力，以多学科交叉合作为手段，全面和系统地开展目标明确的基础和临床一体化研究。围绕临床需求进行对应的基础及基础应用研究工作，将研究成果及时应用于临床，并根据临床反馈开展进一步的工作。

（3）改革转化研究管理方式，设置转化医学专项基金。整合多部门、多学科的研究力量、资源与设备，打破基础与临床、基础与药学等研究屏障，构建集中式转化医学管理方式。建立独立、客观的转化方案筛选、准入体系和转化成果评估体系。

（4）有规划地建立系统、开放的再生医学转化研究团队。

（5）强调转化型研究的同时不能忽视基础研究。

（6）加强转化过程评估、监管体制。制定自主的、有针对性的临床试验的准入和监管规范，避免唯国外标准论，或国外批了国内再批的被动局面，使积极、有效的监管成为促进我国再生医学研究成果临床转化和推广的基础和动力。

（7）建立、健全成果转化法律法规及质控体系。

目　录

第一部分　再生医学发展现状与趋势

第二部分　再生医学技术领域及重点发展战略

第一部分　再生医学发展现状与趋势

第一章 再生医学概述

20 世纪是生命科学和医学飞速发展的 100 年——DNA 双螺旋结构的发现、聚合酶链反应等分子生物学技术的日新月异以及人类基因组测序工作完成等一大批成果，使人类开始从分子水平上重新认识生命现象的本质。在众多新医疗技术的保护下，人类的平均寿命逐年延长，人类认识和保护自身健康的能力有了长足的进步。但进入 21 世纪后，新的健康问题接踵而至，心脑血管疾病、癌症、代谢性疾病（如糖尿病）和多种退行性疾病（如帕金森病）的发病率逐年上升。由于缺乏有效的治疗手段，这些疾病已成为人类生命的主要威胁，由此引发的一系列问题给社会带来沉重的负担。再生医学的发展为以上问题的解决带来了新的机遇。

近年来，随着干细胞培养技术和生物材料科学的发展，再生医学成为国际生物学和医学界备受关注的研究领域，成为继药物治疗、手术治疗之后的第三种疾病治疗途径。1999 年以来，干细胞与再生医学相关研究九次入选《科学》（*Science*）杂志十大世界科技进展。目前，干细胞与再生医学正处于重大科学技术革命性突破的前夜。《科学》杂志高级主编 Davenport 先生曾说，21 世纪的再生医学研究与 20 世纪抗生素的发明具有同等重要的意义。再生医学已成为现代临床医学的一种崭新的治疗模式，其前沿性与现代医学研究手段和理念的结合将推动医学学科迅速跨上一个前所未有的高度。

第一节 再生医学概述

一、再生医学的概念

再生医学是一个涉及干细胞、组织工程、细胞与分子生物学、发育生物学、生物化学、材料学、工程学、生物力学、计算机科学等多个学科领域的新兴学科。再生医学是通过研究机体的正常组织特征与功能、创伤修复与再生机制及干细胞分化机制，寻找有效的生物治疗方法，促进机体自我修复与再生，或构建新的组织与器官，以改善或恢复损伤组织和器官的功能的科学。广义上讲，再生医学是一门研究如何促进创伤与组织器官缺损生理性修复及如何进行组织器官再生与功能重建的学科，主要通过研究干细胞分化及机体的正常组织创伤修复与再生等机制，促进机体自我修复与再生，并最终达到构建新的组织与器官以维持、修复、再生或改善损伤组织和器官功能的目的。狭义上讲，再生医学是指利用生命科学、材料科学、计算机科学和工程学等学科的原理与方法，研究和开发用于替代、修复、改善或再生人体各种组织器官，其技术和产品可用于因疾病、创伤、衰老或遗传因素所造成的组织器官缺损或功能障碍的再生治疗。随着基因工程、组织工程、材料科学的发展，以及干细胞研究的不断深入，再生医学的内涵也不断扩大，它包括基因治疗、组织工程治疗、组织器官移植、组织器官缺损的再生与生理性修复以及活体组织器官的再造与功能重建等几个方面。国际再生医学基金会（IFRM）已明确将组织工程定为再生医学的分支学科。

二、再生医学的研究领域

再生医学主要包括干细胞、组织工程、细胞治疗、器官移植等多个研究领域。其中，干细胞与组织工程研究是再生医学的核心内容。

干细胞是具有自我更新能力，在特定的条件下可以分化成不同类型功能细胞的一类原始细胞。干细胞技术及应用能够突破传统医学发展的限制，有望解决人类面临的重大医学难题。目前，干细胞研究主要集中在多能干细胞和单能干细胞。多能干细胞来源包括胚胎干细胞、成体干细胞和重编程干细胞，单能干细胞来源主要为成体干细胞。胚胎干细胞来源于胚胎囊胚期的内细胞团，能够在体外大量增殖，具有很强的自我更新能力和多胚层分化潜能。胚胎干细胞的定向诱导分化为细胞替代性治疗提供了可能的细胞来源，但免疫排斥和伦理学问题限制了其应用。脑、骨髓、外周血、血管、骨骼肌、皮肤和肝等成体组织都有组织特异的成体干细胞。其中，造血干细胞是应用最早的成体干细胞，目前已广泛应用于肿瘤、免疫缺陷及血液系统疾病等疾病的治疗。但大部分组织成体干细胞分离和体外培养扩增仍然较为困难，从而限制了其大规模临床应用。诱导多能干细胞（iPS 细胞）是近期全球研究热点。2006 年，日本京都大学教授山中伸弥等通过表达 4 个转录因子将小鼠成纤维细胞重编程为 iPS 细胞，随后通过同样的转录因子获得了人 iPS 细胞。

iPS 细胞具有胚胎干细胞的生物学特性，包括自我更新的能力和三胚层分化的潜能，为细胞替代治疗开辟了全新的领域。目前，在糖尿病、肝病、神经系统疾病、眼部疾病等领域已开展了 iPS 细胞临床前研究。

造血干细胞移植是发展最早且最成熟的干细胞移植技术。随着干细胞分离、动员、扩增和保存等相关技术的发展，造血干细胞移植已经从最初的骨髓造血干细胞移植发展为动员后外周血干细胞移植。利用造血生长因子或动员剂，可把造血干细胞从骨髓动员（mobilization）到外周血液。新型技术使外周血造血干细胞治疗方案应用逐渐提高，目前至少有 60 种疾病可以通过造血干细胞移植来治疗，包括癌症（如白血病、淋巴癌、骨髓癌、神经母细胞癌）、各种遗传性血液病（如镰状细胞贫血症、地中海贫血症），还有其他自体免疫疾病、辐射损伤等。除造血干细胞外，胚胎干细胞与其他成体干细胞、多潜能干细胞在再生医学领域的应用也不断扩大，尽管大部分干细胞的研究还处于临床前阶段，但部分成体干细胞已经从临床前研究阶段进入临床试验；部分成体干细胞的产品已经上市，但要真正实现临床应用推广还需要进一步的临床数据积累。干细胞的种类及其在再生医学中的应用方向见表 1-1。以胚胎干细胞的研究为开端，各种类型干细胞的重要性开始受到瞩目。随着各种干细胞及其调控生长因子陆续被发现，干细胞技术及产品已经成为再生医学研究领域的主流和基础。

表 1-1 干细胞的种类及其在再生医学中的应用方向

干细胞来源分类	干细胞种类	组织来源	应用方向
成体组织	造血干细胞	脐带血 骨髓 胎盘 外周血	造血细胞；血液代用品；造血干细胞移植；再生骨骼肌；肝脏细胞分化
	间充质干细胞	骨髓 脂肪组织 脐带等	促进骨、软骨及骨髓基质的功能修复；治疗关节炎及软骨损伤；心脏疾病治疗
	多潜能干细胞	胎盘	分化为心肌、神经、胰腺、骨等
	骨骼肌干细胞	骨骼肌	外科整形
	脑干细胞	大脑	治疗帕金森病、阿尔茨海默病等
	肝干细胞	肝	肝再生修复
	胰腺干细胞	胰腺	治疗糖尿病
胚胎	胚胎干细胞	早期胚胎 胎儿组织 核转移技术	治疗帕金森病和阿尔茨海默病；治疗多发性硬化症、糖尿病、脑卒中、关节炎、心脏病等疾病治疗；肝脏移植；组织修复

组织工程学是应用细胞生物学、生物材料和工程学的原理，研究开发用于修复或改善人体病损组织或器官的结构、功能的生物活性替代物的一门科

学。组织工程学能以少量种子细胞经体外扩增后与生物材料结合，构建出新的组织或器官，用于替代和修复病变、缺损的组织器官，重建生理功能。与传统的自体或异体组织、器官移植相比，它克服了“以创伤修复创伤”、供体来源不足等缺陷，从根本上解决组织、器官缺损的修复和功能重建等问题。世界各国对组织工程基础研究、心肌修复、骨组织修复等重要器官修复及产品等方面给予了充分的重视，部分国家成立了规模较大的组织工程研究中心和尖端医疗中心，为组织工程应用研究、医药产品的临床试验以及医疗设备研制奠定了基础。

三、学科交叉

再生医学综合了干细胞、组织工程、细胞与分子生物学、发育生物学、生物化学、材料学、工程学、生物力学、计算机科学等多个学科最新进展，横跨基础研究、转化研究、产品开发、临床应用多个领域。例如，干细胞作为再生医学的重要手段与研究核心，涵盖了基础与临床医学多个方面。在基础研究方面，干细胞成为生命科学研究的重要模型，有助于我们更进一步探索人体内各种生理及病理反应的分子机制，认识细胞生长、分化和器官发育等基本生命现象的规律，阐明重大病症（如癌症、遗传性疾病、组织退行性病变及自身免疫性疾病等）的发病机制。由干细胞衍生的相关模型，还可作为药物和功能基因筛选的理想平台。利用干细胞构建各种组织、器官作为移植的来源将成为干细胞应用的主要方向。体内干细胞变异所导致的各类疾病成为医学领域的研究热点之一。在临床应用方面，干细胞可以应用到人类面临的众多医学难题中，例如，各种损伤患者的植皮，肌肉、骨及软骨缺损的修补，髋、膝关节的置换，血管疾病治疗或损伤后的血管替代，糖尿病患者的胰岛植入，癌症患者手术后大剂量化疗后的造血系统和免疫系统重建，切除组织或器官的替代，以及部分遗传缺陷疾病的治疗等。

第二节　再生医学的发展历程

20 世纪初就有科学家提出“干细胞”这个概念，然而直到 1963 年，才由加拿大研究员 McCulloch 和 Till 首次通过实验证实了干细胞的存在。他们发现小鼠的骨髓中存在可以重建整个造血系统的原始细胞，即造血干细胞。从造血干细胞发现开始，至今再生医学的发展经历了三个重要的里程碑事件（图 1-1）。

第一个里程碑源于 1981 年小鼠胚胎干细胞（ES 细胞）系和胚胎生殖细

胞系建系的成功，这项成果直接导致了基因敲除技术的产生，也是再生医学理论诞生的标志。1981 年，Martin Evans 和 Gail Martin 分别建立了小鼠 ES 细胞系，而该项成果也让 Martin Evans 和另外两位科学家获得了 2007 年的诺贝尔生理学或医学奖。小鼠 ES 细胞具有在体外无限增殖的能力，通过长期的体外培养和遗传修饰，经显微注射引入受体囊胚的人 ES 细胞可以分化为成体的各种组织，并整合入生殖系。小鼠 ES 细胞的分离和应用是干细胞技术发展过程中的里程碑，其与同源重组技术的结合使在哺乳动物整体水平上定向改变和修饰遗传物质成为可能。

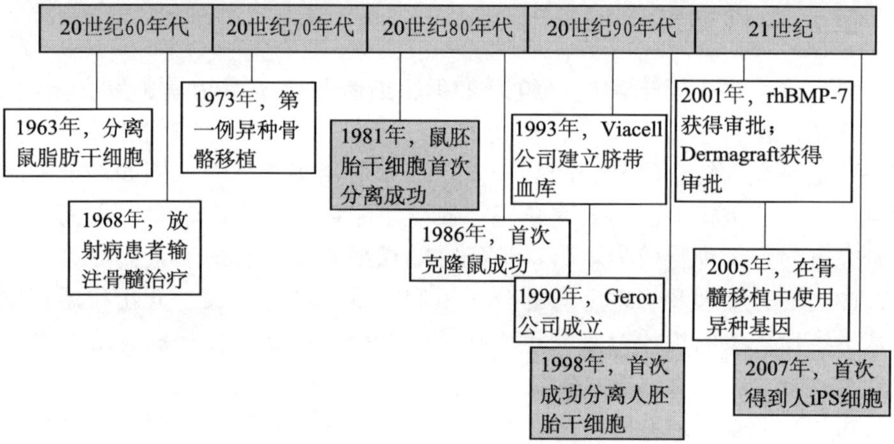

图 1-1　再生医学发展历程

第二个里程碑始于 1998 年美国科学家成功培养出世界上第一株人类胚胎干细胞系。Thomson 和 Gearhart 两个小组分别报道了他们用不同材料方法成功分离建立了具有多方向分化潜能和永久增殖能力的人 ES 细胞系和人胚胎生殖细胞（EG 细胞）系，两者统称为人胚胎干细胞系。在此基础上，科学家将胚胎干细胞定向分化以构建组织和器官，用来替代和修复疾病损伤及老化的组织器官，以达到治疗与康复的目的。

第三个里程碑是 2006 年年底日本京都大学山中伸弥通过转染转录因子基因（*Oct*3/4、*Sox*2、*Klf*4 和 *c-myc*）使小鼠皮肤细胞重编程转化为类 ES 细胞的 iPS 细胞。2007 年，美国威斯康星大学汤姆逊和山中伸弥实验室又同时报道了该技术可以诱导人皮肤成纤维细胞转变成为 iPS 细胞。这项成果意味着胚胎干细胞伦理瓶颈问题被攻克，并丰富了细胞逆分化和谱系转化的理论。体细胞重编程技术使得在不使用胚胎或卵母细胞的前提下制备疾病胚胎干细胞成为可能。一系列新技术的突破再次向人们展示了干细胞的广阔应用前景。

除此重大的技术突破外，干细胞的其他研究领域也有较大的进展：如在卵巢、脑垂体等多个组织相继分离、鉴定出相关的成体干细胞；通过体细胞核移植技术，可以成功获得人类克隆胚胎；维持ES细胞特性及生长的多种生长因子及调控网络得以鉴定；肿瘤干细胞的研究加深了对肿瘤发生、转移和耐药机制的研究与认识，并为根治癌症提供了新的思路；成体干细胞不涉及伦理问题，其治疗技术发展迅速，多个成体干细胞的产品已经获批临床应用。

目前，各国政府都十分重视干细胞研究。2009年，美国总统奥巴马解除了对胚胎干细胞研究的限制；日本在京都大学成立iPS细胞研究中心，以确保其在世界干细胞研究中的领先地位。我国干细胞和组织工程技术研究开始于2001年，国家"973"计划、"863"计划，国家自然科学基金委员会、国家发展和改革委员会等都从不同的层面上对干细胞研究给予大力支持，并取得了一些重要成果，填补了多项国内空白。我国在动物克隆、治疗性克隆、人胚胎干细胞、iPS细胞、成体干细胞可塑性、干细胞建库、新型生物材料、三维组织构建等领域取得了较好进展，获得了一批拥有自主知识产权的技术、专利、产品和标准。例如，2009年，采用iPS细胞成功培育小鼠，首次验证了iPS细胞的全能性。多项治疗性干细胞产品已获得国家食品药品监督管理总局（CFDA）的临床试验批文，正在进行Ⅰ/Ⅱ期临床试验。目前，我国已经形成了一批具有国际水准的干细胞科研队伍。

第三节　再生医学的产业前景

20世纪90年代以来，随着细胞生物学、分子生物学、免疫学及遗传学等基础学科的迅猛发展，以及干细胞和组织工程技术在现代医学基础和临床的应用，再生医学已经成为当今生物学和医学关注的焦点和研究的热点，并在转化医学的推动下，积极向临床产品转化，再生医学产业已经粗具规模。

再生医学临床应用主要有三大领域，分别为细胞治疗、组织工程和诱导再生。基于组织工程的皮肤移植、骨及关节修复等治疗手段已经发展成为成熟的医疗技术。膀胱再造术、胰腺功能治疗等多个临床试验项目有望于近期推向市场。除此之外，在神经科学领域，细胞移植治疗阿尔茨海默病、帕金森病及脊髓损伤等有望在2015～2020年实现突破。据统计，早在2007年，全球再生医学的行业市值已达到47亿美元。再生医学市场的增长数据显示，2005～2009年该市场以大约15%的速度增长，增长主要来自与骨修复或创伤修复相关的治疗领域。根据目前市场数据以及临床试验开展情况推测，2010～2015 年再生医学相关治疗或产品将会以 25%的速度迅猛增长。从全球范围再生医学市场分布来看，由于美国在科研、法规和市场开拓方面的领先优势，目前大多数再生医学治疗或产品应用集中在美国。预计未来再生医学治疗市场将向欧洲和亚洲转移（表 1-2）。

表 1-2　组织工程与再生医学产业在不同年份的投入与市值

年份	年投资额/亿美元	行业市值/亿美元
1994	2.46	26
1997	4.53	17.00
2000	6.10	26.00
2003	4.87	3.00
2007	24	47

资料来源：*Journal of the Royal Society*

截至 2010 年，全世界约有 700 家与再生医学相关的企业。图 1-2 显示了公司数目全球分布图，该图表明绝大部分公司依然分布在美国和欧洲等发达国家和地区，其中美国占 56%。此外，结合图中各个国家对再生医学的资金投入可以看出，绝大部分公司来自具有大量科研人员及研究经费的国家（如美国、德国等)，这体现了科学研究对于应用的强大支持，产业的发展与国家投入密不可分。

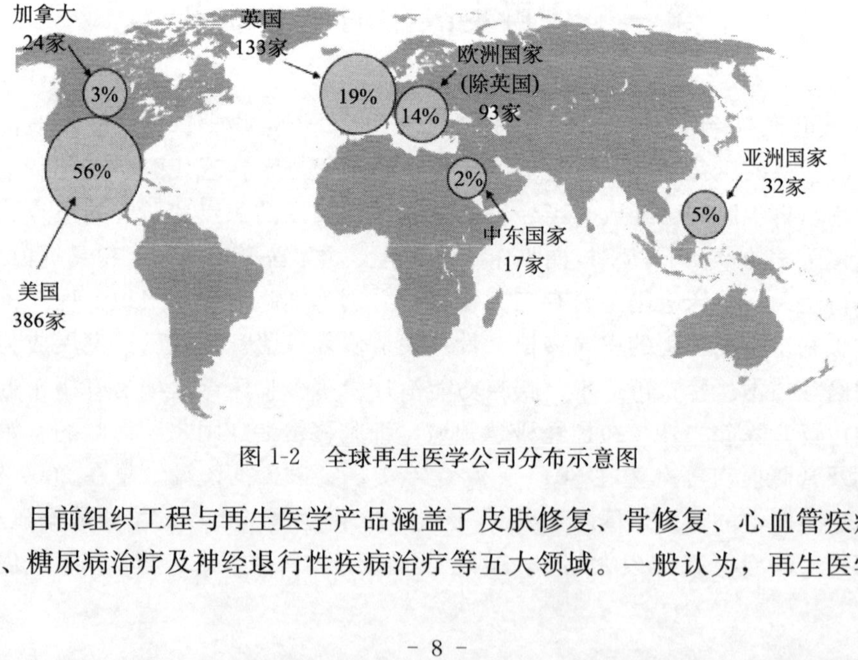
加拿大
24家
3%
英国
133家
19%
欧洲国家
(除英国)
93家
14%
56%
美国
386家
2%
中东国家
17家
亚洲国家
32家
5%

图 1-2　全球再生医学公司分布示意图

目前组织工程与再生医学产品涵盖了皮肤修复、骨修复、心血管疾病治疗、糖尿病治疗及神经退行性疾病治疗等五大领域。一般认为，再生医学的三个核心产业包括生物材料、细胞治疗及细胞与生物材料结合的复合产品，最简单的复合产品就是将细胞种植在三维支架上。目前市场化的复合组织工程产品主要为人工皮肤，如 Apligraft。间充质干细胞等细胞产品也已经获得批准临床应用，成为细胞药物。表 1-3 列出了目前世界各国批准临床应用的细胞制剂或产品。

表 1-3　上市的干细胞医学产品和药物

批准的国家（机构）	年份	商品名（公司）	来源	适应证
欧洲药品管理局	2009 年 10 月	ChondroCelect（比利时 TiGenix 公司）	自体软骨细胞	膝关节软骨缺损
美国食品和药品管理局	2009 年 12 月	Prochymal（美国 Osiris 公司）	人异基因骨髓来源间充质干细胞	儿童急性移植抗宿主疾病（GVHD）和克罗恩（Crohn）病
澳大利亚药物管理局	2010 年 07 月	MPC（Mesoblast 公司）	自体间质前体细胞产品	骨修复
韩国食品和药品管理局	2011 年 07 月	Hearticellgram-AMI（FCB-Pharmicell 公司）	自体骨髓间充质干细胞	急性心肌梗死
美国食品和药品管理局	2011 年 11 月	Hemacord（纽约血液中心）	脐带血造血祖细胞用于异基因造血干细胞移植	遗传性或获得性造血系统疾病
韩国食品和药品管理局	2012 年 01 月	Cartistem（Medi-post 公司）	脐带血来源间充质干细胞	退行性关节炎和膝关节软骨损伤
韩国食品和药品管理局	2012 年 01 月	Cuepistem（Anterogen 公司）	自体脂肪来源间充质干细胞	复杂性克罗恩病并发肛瘘
加拿大	2012 年 05 月	Prochymal（美国 Osiris 公司）	骨髓干细胞	儿童急性移植物抗宿主疾病

第四节　再生医学伦理与法规规范

2008 年 12 月，国际干细胞研究学会（ISSCR）草拟颁布了《干细胞临床应用研究指南》（以下简称《指南》）。《指南》涵盖了干细胞研究应用中涉及的科学、临床、法规、伦理及社会问题，以指导和规范干细胞由临床研究向临床应用的转换。在组织工程的标准制定方面，美国于 2007 年提出应制定分类和术语学：组织工程化生物材料、生物分子，细胞和组织工程化构建物，评价外源性因子安全性，细胞信号等六大类标准。美国食品和药品管理局

(FDA) 批准用于临床的组织工程皮肤已有检测方法及评定标准。2010 年 6 月，欧洲科学基金会（ESF）发布了一份题为《人类干细胞和再生医学：欧洲对科学、道德和法律问题的观点》的政策分析报告。报告介绍了人类干细胞应用于再生医学所面临的科学、道德和法律问题，探讨了相关伦理方面问题，尤其是临床应用相关事宜，总结了目前欧盟各成员国在此方面的法规、专利等方面的情况，并为 ESF 未来的研究提出了相关建议。报告同时着重强调了欧盟范围内人类胚胎干细胞技术的知识产权复杂性。

第二章 再生医学研究发展趋势与格局

在各国政府的推动下，再生医学研究在近年获得了巨大发展。为分析再生医学的发展趋势，对2000～2011年度再生医学两大主要研究领域干细胞与组织工程全球的文献产出进行分析（数据来源：http：//apps. webofknowledge. com/）。数据显示，2000年以来，全球干细胞研究呈现较快的增长趋势，2000～2011年，全球干细胞研究共发表相关文献161 368篇，文献发表呈现直线上升趋势，表明该领域的研究密集，研究成果频出。组织工程领域共发表相关文献27 537篇，增长趋势较缓，表明目前某些领域已经相对成熟，而更进一步的发展遇到了阻力（图2-1）。这也与再生医学目前整体研究多集中于基础研究，临床与产品应用较少的现状相吻合。

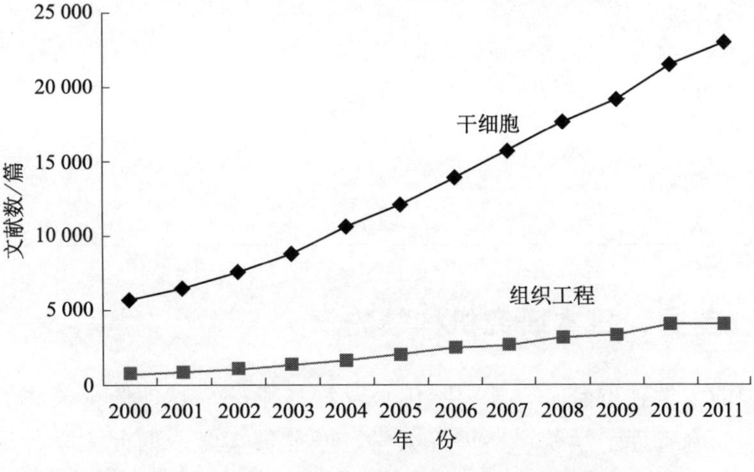

图2-1　2000～2011年全球干细胞与组织工程领域研究趋势

第一节 全球干细胞研究趋势

一、美国、德国、日本三国研究实力较强

干细胞一直是各国在生命科学前沿最重视的领域之一，受各国政府政策支持和新的研究领域和方法的推动，干细胞研究领域成为前沿热点。2009年，美国总统奥巴马签署行政命令，宣布解除对用联邦政府资金支持胚胎干细胞研究的限制。2010年，首例人类胚胎干细胞疗法在美国进入临床试验。日本由于在多潜能干细胞领域的突破，也一跃成为该领域的先导。目前，美国、德国、日本为较为领先的国家，我国文献发表数量位于第五名（表2-1）。

表2-1 全球干细胞研究国家分布情况

国家	文献数/篇	占比例/%
美国	62 538	38.75
德国	16 251	10.07
日本	14 757	9.15
英国	11 229	6.96
中国	9 797	6.07
意大利	9 599	5.95
法国	8 466	5.25
加拿大	6 773	4.20
韩国	4 792	2.97
瑞士	4 789	2.97

二、美国、日本研究机构领先

美国的大学独占鳌头，其中哈佛大学稳居第一，其他值得关注的研究机构有美国的麻省理工学院、斯坦福大学、匹兹堡大学、西北大学、约翰·霍普金斯大学、密歇根大学、莱斯大学等，此外，日本的京都大学、东京大学，加拿大的多伦多大学及英国的伦敦大学等在再生医学研究领域的地位亦举足

轻重（图 2-2）。

哈佛大学是美国顶尖生物医学研究机构之一，也是美国最大的干细胞研究中心。哈佛大学用核转移技术（即体细胞克隆技术）培育针对不同疾病的胚胎干细胞系。哈佛大学干细胞研究所所长 Douglas A. Melton 目前正在进行针对糖尿病和神经萎缩病治疗的胚胎干细胞研究。斯坦福大学干细胞与再生医学研究所为全球最大的干细胞中心之一，其所长为 Irving Weissman 教授，该研究所发明了直接将实验鼠皮肤细胞转化为神经细胞的方法，在 iPS 细胞研究领域处于前沿地位。2006 年，京都大学山中伸弥等首次报道通过特定的转录因子把小鼠成纤维细胞重新编程为多能干细胞后，日本 iPS 细胞研究获得了惊人的发展，东京大学生物学和再生医学中心主管中内启光（Hiromitsu Nakauchi）也成功利用人 iPS 细胞培养出血小板。

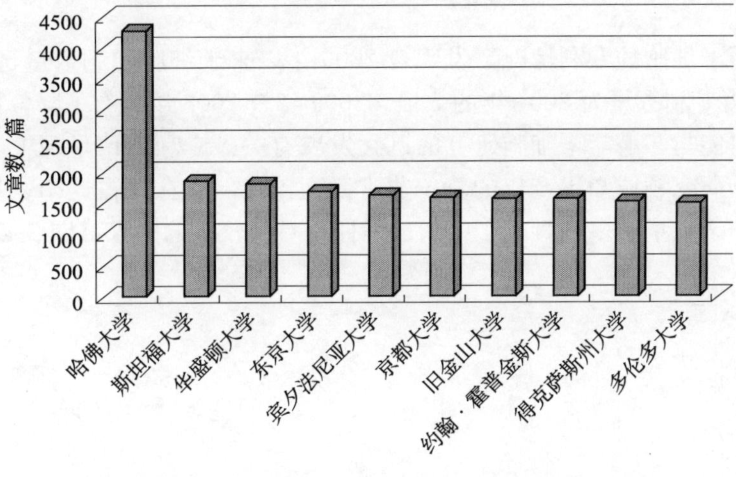

图 2-2　近 10 年全球干细胞排名位前的主要研究机构

三、美国基金资助强度最高

干细胞领域资助最大的机构为美国国立卫生研究院（NIH），其他全球主要资助机构还包括美国科学基金会（NSF）、中国国家自然科学基金、欧盟、美国心脏协会、德国科学基金会、美国国家癌症研究所、日本文部科学省、威康信托基金等，显示出各国对于干细胞研究的重视程度（图 2-3）。

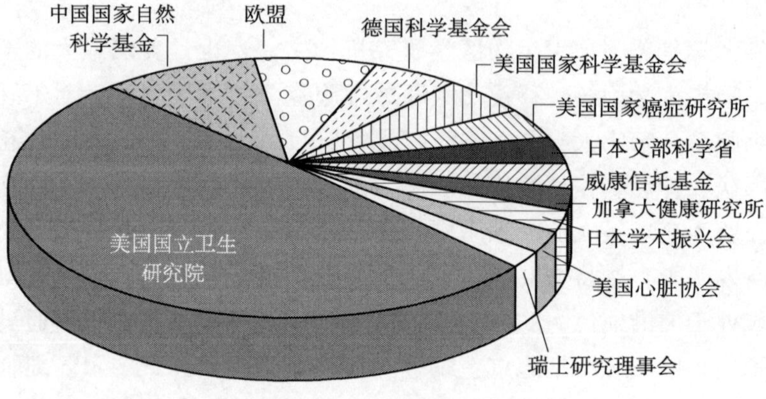

图 2-3　全球主要的基金资助机构研究文献产出对比

四、专利申请呈现快速上升趋势

分析干细胞的专利情况，发现自 2000 年以来干细胞专利数量迅速激增，2011 年度专利数量为 2001 年的 5 倍。2009 年较 2008 年稍有下降，但又迅速上升，可能与多潜能干细胞研究的迅猛发展有关。专利申请呈现上升趋势说明干细胞研究领域知识产权的竞争非常激烈，各国均在抢占这个领域。美国与欧州申请数量最多，日本、中国也是拥有专利较多的国家（图 2-4）。

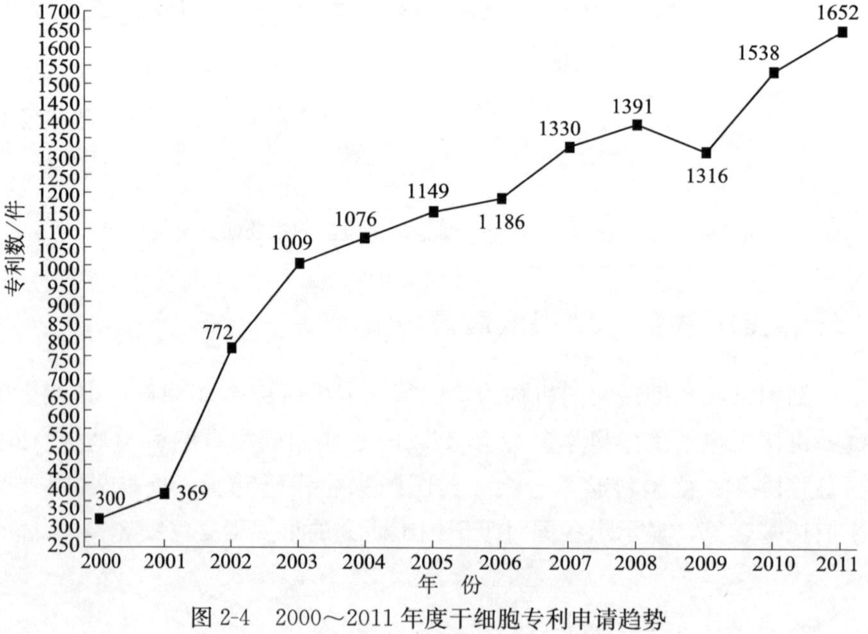

图 2-4　2000～2011 年度干细胞专利申请趋势

干细胞专利热点领域主要集中于人胚胎干细胞、神经干细胞、造血干细胞、间充质干细胞、多潜能干细胞等（图 2-5），其中以人胚胎干细胞专利最为密集。各种干细胞专利数量之间并没有较大的悬殊。专利拥有数量较多的研究机构包括加利福尼亚州大学、美国 Immunomedics 公司、通用医疗公司、密歇根大学、约翰·霍普金斯大学、哥伦比亚大学、威斯康星州校友研究基金会、基因泰克公司、安进公司和 Anthrogenesis 公司，基本上均是美国的研究机构和公司。基因泰克公司与安进公司为全球首屈一指的生物技术类公司，Anthrogenesis 公司为专业的胎盘干细胞公司，后被 Celgene 公司收购。Immunomedics 公司主要产品为单克隆抗体。

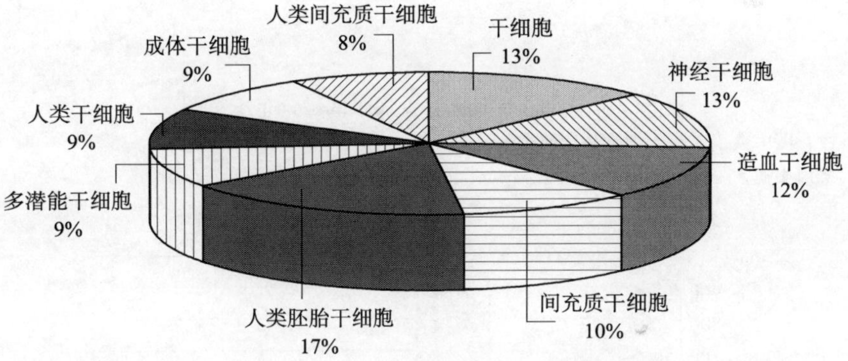

图 2-5　主要干细胞专利分布示意图

五、大量研究位于临床早期

干细胞临床研究目前主要集中于骨科、皮肤、心血管、癌症、糖尿病、创伤修复、血液系统、泌尿系统、牙科、眼科等领域。从地理分布来看，主要位于美国、欧洲、加拿大等国家和欧洲地区，我国的临床研究数量也日渐增多（图 2-6）。

全球正在进行干细胞研究大多处于临床早期，Ⅰ期临床试验数为 549 项，Ⅱ期为 900 项，Ⅲ期 205 项，Ⅳ期 48 项。由于干细胞研究处于前沿领域，临床试验终点疗效有多种不可控因素，因此距离大量产品走向临床应用还有一段距离（图 2-7）。

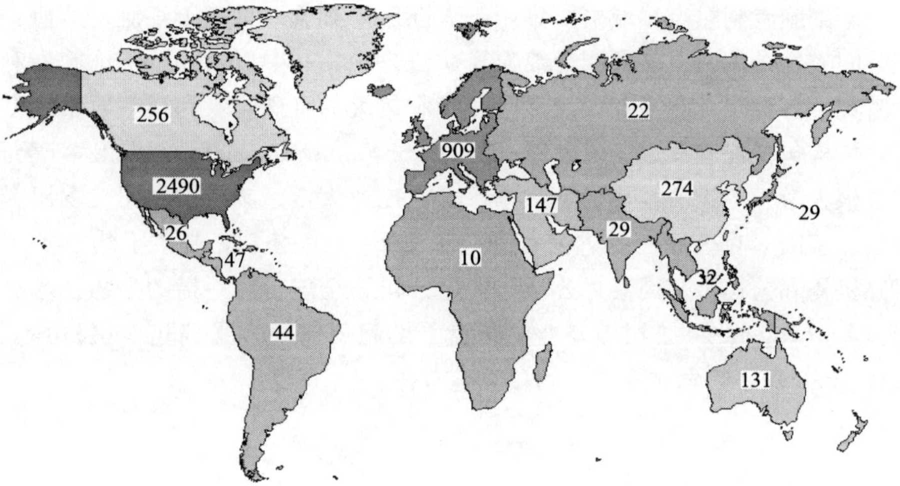

图 2-6 全球干细胞主要临床试验分布示意图

注：图中数字表示干细胞临床研究数量

资料来源：www. clinicaltrials. gov

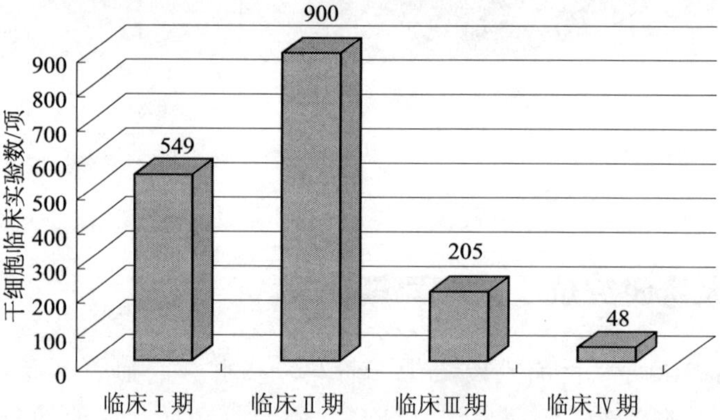

图 2-7 全球干细胞临床试验研究阶段分布示意图

资料来源：www. clinicaltrials. gov

2010 年，美国 FDA 批准了杰龙公司（Geron）和先进细胞技术公司（ACT）的两项胚胎干细胞治疗疾病的临床试验，分别治疗急性脊髓损伤和遗传性黄斑营养不良。此外，英国药品和健康产品管理局（MHRA）也批准了首例胚胎干细胞治疗遗传性黄斑营养不良的临床试验。在英国、美国等对胚胎干细胞有伦理约束的西方国家开放干细胞研究之后，干细胞研究将会进入加速阶段。

第二节　全球组织工程研究趋势

一、我国研究文献发表数量仅次于美国

美国在组织工程研究文献发表方面居首位，我国次之，随后主要是德国、英国、日本和意大利（图 2-8）。美国的组织工程研究和产品一直处于领先地位，有多项皮肤、骨组织工程产品已实现临床应用，产学研结合紧密。欧洲国家在组织工程基础研究方面给予了充分的重视。日本成立了组织工程研究中心和尖端医疗中心，主要方向为组织工程应用研究、医药产品的临床研究以及医疗装备研制。

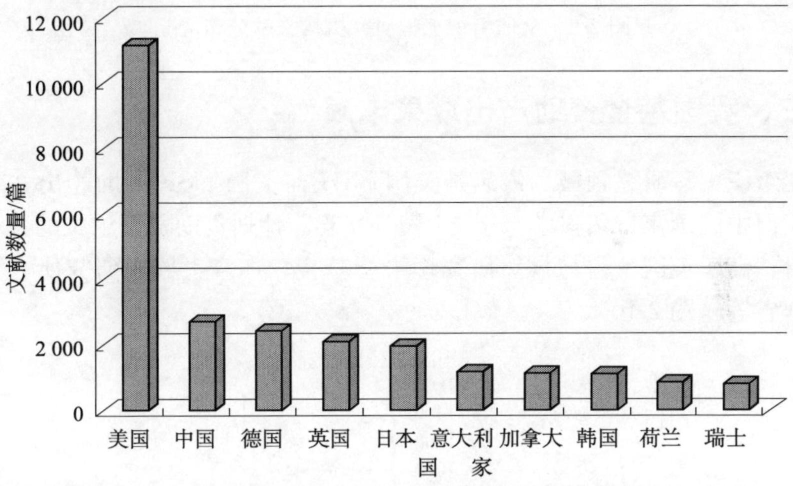

图 2-8　全球组织工程研究文献分布情况

二、美国研究机构领先

美国研究机构整体实力较强，产出较多的研究机构多为综合性大学。哈佛大学是美国顶尖生物医学研究机构之一，也是美国最大的组织工程研究中心、全球最早成立的组织工程实验室，哈佛大学医学院 Vacanti 教授为组织工程的先驱。其他领先的研究机构包括新加坡国立大学、英国伦敦大学、葡萄牙米尼奥（Minho）大学等（图 2-9）。中国科学院也处于较为靠前的位置，但我国处于领先地位的研究机构不多，这与我国整体文献发表数量不相称，

显示出我国组织工程领域研究实力较为分散。

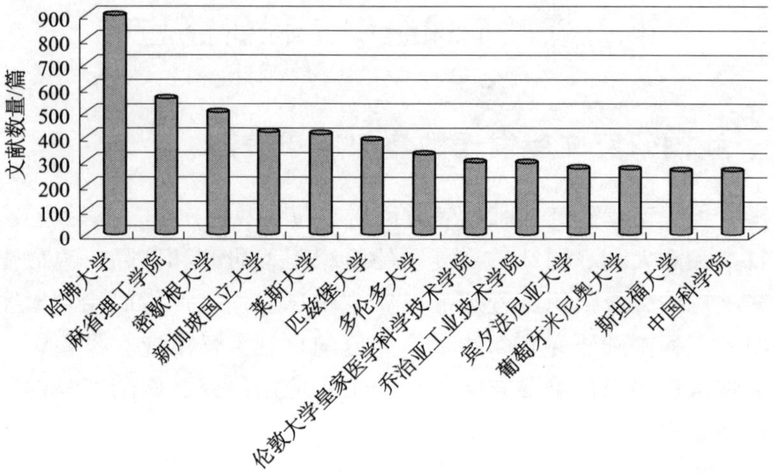

图 2-9　全球组织工程研究机构文献分布情况

三、我国基金资助产出成果丰硕

在组织工程研究领域，依然是美国 NIH 与美国 NSF 资助产出文献数量最多。但中国国家自然科学基金与国家“863”计划资助发表论文的数目也令人瞩目，高于英国工程与自然研究理事会基金、加拿大健康研究所、日本文部科学省等（图 2-10）。

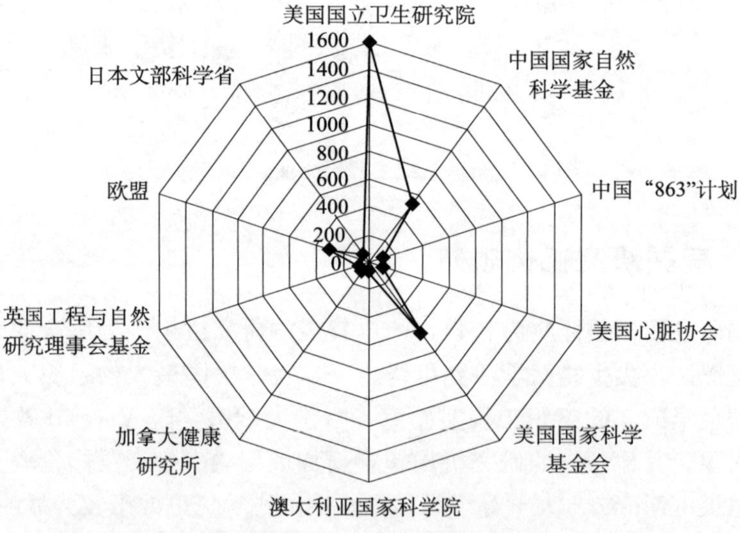

图 2-10　组织工程领域全球主要基金资助机构论文产出情况

第三节　再生医学的主要研究热点领域

一、iPS 细胞及定向重编程等关键技术的应用与创新

iPS 细胞有着近似胚胎干细胞的自我更新能力和分化潜能，具有分化成各种组织类型的能力。iPS 细胞还拥有与自体一致的遗传物质，有可能避免免疫排斥反应，同时也为一些遗传相关疾病的研究提供了很好的模型。此外，来源丰富且无伦理学问题，使得 iPS 细胞的研究和应用前景十分广阔。新发展的 iPS 细胞技术大大提高了其临床应用的安全性，进一步研发符合临床应用标准的 iPS 细胞，是该领域今后的重要方向。2010 年问世的成体细胞直接定向编程技术，无需将成体细胞重回多功能状态而直接编程为功能细胞，省略了中间环节，可谓是一步到位，将成为推动再生医学发展的生力军。此外，在干细胞建库、保存、鉴定及诱导分化用于多种组织再生的关键技术均获得重要突破。

二、基础理论研究的创新

目前，有很多瓶颈因素制约世界各国干细胞与再生医学研究和应用，包括干细胞调控的科学理论及干细胞治疗的核心机制尚未阐明。基础理论研究的创新与突破将是再生医学发展的重要方向。再生医学基础研究内容包括：胚胎和成体干细胞诱导分化及再生损伤组织的相关机制；细胞治疗用于多种难治性疾病的相关机制；模拟低等动物完全再生以增强人体自主再生能力的相关理论；干细胞治疗相关疾病的机制；干细胞的规模化分离培养、扩增、传代、保存、运输、复苏等技术问题；细胞的移植途径、部位及数量对组织再生修复的影响，移植细胞在体内的锚定、增殖、分化过程、调控及最终结局；异体细胞移植的免疫原性等。以 iPS 细胞为例，其各种诱导方法背后的细胞分子机制研究，诱导产生的 iPS 细胞在基因表达水平和表观遗传学上的改变，基因表达和表观遗传学改变对 iPS 细胞的维持分化及安全性的影响，等等。

三、组织工程构建工程化问题及平台转化

组织工程研究经过近几年的相对低潮后，将趋向解决构建过程中的基本问题、工程化问题，包括从分子水平上理解物理、化学和生物学环境；指导

细胞组装并维持复杂群体和功能化三维组织的机制；组织工程构建物中细胞特异表达的生物标志物的鉴别方法，评价其生理状态及分化情况；开发高性能、高容量的分析方法、开发高清晰度和非侵入式成像技术等分析方法和工具，对工程化组织进行实时体内和体外功能评价；用于工程化组织构建的预测生理、生物、力学等参数的组织工程计算机仿真技术；研究体内或体外条件下组织工程产品的生物相容性和与宿主整合性；力学环境对细胞与生物材料的三维空间复合体的影响，以及力学信号感受和响应机制；工程化组织的规模化、标准化生产，产品的储存、包装、运输等。实现组织工程技术平台的转化，内容包括：①从结构组织研究向实质器官研究转化；②从体外构建向体内诱导组织再生转化；③从基础理论研究向临床实践、产业化转化；④从结构组织的修复与再生向更难治疗的疾病转化；⑤从针对临床医疗向非医疗用途转化。

四、再生医学药物研发

再生医学药物包括干细胞产品、内源性与外源性生物活性因子、微量元素、中药等。重点研发方向：①解决外源性生长因子或类生长因子缓释体的有效释药浓度与组织器官再生所需药物浓度的相适应性；②阐明多种生物活性因子的协同作用及有序作用机制；③挖掘传统药品与中医药的潜力。传统药品经过长期临床应用，在安全性及有效性基础上，阐明其诱导再生的量效关系。中医药作为再生医学药物研究是今后的重要研究方向之一，但需要重点解决中药有效成分、作用靶点、作用机制、药物动力学和药物代谢以及规范化、标准化方法等问题。

五、纳米再生医学材料的研究与应用

生物支架材料不仅为特定的细胞提供结构支撑作用，而且还起到模板作用，引导组织再生和控制组织结构。维持组织形状的支架材料对种子细胞有着重要影响，所以，了解细胞在构建并维持组织过程中如何从支架材料等微环境中获取信号并做出响应，开展新的支架材料设计与研究，促进支架材料的改进、细胞外基质化，制备具有仿生、智能、组织诱导功能的生物复合型支架材料，是解决组织工程种子细胞和支架材料体外三维构建瓶颈的关键技术研发方向。纳米材料由于其特殊的结构、理化及生物学性能，更有利于诱导组织再生、药物缓释及基因治疗，可能引发组织工程与再生医学的革命。将纳米技术与组织工程技术相结合，构建具有纳米拓扑结构的细胞生长支架正在形成一个崭新的研究方向。国家“十二五”医学科技发展规划将纳米医学技术确定为重点任务之一，指出要研究纳米医学材料、药物靶向传递的纳米载体、纳米生物器件、纳米诊断试剂等核心关键技术及产品，开展纳米医学产品的生物效应机制及安全性评价研究。

六、再生医学基础研究成果的转化

将再生医学研究成果为患者和普通大众健康服务是目前转化医学的发展方向和重要任务之一。国家《医学科技发展“十二五”规划》指出，医学科技的根本落脚点是有效解决临床实际问题和切实提高公众健康水平。有效解决基础研究、临床应用、产业发展之间缺乏有效合作机制等问题，在基础研究与临床应用之间建立更直接的联系，缩短从科学发现到技术应用的时间，尽快将研究成果快速转化为可应用的技术、产品、方法、方案或指南并应用到临床实践，大力推进转化医学的发展已成为医学科技自身发展的一个重大方向。应发挥我国病种资源丰富和患者数量巨大的特点，建立一批各具特色的临床转化医学研究中心，促进基础医学与临床研究的双向交流与互动，加快前沿技术和基础医学研究成果向临床应用的转化，并依托这些中心获得真正有意义的大宗病例、多中心和基于循证医学的研究结果，促进再生医学研究成果尽快走向临床。

再生医学虽然还有不少技术瓶颈尚待攻克，但发展潜力巨大，将会为一些基础医学提供新理论，为临床提供新技术新疗法，为生物技术产业提供新的经济增长点。加强再生医学研究，努力推动再生医学产业，必将促进生物经济的发展，为临床医生提供更多、更好的医疗技术及产品。

第三章 各国再生医学发展现状

第一节 美国再生医学发展现状

美国政府在再生医学领域，尤其是与胚胎干细胞相关的研究领域中一直面临伦理学的艰难选择，一方面是来自教会和右翼保守人士强烈的反对声音，另一方面又担心美国在干细胞研究方面落后。尽管美国政府并不限制利用私人资金进行研究，但美国政府大部分时期都禁止使用联邦政府的资金资助胚胎干细胞研究，这在一定程度上阻碍了美国再生医学领域的发展。直到奥巴马总统于 2009 年 3 月 9 日签署行政命令，宣布解除用联邦政府资金支持胚胎干细胞研究的限制，终于可以更多地使用联邦拨款用于人类胚胎干细胞研究，而不是仅限于 2001 年美国前总统布什发布禁止进行新研究之前开发的 21 株干细胞系。

一、美国政府将再生医学视为国家战略

奥巴马政府希望把创新战略作为促进经济增长的工具，企业也意识到再生医学需要国家战略支持以维持投资和新产品的开发，并期望把再生医学打造成美国增长最快的创新行业之一。美国再生医学联盟起草的一份战略报告得到了企业的大力支持，该报告的内容包括：保持监管再生医学的有关机构和政策的协调；促进社会的投资；增加联邦基金对再生医学研究的投入并促进公私机构的合作；提前预测评估和批准程序等。再生医学联盟还计划提供一个战略架构，以保证《2011 再生医学促进提案》（*Regenerative Medicine Promotion Act of 2011*）等立法提案的实现。该提案提出，建立以健康与人

力资源部为依托的多政府机构构成的再生医学协调委员会，统领政府关于资助、推进以及监管美国再生医学发展；建立专项基金支持再生医学相关的治疗产品与相关技术的研发；建立专项基金资助FDA就再生医学监管的核心政策问题开展研究和研讨；详尽调研评估联邦政府在自主开展再生医学方面的工作，并与主要国家的进展进行比较。《2011再生医学促进提案》与美国其他的国家战略一起发挥作用，进而维持美国在医疗卫生创新领域国际领导者的角色。

二、美国国立卫生研究院投入巨资支持再生医学研究

美国联邦政府的再生医学研究资金由美国NIH的再生医学研究中心进行管理。美国科学院在深入研究了干细胞与再生医学的前景后，建议美国国会加大对干细胞与再生医学的投入。作为世界上最大的生物医学研究资助机构，美国NIH专门设立了再生医学行动计划，已启动了相关研究计划开展再生医学研究，并有著名专家呼吁NIH应设立专门的干细胞和再生医学评审组。

在“用联邦政府资金支持胚胎干细胞研究”未解禁之前，成体干细胞在许多疾病的细胞治疗及理解干细胞基本特征方面有极大价值。2003年，NIH宣布出资430万美元，筹建成体干细胞准备和配送中心。该中心利用标准技术手段，对来自成年人和小鼠的骨髓干细胞进行采集并持续供应。

2005年，NIH宣布出资2570万美元，建设国家干细胞库和两个人类干细胞转化研究中心。NIH国家干细胞库通过对已经得到美国政府认可的干细胞株系进行分析、表征和控制，从而对干细胞性质比较技术进行优化和标准化。这是NIH推动干细胞研究的重要里程碑。人类干细胞转化研究卓越中心的开发有助于推动干细胞实质性进入特定疾病治疗技术阶段。该中心鼓励研究人员与临床医生配合，展开可以用于特定疾病的干细胞研究。

自美国奥巴马政府解禁“用联邦政府资金支持胚胎干细胞研究”的限制后，奥巴马经济刺激计划中拨给美国NIH的100亿美元中有12亿美元投给了干细胞研究领域。2010年，NIH投入干细胞研究的资金为12.86亿美元。然而，联邦经费只占美国再生医学经费的一小部分，据再生医学委员会的统计，来自美国民间的经费是政府经费的10倍。

三、联邦政府推动组织科学与工程战略计划

《推动组织科学和工程：多机构参与的战略计划》（*Advancing Tissue*

Science and Engineering：*A Multi-Agency Strategic Plan*）是美国联邦政府一项对组织科学和组织工程学投资的战略计划，是由美国国家科技委员会（NSTC）生物技术分会联合美国联邦政府13个部门设置的“多机构组织工程科学（MATES）联合工作组（IWG）”于2007年6月推出，并在MATES IWG的领导下实施。参与的联邦机构包括美国商业部、美国能源部、美国卫生与公共服务部、美国农业部、美国国家标准与技术研究所、美国国防部、美国国防先进技术研究计划署、美国医疗补助服务中心、美国FDA、美国NIH、美国国家航空航天局、美国NSF和美国海军研究实验室。

制定该战略计划是为了确定组织科学和工程学的总体研究目标，为美国联邦政府机构间的合作奠定基础，从而实现科学知识的拓展、技术的进一步发展、公共卫生的改善、环境的保护、国防的提高以及对美国经济的支持。该战略计划中确定的组织科学与工程学研究的总体目标为以下四个方面。

（1）理解和控制细胞应答。理解细胞作为构建组织最基本的单位，在建立和维护组织形态中，如何从环境中获取信息并做出响应。

（2）构建生物材料支架和组织基质环境。科研人员越来越清楚地意识到支持细胞并维持组织形态的支架，同时也是决定细胞命运的信号来源库。对这种关系的生物学原理进行深入的研究，将带动更有效的组织设计和组织工程的发展。

（3）开发能动性工具（enabling tool）。评估组织和其中细胞的状态，需要复杂的多参数输入。高通量分析、仪器装置、成像模式特征、制作工艺、计算模型、生物信息学等方面的进步，将使其进一步完善。此外，组织保存技术和生物反应器技术的改善也将有助于按照需求生产组织。

（4）推动大规模生产，促进成果转化和商业化。想要真正展现组织科学工程的价值，仅仅证明工程组织设计的可行性还不够，还需要提高组织设计的可再现性、稳定性和对用户的友好性，从而推动产品的商业化。

根据对研究目标的解析，MATES IWG将组织科学和工程计划聚焦在八个优先领域，这些优先研究领域反映了美国联邦机构在支持组织科学与工程领域研究，确定资助优先领域、监督政府资助的与组织科学和工程相关的不同学科项目的进程，以及管理组织工程医疗产品的销售，对这些产品的使用实施联邦政府医疗报销等三个方面的立场。

四、民间资本大量投入再生医学研究

美国并不限制州管经费对再生医学研究的资助，其中加利福尼亚州在未来10年预计投入30亿美元用于干细胞研究。加利福尼亚州政府于2004年11月依据《第71号提案——加利福尼亚州干细胞研究和治疗法案》投资建立了加利福尼亚州再生医学研究所（California Institute for Regenerative Medicine，CIRM）。CIRM是非盈利的研究机构，管理干细胞研究基金，目前已设立434项研究和培训基金，总计经费达到10亿美元，使得该研究所成为全球最大的干细胞研究资助来源。

此外，还有大量风险投资和企业资金用于再生医学研究。据统计，1995～2007年约有11亿美元投资，大多投向成体干细胞的研发。各大药物研发公司也组建了再生医学研究部门。目前，已经有7项成体干细胞产品上市，组织工程产品也逐渐形成规模，将成为医药产业的重要组成部分。

五、产品审批标准相对完善

美国FDA通过生物技术产品许可（BLA）和医疗器械上市申请（PMA）两种途径，监管批准再生医学产品。BLA具体是由生物制品审评与研究中心（CBER）细胞、组织和基因治疗办公室管理，下属三个部门包括细胞和基因治疗部、人类组织部、临床和药理毒理评估部。相关产品分类为细胞治疗、肿瘤疫苗和免疫治疗、基因治疗、组织和组织相关产品、异种移植产品及以细胞和组织为基础的产品。

第二节　英国再生医学发展现状

长期以来，英国政府一直非常重视再生医学研究，在伦理学、法规、政府资金支持等多方面支持干细胞和再生医学研究。在该领域具有雄厚的研究基础，并颁布了“英国干细胞计划”，近期更是出台了新的再生医学战略。

一、英国拥有良好的再生医学研究网络

英国凭借其强大的干细胞及发育生物学研究基础，成为世界干细胞研究领域领先的国家之一。

不同于美国，英国较早就允许开展胚胎干细胞研究。2001年1月，英国在经过了包括科学界、宗教界、企业界、政界等人士，以及普通老百姓参与的长达3年的争论后，第一个将克隆研究合法化，允许科学家培养克隆胚胎以进行干细胞研究，并将这一研究定性为“治疗性克隆”。科学家可将生育诊

所废弃的胚胎用于干细胞和其他研究，也可通过试管内受精培养研究用胚胎。2002 年，伦敦大学国王学院干细胞生物学实验室主任斯蒂芬·明格的研究小组，成功建立了英国第一个人体胚胎干细胞系。2008 年 10 月，英国议会下院以 355 票对 129 票的压倒性多数票通过《人工授精与胚胎学法案》(*Human Fertilisation and Embryology Act 2008*) 这一法案的通过有利于英国奠定干细胞研究和无性繁殖领域的优势地位。

英国政府一贯支持干细胞研究。2004 年成立了世界第一家政府性干细胞库，包括两个“存储”人类胚胎细胞的分支机构，它们分别是英国的国王学院和纽卡斯尔的生命研究中心。2005 年 3 月，英国时任首相布莱尔宣布在 3 年内向包括干细胞研究在内的生物技术领域投资 10 亿英镑（约合 19.2 亿美元），以维持英国在国际生物技术界的优势地位。以后，政府规划建立一个全国性的干细胞研究网络；英国医学研究理事会（MRC）和美国加利福尼亚再生医学研究所（CIRM）宣布支持交叉学科和干细胞研究国际合作。

英国成功创建了英格兰东部地区干细胞网络，以加强该地区干细胞研究相关的学术、临床与商业机构的协作，促进干细胞研究的创新及其应用，并使该地区成为未来干细胞产业发展的领导区域。该地区拥有剑桥干细胞研究所和英国干细胞银行等著名机构，以及从事发育生物学、实验胚胎学、临床转化到干细胞技术伦理学和管理实践等多种研究背景的专家，是公认的干细胞研究集中区。英国在推动干细胞临床治疗上起着领导作用，例如，视网膜修复，并在模式动物中实现了失明治疗。除了国内发展外，英国还积极与美国加利福尼亚州和加拿大的大学等开展合作。

二、发布干细胞计划推动再生医学研究

2005 年 11 月，英国发布了“英国干细胞计划”（简称 Pattison 报告），制定了一项对干细胞研究、治疗与相关技术发展的 10 年战略。根据该报告，英国将巩固其擅长的干细胞研究领域，巩固现有地位，并且努力发展成为干细胞治疗和技术的全球领袖。为实现这一目标，“英国干细胞计划”阐述了从干细胞基础科学研究到市场应用的关系，以及政府、风险资本、公共-私人联盟和知识产权等相关管理措施在其中的作用和地位，这构成了英国对干细胞生物经济的政策战略。

政府对干细胞科学基础和产业转化进行适当的投资，在商业化进程中，可以（或不必）期待私人风险投资；通过卓越中心、细胞治疗生产单位和英国干细胞库对科学基础研究进行组织和协调；通过对基础科学、干细胞科学的临床应用和动物试验进行监管；通过适当的知识产权立法维护投资者的信

心，为再生医学产业发展奠定基础。

三、英国再生医学发展战略

2012年3月28日，英国技术委员会和医学研究理事会（MRC）、工程和物理研究理事会（EPSRC）、生物技术和生命科学研究理事会（BBSRC）四个研究理事会联合推出了“英国再生医学发展战略”，并提出了研究路线图。该战略提出了明确的目标和实施方案，致力于将迅速增长的对生命科学研究转化为能够使患者和经济受益的临床实践。该战略提出，英国要在未来5年在全球再生医学领域继续保持领先所必须解决的知识不足及转化方面的障碍。英国计划在再生医学领域投入7500万英镑，同时为该战略启动建立一个投资千万英镑的再生医学研究平台。该战略旨在将再生医学相关领域简化为一个网络平台，促进再生医学领域的合作，并促进向临床治疗领域的转化，避免高科技成果无法转化或者不太成熟就进行转化。再生医学平台将搭建五个网络节点，如再生细胞的人体安全性评估、制造中的质量控制等。新战略包括三方面的工作：现有研究中心的科学发现研究、再生医学研究平台的早期转化、TSB细胞治疗中心的后期商业转化。

通过实施该战略，英国试图在再生医学领域将其优秀的基础研究与临床应用及商业化发展紧密地联系起来，以保证英国在全球再生医学领域独特的竞争优势。

第三节　德国再生医学发展现状

“德国高科技战略（2006～2009）”和“高科技战略2020规划（2010～2013）”，均积极鼓励再生医学领域的研究创新和产品研发。2006年，德国教育与研究部发布了“德国再生医学研究报告”，对德国的再生医学进行了战略性探讨。

一、德国限制胚胎干细胞研究

德国一再主张禁止胚胎干细胞克隆，而美国并没有完全禁止，只要干细胞研究没有突破2001年的政府法律，就不会停止对研究的资金投入。德国的目标是加强对成体干细胞研究，如取自成人骨髓干细胞。

自2002年起，德国便禁止利用已存在的干细胞系制造胚胎细胞，2002年

7月1日《胚胎干细胞进口法案》正式生效，该法案严格限制进口胚胎干细胞用于科研目的。另外，德国制定了《胚胎保护法》和《干细胞保护法》，人们必须根据这两个保护法进行基础研究。但是，近年来在美国、日本等国干细胞研究新进展的影响下，德国政府对胚胎干细胞研究的限制逐渐有所放松。2008年，德国议会表决通过了有关放宽干细胞研究产品进口立法，从而使德国可以从国外进口2007年5月1日前从胚胎中获取的干细胞，但德国依然不允许在境内培养干细胞。在新的立法下，德国研究人员进行研究所用的干细胞必须来自国外。然而，2009年，德国神经学会和德国帕金森学会签署了一项联合声明，强调帕金森患者禁止使用骨髓干细胞相关的疗法。此后，德国联邦议会便通过了德国医药产品法的修订版，再次增加了对干细胞研究的限制。该法案规定人体中提取出的细胞经过“修饰”后再植入人体，需要经过一系列的审批程序才可以实施。

二、德国对再生医学的资助计划

德国对于再生医学的投资包括研究机构经费和项目经费，主要通过德国联邦教研部（BMBF）和德国研究基金会（DFG）进行资助，包括资助再生医学转化中心、德国研究基金会研究中心和卓越研究中心、小型创新公司及联邦卫生研究项目等。资助领域包括组织工程、干细胞、移植器官再造等方面。

1. DFG对干细胞研究的资助

DFG资助再生医学的研究项目既可以通过独立的基金项目，也可以是多方合作的项目，如优先研究项目、研究小组和合作研究中心。DFG在其合作计划的框架内资助了多个涉及人类胚胎干细胞的研究项目，“胚胎和组织特异性干细胞”是其优先资助的领域。

2. 组织工程

该领域的研究目的是在生物技术和材料科学领域开发面向应用的跨学科新方法，以进行工业开发。在德国现有基础上，使德国的工业具有国际竞争力。因此，政府资助主要用于支持中小型企业与杰出医生以及科学家之间的合作。该项目已经研发成功的疗法和材料包括皮肤、软骨、骨骼、神经、肾、肝、血液和血管的再生或替换。

3. 生物再造器官功能

该领域的研究目的是找出生产特定细胞和组织，以及将其用于受损器官再生的潜在创新方法。利用该方法可以解决移植医学中的瓶颈问题，并且减少免疫系统的排异反应。并通过特定的再生途径，对糖尿病、心肌梗死和帕金森病等疾病进行治疗。

第四节　日本再生医学发展现状

与美国等西方国家不同的是，由于道德和宗教方面的冲突不大，亚洲国家的政府积极支持干细胞研究。亚洲国家中，日本对干细胞研究最重视，也最为激进。日本对于发育生物学领域非常重视，尤其是近年在 iPS 细胞领域取得成功，显示出日本科技政策的全球竞争力。

日本在 2000 年启动“千年世纪工程”，把以干细胞工程为核心技术的再生医疗作为四大重点之一，并且在第一年度的投资金额即达 108 亿日元。这一规划背后的战略考虑是，日本把干细胞技术视作在生命科学和生物技术领域赶超美欧国家的绝好机遇。

一、日本以 iPS 细胞研究为重点领域

2007 年 11 月，日本文部科学省在 iPS 细胞研究取得进展后决定，投入 70 亿日元用于支持非胚胎性干细胞等再生医疗领域的研究。按照日本文部科学省的计划，新投入的经费将重点用于开发能大量培养人类 iPS 细胞的方法，此外，还将用于包括动物实验的再生医疗研究，以及建立并完善研究 iPS 细胞库。从 2008 年开始，日本文部科学省为 iPS 细胞的相关研究提供技术和人才支持。由文部科学省牵头筹建的京都大学 iPS 细胞研究中心已于 2008 年 1 月正式启用，由山中伸弥领导，该中心成为汇聚日本众多一流干细胞科学家的“大本营”。文部科学省还计划建设多个研究中心，进行相关医疗实用技术的研发。此外，文部科学省还计划着力培养年轻的干细胞研究人员。

二、政府促进再生医学推动临床转化

日本经济贸易与产业部重视支持技术成功的商业化，如组织工程骨、软骨、角膜、心肌的研究。在日本教育、文化、运动与科技部（MEXT）发布的 2003～2008 年度的研发科技规划中，非常重视推动再生医学，计划由日本著名的理化学研究所（RIKEN）同学术界、产业界和政府共同合作，关注干

细胞库的建立和使用、干细胞调控及治疗技术。2007 年 11 月，京都大学山中伸弥教授取得了 iPS 细胞的关键性突破。此后，日本政府对该项目追加资助了 10 亿日元（2008～2012 年）进行 iPS 细胞研究。2009 年度日本用于 iPS 细胞研究的预算为 26.5 亿日元。

此外，为了加速相关研究，尽早实现临床应用，使日本在此项研究上保持领先地位，日本政府及时确立了相关方针政策，形成了包括经济产业省、文部科学省、厚生劳动省等全国主要相关部门在内的“举国体制”，以将日本的 iPS 细胞研究推向一个更高水平。在 2008 年，日本厚生劳动省为加强再生医疗机构的建设投入超过 10 亿日元，制定利用 iPS 细胞实现再生医疗的基本安全准则，支持经济产业省的相关制药技术和 iPS 细胞制作技术的研究。根据日本综合科学技术会议，日本 2008 年在 iPS 细胞的相关研究上投入共超过 30 亿日元。在各项政策和资金的保障下，日本的 iPS 细胞研究已经形成合力。

2009 年，日本 MEXT 发布了 iPS 细胞研究的 10 年路线图，促进再生医学研究从早期研究向临床医学实践转化。路线图包括四方面：发现 iPS 细胞启动机制的基础研究；创造与宣传 iPS 细胞研究的标准；创造与确证有利于药物发现的临床研究患者来源的 iPS 细胞，并建立 iPS 细胞库；推动再生医学研究，包括细胞、组织、iPS 细胞分化的组织移植的临床前与临床研究。山中伸弥教授已将其拥有的 iPS 细胞专利权转让给 ReproCELL 和宝生物工程株式会社（Takara Bio），进行后续的药物研发与再生医学产品开发。

第四章 全球再生医学研究机构

干细胞与再生医学既能给现有临床治疗模式带来深刻变革，同时又是21世纪具有巨大潜力的新兴高科技产业之一，因此，国际上已形成了科技竞争和产业化竞争的热潮，再生医学产品正逐步成为衡量一个国家或地区科技发展水平与健康水平的重要标志之一。美国、英国、德国、意大利、荷兰、法国、瑞典、比利时、捷克、以色列、加拿大、中国、日本、韩国、新加坡、印度、澳大利亚等越来越多的国家和地区纷纷投入到这一领域中。政府和企业均已在此领域投入巨资开展相关研究，大量与干细胞和再生医学有关的研究机构不断涌现，许多大学已成立专门的干细胞和再生医学研究机构，如美国的哈佛大学、耶鲁大学、加利福尼亚大学，英国的剑桥大学、牛津大学，日本的理化研究所、东京大学与京都大学等知名大学和研究机构均成立了再生医学研究中心或干细胞研究中心。在美国的大学里，干细胞实验室的数量在大幅度攀升，从事与之相关研究的人员正以惊人的速度增加。英国布朗政府对干细胞研究的重视和支持表明，国际上新一轮干细胞与组织再生的研究竞争正在兴起。以下对全球几个代表性的再生医学研究机构予以介绍。

一、加利福尼亚州再生医学研究所

美国传统的联邦生物医药研究资助模式受到美国政治文化的严重干扰，而且其复杂的体系也很难适应高速发展变化的干细胞领域。而其他国家有限资金的高度集中使用，又有规模不够大，范围不够广，竞争体系不完善等弱点。美国一些生物医药大州自行制定的专项扶持政策则显得很特别，其中突出的是成立于2005年的加利福尼亚州再生医学研究所（CIRM）。CIRM是集加利福尼亚州干细胞研究和相关基金资助管理为一体的研发机构，在遵循道德和伦理的前提下，CIRM旨在支持和促进干细胞和再生医学相关研究，开发新的治疗和诊断技术，以减轻人们患慢性疾病和创伤性疾病的痛苦。

作为一个美国生物医药大州专设的干细胞再生医学资助与研究机构，CIRM 投资达到 30 亿美元，其资助干细胞研究与发展的模式也值得研究。其所长 Alan Trouson 是国际免疫学和干细胞研究的先驱者，领导和指挥澳大利亚莫纳什（Monash）大学免疫学和干细胞研究实验室，使 Monash 大学成为世界上最成功的大学之一。2007 年，他成为美国目前干细胞研究资金最多、实力最强的 CIRM 的所长。Trouson 强调国际合作，建立国际合作模式。CIRM 与加拿大癌症干细胞协会、英国医学研究理事会（MRC）、澳大利亚维多利亚州、日本文部科学省、西班牙科学和创新部及 Andalucía 省、德国联邦教育与研究部、印度干细胞生物学与再生医学研究院及中国科学技术部签订了双边合作协议，以某一类或几类疾病方向为主，CIRM 与相应国家分工合作，配套资助。

CIRM 于 2008 年 4 月投资 2.7 亿美元在加利福尼亚州建设 12 个干细胞研究设施（表 4-1）。CIRM 理事会主席表示，干细胞研究设施的计划是美国医学历史上最大的建设项目之一，该项目将会对全世界干细胞疗法的研发产生影响。

表 4-1　CIRM 资助项目

类别	获资助机构	CIRM 资助金额/万美元	总计资助金额/万美元	资助启动时间
CIRM 的研究所	斯坦福大学	4 360	22 550	2010 年 7 月
	圣迭戈斯坦福再生医学联盟	4 300	16 300	2011 年 6 月
	加利福尼亚大学旧金山分校	3 490	13 540	2010 年 6 月
	加利福尼亚大学欧文分校	2 720	8 190	2010 年 7 月
	北加利福尼亚州大学	2 700	14 260	2010 年 7 月
	加利福尼亚大学戴维斯分校	2 010	9 890	2010 年 5 月
	加利福尼亚大学洛杉矶分校	1 990	8 180	2010 年 5 月
CIRM 卓越研究	巴克研究所	2 050	9 170	2012 年 3 月
	加利福尼亚大学伯克利分校	2 020	9 260	2010 年 6 月
CIRM 特殊项目	加利福尼亚大学圣克鲁斯分校	720	2 630	2011 年 11 月
	加利福尼亚大学默塞德分校	440	830	2011 年 9 月
	加利福尼亚大学圣塔芭芭拉分校	320	1 410	2010 年 3 月

CIRM 利用债券收益的方式资助基础研究和应用生物医学的研发，尤其是诊断和治疗技术的开发。CIRM 干细胞研究基金提供给整个加利福尼亚州的营利和非营利机构及研究组织。CIRM 资助的所有项目都要通过 RFA 程序，以保证资金用于最有前途的科学研究。截至 2010 年，CIRM 已经为 15

个基金项目共拨款 328 项，总金额超过 10 亿美元。每一阶段的拨款都促进了干细胞某个研究领域的发展。2010 年，CIRM 对再生医学研究继续进行了资助，截至 2010 年第二季度，已经确定对 5 类共计 85 个项目进行资助，累计资助金额达到 2.22 亿美元（表 4-2）。

表 4-2　2010 年 CIRM 的再生医学资助项目

项目	项目类别	项目数量	资助金额/万美元
正在实施的项目	基础生物学	16	2 200
	科研带头人	1	600
正在招标的项目	早期转化型研究	20	8 000
	技术和平台（干细胞转化研究）	20	4 000
	干细胞移植免疫学项目	20	3 000
	科研带头人项目	8	4 400
合计		68	19 400

二、哈佛干细胞研究所

哈佛干细胞研究所（Harvard Stem Cell Institute，HSCI）成立于 2004 年，由哈佛大学、哈佛大学附属医院以及一些公共研究机构组成，其目标是全面开展干细胞治疗疾病的应用基础研究。HSCI 主要关注三个核心领域：①设备仪器及技术共享中心；②特殊研究平台及试剂中心；③医疗筛查中心。HSCI 主要关注的疾病包括血液系统疾病、心血管疾病、癌症、糖尿病、肾病及神经系统疾病等。同时，HSCI 还建立了细胞治疗中心，以开发、设计和实施临床前及临床试验，其中包括与美国 FDA 的交流工作。HSCI 注重科研与人文的交流互动，围绕生物技术创新的伦理问题展开讨论，特别是干细胞的伦理问题。HSCI 还致力于加速科研成果向产业化的转变，2009 年，美国 1/4 从事干细胞研发的新公司都是由 HSCI 建立的，目前已经有多项产品进入临床试验阶段。

三、McGowan 再生医学研究所

2001 年，美国匹兹堡大学和匹兹堡大学医学中心（UPMC）在 McGowan 人造器官中心的基础上，联合规划建立了 McGowan 再生医学研究所（McGowan Institute for Regenerative Medicine）。研究所有 240 多位研究员，2000 多名职工，这些研究者来自 40 多个不同的学科。目前，研究所下设脂肪干细胞中心、颅脑再生研究中心、福克斯视觉恢复中心、炎症与再生造型

中心、神经工程学中心、干细胞研究中心、技术转化中心以及血管再生与重塑中心等 9 个中心。自 2001 年成立以来，研究所已经向外扩展 15 家公司。

McGowan 再生医学研究所主要从下述三个重点领域加快再生医学研究：组织工程和生物材料、细胞疗法、医疗设备及人造器官（表 4-3）。组织工程的最基本水平是细胞与支架材料结合产生有功能的组织结构。McGowan 再生医学研究所的研究者们正在开发可降解的聚合物材料，试图通过新的途径把填充材料加工成三维结构，并使其能与表面生物信号分子结合。细胞疗法是一个很广阔的领域，McGowan 正在研究各种遗传疾病的治疗方法。在细胞治疗脑卒中、糖尿病、大小便失禁、心脏衰竭等疾病的临床试验中，McGowan 研究所有着世界前沿的方法。McGowan 再生医学研究所在再生医学方面的一个重要目标就是发展先进的技术，期望改善组织修复甚至使器官再生。McGowan 研究所还是全美最好的临床研究中心之一。UPMC 有一系列组织良好的临床试验基础设施及平台。匹兹堡大学和 UPMC 共进行了几十项再生医学方面的临床试验。2008 年，McGowan 再生医学研究所接受了国家 8500 万美元的研究项目，并建立军队再生医学研究所（AFIRM）。该研究所将致力于发展治疗战伤的再生医学手段。由 AFIRM 开发的医疗方法也将有利于民众烧伤和创伤的治疗。

作为再生医学领域的先驱，McGowan 再生医学研究所一直致力于培养新的有潜力的科学家，研究所与其合作伙伴共同制定了再生医学联合培训计划，所提供的教育方案涉及本科、硕士研究生及博士研究生水平。

表 4-3　McGowan 再生医学研究所主要研究方向

研究工作方向	具体内容
医疗装置和人工器官（medical devices & artificial organs）	发展人工器官或组织，用于修复病损器官功能的装置和替代器官。如左心室辅助器、人工肝脏及细胞治疗、基因治疗或生物材料等； 发展新型装置和人工器官的方法，包括抗菌生物材料、智能控制体系和生物电池协助装置等； 研究专门用于调控心脏输出量、调节内分泌功能的控制体系
细胞治疗（cellular therapies）	致力于研究干细胞和基因修饰细胞等修复或替代潜力，包括各种遗传疾病及代谢缺陷疾病的治疗方法； 尝试利用细胞治疗修复骨折、受损肌肉（包括心肌）、受损器官（包括肝、肾、胰腺），并将这一疗法应用于遗传疾病及癌症的治疗
临床转化（clinical translation）	AFIRM 致力于利用再生医学治疗战伤；研究再生医学对烧伤和严重创伤的治疗； McGowan 再生医学研究所与国防部合作，参与协助紧急情况下的再生医学治疗手段的临床评估和转化及应用

续表

研究工作方向	具体内容
组织工程和生物材料 (tissue engineering & biomaterials)	研发生物可降解多聚材料，包括胶原凝胶、脱细胞黏膜、碳水化合水凝胶等大量天然材料，以考察其可否用于构建合适的组织或器官； 组织工程材料的机械特性相关的研究，如生物材料的构建中材料机械属性和组织的微结构，微结构与功能关联性； 干细胞对机械刺激的应答情况

四、维克森林再生医学研究所

维克森林大学再生医学研究所（WFIRM）是世界领先的再生及转化医学研究机构，自 2006 年成立以来，以惊人速度发展，在将科研成果转化为临床应用方面表现尤为突出。现任研究所所长、世界著名再生医学专家 Anthony Atala 教授构建了人类历史上第一个人工器官——人工膀胱，并成功应用于临床。该研究所研发的人工皮肤、人工尿道、人工肛门、人工心脏瓣膜、人工胰岛和人工肝组织等研究均处于世界领先水平。WFIRM 正研究培育的组织和器官已扩展到了多达 22 种，包括肾、膀胱、肺、心脏、肝、乳房、子宫、睾丸、外生殖器、平滑肌、骨骼肌、软骨、骨骼、食管、血管、泌尿管、输尿管、气管、视网膜、唾液腺、胰腺和神经，并囊括了胰岛素分泌细胞的培育、心脏搭桥手术中的血管构建术以及战伤再生医学治疗等。

目前，WFIRM 的科学家的工作不仅覆盖了现有的组织工程研究和应用领域，并且已涉及生物医学和化学工程、细胞和分子生物学、生物化学、药理学、生物学、材料科学、纳米技术、基因组学、蛋白质组学、药物传递和外科手术等多个相关学科。实力雄厚的医药企业也正在与 WFIRM 进行密切合作，以帮助其将研究成果稳步向临床治疗转化。

WFIRM 的科学家在人体各种器官构建方面首创了多项技术和成果，包括：体外大量培养人类细胞；展示了利用细胞构建复杂组织结构的可能；首次使用天然脱细胞生物材料进行组织再生研究；人工膀胱移植成功，使得该研究所成为世界上首家构造了全人工器官的研究机构；鉴定了一类分离于羊水和胎盘但不会引起伦理争议的新型干细胞，显示出此类细胞可用于多种疾病治疗的潜质，这些细胞已被证明可分化成多种组织类型，包括血管、骨骼、肝和肌肉等。目前，该研究所已经建立了包含 100 000 个此类细胞样本的样本库，该库可以为 99% 的美国人提供移植所需的配型。2011 年 3 月，WFIRM 的 Anthony Atala 博士成功制造出了人的尿道，被《时代周刊》评为 2011 年十大医学突破。

由美国 WFIRM 和我国南通大学神经再生重点实验室共同组建的中美再生与转化医学研究中心（南通大学）2012 年 4 月 30 日揭牌成立，将整合中美双方在再生医学研究方面的资源和优势，瞄准国内外器官损伤修复的前沿课题，围绕神经再生、肝和膀胱再生、皮肤再生以及生物材料、干细胞新技术的应用等方面，开展具有国际先进水平的研究。

五、京都大学 iPS 细胞研究与应用中心

京都大学诱导多能干细胞研究与应用中心（Center for iPS Cell Research and Application，CiRA）成立于 2008 年 1 月 22 日，旨在巩固和促进日本在 iPS 细胞技术上的研究。山中伸弥实验室在 2006 年和 2007 年分别成功诱导小鼠 iPS 细胞和人类 iPS 细胞，这些发现使 iPS 细胞成为了再生医学领域的研究热点之一。此后，日本京都大学便在京都大学合成细胞与材料科学研究所（iCeMS）内建立了 CiRA，以促进 iPS 细胞技术的发展。虽然 CiRA 的重点仍是基础研究，但是已经开始通过谨慎和适当的临床前和临床试验，进行 iPS 细胞相关的应用研究。为了促进临床应用目标的实现，2010 年 4 月 1 日起，CiRA 正式成为一个独立的研究机构。CiRA 由研究部、研究策略部及事务部组成，其中研究部包括初期细胞重编程、细胞增殖分化、临床应用、调控科学等四个研究室，以及动物实验设施和 iPS 细胞治疗中心两个附属部门。中心负责人由山中伸弥担任。京都大学还建立了 iPS 细胞研究基金，从财政上支持 iPS 细胞的基础研究和临床试验申请。

CiRA 的目标是通过干细胞和再生医学的研究发展 iPS 细胞技术，使中心成为世界上最权威的 iPS 细胞研究所。中心通过与京都大学再生细胞与材料科学研究所、医学研究院以及大学附属医院的密切联系，促进研究合作以及年轻科学家的培养和交流。此外，为了最大限度地从研究成果中获益，中心还建立了与 CiRA 研究相关的知识产权体系。

六、澳大利亚干细胞中心

澳大利亚干细胞中心（Australian Stem Cell Centre，ASCC）成立于 2002 年，旨在为干细胞研究者们提供了一个良好的科研环境，促进澳大利亚生物技术产业的发展，并最终造福人类健康。澳大利亚干细胞中心的成员包括莫纳什大学、昆士兰大学、哈佛大学弗洛里中心和阿德莱德大学。利益相关机构包括墨尔本大学、贝克 IDI 心脏及糖尿病研究中心、莫道克儿科研究

所、张任谦心脏病研究所和玛斯特医学研究所。ASCC 希望通过科学、社会、政府、媒体等多种途径，增加民众对于干细胞及干细胞应用的了解，这将有利于澳大利亚干细胞研究工作的进行。

目前，中心有 200 余位研究者和 70 多名研究生，他们从事 30 多项干细胞相关的研究工作。中心的主要研究领域包括生物反应器和干细胞增殖、细胞重编程及多能性诱导、多能干细胞的分化和成体干细胞。

七、爱丁堡大学罗斯林研究所

爱丁堡大学罗斯林研究所（Roslin Institute of the University of Edinburgh）于 1993 年在苏格兰中洛锡安罗斯林建立，由英国生物技术和生物科学研究委员会提供赞助。研究所的前身可以追溯到 1919 年爱丁堡大学的动物遗传研究所。2007 年 4 月，罗斯林研究所与动物健康研究所原有的神经病发病机制部门进行整合，并于 2008 年 4 月合并成为爱丁堡大学皇家兽医研究学院的一部分。

1996 年，Ian Wilmut 及其同事培育出世界上第一头克隆羊多莉(Dolly)。一年后，带有人类基因的绵羊 Polly 和 Molly 也被克隆出来。2003 年 6 月，罗斯林研究所建立了利用人类胚胎克隆提取干细胞的新实验室，由“多莉羊之父”Ian Wilmut 领导。该实验室将系统研究人类胚胎克隆的每一个步骤，研究克隆对胚胎、胎盘、胎儿和动物的影响，并将其与自然受精胚胎和试管受精胚胎相比较。Wilmut 认为，该项目将会促进发育生物学基础理论的发展，从而有望吸引许多实验室的关注。

罗斯林研究所于 1995 年成立了罗斯林细胞有限公司——一个非盈利性的企业，用以巩固并拓展罗斯林研究所在人体干细胞研究方面的专业知识。该公司的工作重点在于研究可供临床使用的新细胞系，能够研制临床使用的干细胞，这是发挥干细胞潜力必须攻克的重大难题。目前，罗斯林细胞公司正与苏格兰国家输血服务中心（Scottish National Blood Transfusion Service, SNBTS）密切合作，以使其生产出的干细胞系符合“药品生产质量管理规范”的标准，满足临床应用的需求。SNBTS 拥有丰富的经验，可在苏格兰国家健康服务中心（Scottish National Health Service）内供应用于临床应用的组织产品。

八、伦敦环球大学干细胞与再生医学中心

伦敦环球大学干细胞与再生医学（UCL Centre for Stem Cells and Regenerative Medicine）中心成立于2009年4月24日，其成员包括研究机构、医院、伦敦大学相关研究所以及英国医学研究理事会（Medical Research Council，MRC）等160多个研究小组。目前，中心的研究项目包括干细胞功能、内源性胚胎干细胞及成体干细胞、干细胞获取及培养、干细胞增殖分化的相关因子以及分化途径、应用器官组织工程治疗某些疾病和干细胞药物检测等。

干细胞与再生医学中心的研究涉及许多学科，包括生命科学与医学、纳米技术、数学和物理科学、计算机、生物信息学和化学技术等。中心在重视研究的同时，还特别强调教育活动的开展，关注干细胞相关研究对社会经济的影响，以及研究涉及的生物医学伦理和法律问题等。

九、苏格兰再生医学中心

苏格兰再生医学中心（Scottish Centre for Regenerative Medicine，SCRM）作为世界一流的再生医学与干细胞卓越研究中心（生物医学研究中心的一部分）正在兴建之中，地点位于爱丁堡，于2011年投入运营。这座耗资5400万英镑的世界一流的干细胞研究与医学研究中心将让爱丁堡大学干细胞研究中心（ISCR）罗林斯研究所、爱丁堡大学医学院中享有国际声誉的科学家齐聚一堂。在提供先进的研究设施、领先的生产能力以及商业化便利条件方面，SCRM将拥有两大主要特色：可以容纳220位研究人员的高质量住宿膳食条件，可在国际范围内招募人才；“可扩展的”细胞研发制造中心。

苏格兰再生医学中心将涵盖干细胞监管基础机制和将干细胞用于药物临床转化研究的广阔范围，并为干细胞疗法提供有力的证据支撑。SCRM在苏格兰将重点进行人员培训以及将研究中出现的机会商业化。

第五章
我国再生医学发展现状与趋势

第一节　我国再生医学发展需求

一、器官移植与替代成为医学面临的最大难题

中国组织修复和再生的需求市场巨大。2010 年统计中国目前的人口有 13 亿 7000 多万，由于人口众多，患病人数基数大。另外，中国正处于经济快速发展和老龄化社会并存阶段，各种事故性损伤和退行性疾病对再生医学有巨大需求。

随着医学的发展，大部分疾病通过早期诊断和治疗得到良好的控制。但是，治疗由于出生缺陷或因病变受伤而造成的器官损伤或者坏死，成为越来越难以满足的医疗需求，也给世界各国带来沉重的负担。器官和组织移植是治疗上述疾病的根本措施，但面临可移植器官供不应求的窘境。我国是人口大国，重大慢性与难治性疾病发病率较高，白血病年发病率为 2.76/10 万人口；再生障碍性贫血的年发病率为 0.74/10 万人口；乙型肝炎病毒的携带者为 1.2 亿，丙型肝炎病毒携带者为 1500 万，转化为乙型病毒性肝炎和丙型病毒性肝炎患者的比例分别为 20%和 50%，即 2400 万人和 750 万人，其中部分患者转化为肝硬化和肝癌，肝癌的年死亡率为 40/10 万人口；癌症每年新发生的病例数为 160 万，死亡率为 128.03/10 万人口；心肌梗死每年的发病率为 0.02%～0.06%；帕金森病 60 岁以上人群的发病率为 1.5%，70 岁以上人群的发病率上升到 2%。此外，疾病终末期需进行器官移植的患者群体巨大。据统计，我国有糖尿病患者约 5800 万人；重症肝病患者约 3150 万人；

每年等待肝移植手术的患者约 50 万，获得者 5000 余人；等待肾移植患者约 40 万，获得移植者 3000 余人；等待角膜移植患者约 30 万人，获得移植者 3000 余人；每年皮肤烧伤、烫伤患者 500 万人，恶性血液系统疾病患者 10 多万人；死于心脑血管疾病患者 260 万人。如此庞大的患病人群，迫使我们必须发展新的治疗模式。

我国每年需再生医学手段治疗的疾病涉及上亿人，包括平时的创烧伤，战争和交通事故及自然灾害等造成的各种损伤，以及脊髓损伤导致的截瘫、器官移植、肿瘤切除、阿尔茨海默病造成的组织器官损伤及缺失等。据 2010 年卫生部统计，在中国城市医院住院患者前 10 位疾病的构成中，损伤和中毒居第 3 位，占 9.13%，仅次于呼吸系统疾病（12.41%）和消化系统疾病（10.43%），而在县级医院住院患者前 10 位疾病的构成中，损伤和中毒则高居第 2 位，占 14.07%，仅次于呼吸系统疾病（16.43%）。如果加上其他遗传、代谢和慢性疾病的治疗需求，估计中国每年需要通过修复和再生手段治疗的疾病人数在 1 亿人次左右。

上述情况表明，组织器官的缺损和功能障碍给人类带来了巨大的痛苦，也给国家、社会和患者带来了巨大的负担，随着人类寿命的延长，供体不足的情况将更加严重。目前，国际再生医学研究工作仍处于起步阶段，机遇与挑战并存，如果我们不尽快抓住机遇，在未来，我国在此领域的发展步伐又将落后于西方国家，而如果关键技术被国外公司垄断，未来的中国老百姓将为治疗很多疾病支付更多的昂贵费用。

二、军事与国防医学需求组织与器官重建

在军事医学领域，完美地修复或替代因战伤、疾病、意外事故或遗传因素所造成的组织、肢体或器官的伤残一直是人类的梦想及难以攻克的医学高峰。而利用干细胞和组织工程等现代生物医学技术，有可能使这一难题和梦想成为现实。以此为目的的现代组织工程学几乎涉及人体所有的重要组织和器官，也涉及人类面临的大多数医学难题，如火器伤、烧伤、放射性损伤等伤员的植皮，肌肉、骨及软骨缺损的修补；髋、膝等关节的置换；血管疾病或损伤后的血管替代；放射性损伤及大剂量放化疗后的造血与免疫重建；肝、肾等重要脏器损伤或功能衰竭的置换。因此，以干细胞工程为代表的现代组织工程学具有极其重要的理论意义和巨大的国防需求。

世界范围内正在发生的新军事革命对我军军事医学也将带来巨大的影响。然而在相当长一段时间内的战争仍将是核化生武器威慑下的、以高技术武器

系统为主战装备的、高中低武器并用的常规战争，其所致的战伤及其后遗症仍将是影响部队战斗力和大量后遗问题的主要原因，也是军事医学面临的最主要课题和攻关点之一。而以干细胞工程为代表的现代组织工程学在战伤及其后遗症的早期救治及后续的康复治疗中均具有同样重要的意义和应用前景。其研究将在战伤救治、疾病治疗、生活质量提高和延长寿命等方面具有十分重要和广阔的应用价值。

第二节　我国再生医学研究布局

一、再生医学已上升为国家战略

国内再生医学研究同样受到政府、科学家和社会的广泛关注，投入了相当大的人力、物力和财力进行干细胞的基础和应用研究以及产业开发。就人类干细胞研究而言，国内几乎与国际同步。在国家自然科学基金、“863”计划、“973”计划、教育部“新世纪人才支持计划”等研究基金与国家计划的支持下，取得了大量研究成果。

1998 年以来，以科学技术部和国家自然基金委员会为主的国家级科技规划与投资机构，先后将干细胞研究作为我国科技发展的重要领域，2000 年以来，连续在“863”计划、“973”计划和国家自然科学基金重点项目等，投入大量资金支持干细胞研究。2006 年，国务院将“基于干细胞的人体组织工程技术”列入《国家中长期科学和技术发展规划纲要（2006—2020 年）》生物技术领域的五大创新前沿技术之一，作为纲要中需要重点发展的 8 个技术领域的 27 项前沿技术之一。在“十一五”期间，国家“973”计划启动了“发育与生殖研究”等 4 个重大科学研究计划，而干细胞相关研究则是“发育与生殖研究”计划的重要内容；国家“863”计划启动了生物和医药领域“干细胞和组织工程”重大项目，我国“863”计划重大专项设立了“干细胞与组织工程技术标准的研究”课题（表 5-1）。

国家还依托高校科研机构，建立了国家级干细胞工程技术研究中心和干细胞产业化基地。我国专门从事“干细胞工程技术研究”的国家级机构——人类干细胞国家工程研究中心设在湖南长沙。这家机构以中南大学湘雅医学院人类生殖工程研究室为依托，联合中国医学科学院和协和医科大学血液学研究所组建而成。另外国家干细胞产业化基地依托中国医学科学院天津血液研究所，建立了国际一流的干细胞储存、加工和应用基础研究基地，其中包括干细胞库、研发技术平台和医院，是一家综合性干细胞研发机构。

表 5-1 相关国家科技规划中再生医学部分

规划名称	再生医学相关内容
国家中长期科学和技术发展规划纲要（2006—2020 年）	再生医学是纲要中需要重点发展的 8 个技术领域的 27 项前沿技术之一：基于干细胞的人体组织工程技术 干细胞技术可在体外培养干细胞，定向诱导分化为各种组织细胞供临床所需，也可在体外构建出人体器官，用于替代与修复性治疗。重点研究治疗性克隆技术，干细胞体外建系和定向诱导技术，人体结构组织体外构建与规模化生产技术，人体多细胞复杂结构组织构建与缺损修复技术和生物制造技术 重点任务：发展前沿技术，引领医学发展干细胞与再生医学技术
医学科技发展“十二五”规划	研究胚胎干细胞、成体干细胞、诱导多能干细胞等干细胞的分化发育技术，以及分离鉴定、扩增、识别、植入人体、免疫排斥等干细胞治疗关键技术；研究组织工程医疗产品构建及保存等再生医学关键技术 重点任务：突破一批核心关键技术
“十二五”生物技术发展规划	研究胚胎干细胞、成体干细胞、诱导多能干细胞等分化、发育、与体内微环境相互作用的机制，细胞重编程、遗传分化与干细胞诱导分化技术，干细胞分离鉴定、扩增及识别技术，干细胞的免疫排斥、安全植入以及活体精确观测示踪等关键技术，复杂器官三维构建、组织工程医疗产品保存技术等核心关键技术
国家自然科学基金“十二五”发展规划	其中医学科学部：创伤与修复及干细胞、细胞移植与再生医学 主要研究方向：创伤损害、预防和转归因素和分子机制；创伤急救与复苏；多器官损伤与功能不全发生机制及防治； 疾病或损伤状态下干细胞微环境、遗传学和表观遗传学变化；干细胞移植联合治疗；干细胞定向诱导分化与组织损伤修复；移植物抗宿主反应机制及防治；组织工程；生物医用材料；体外人工支持装置

各地方政府和综合性大学、医学院校和科研机构，也十分重视再生医学相关研究，先后投入干细胞研究，建立了相对完善和独立的干细胞研究机构。目前，省级干细胞研究机构几乎遍布全国，经济技术相对发达地区相继依托当地高校和科研机构建立了干细胞工程技术研究中心，部分经济技术相对落后地区也把干细胞研究列为当地科技发展项目给予积极资助。各高校和医学研究机构对干细胞研究给予高度重视，在争取政府资助的同时，积极投入自有资金和引入社会资金进行干细胞工程技术研究。其中北京大学干细胞研究所、军事医学科学院干细胞与再生医学研究中心、上海交通大学医学部、中国医学科学院血液学研究所、中南大学等单位是干细胞研究的权威机构。

二、我国再生医学优先发展领域

2005 年我国颁布的国家“十一五”规划纲要中，再一次明确提出重点支持干细胞研究，并将以下几个方面列为优先资助领域：①人胚胎干细胞建系、体外培养条件优化和定向分化的技术平台；②胚胎干细胞自我更新和分化分子机制的研究；③组织干细胞的研究；④肿瘤干细胞的研究；⑤体细胞核基因组重编程的机制，以及重编程分子的鉴定；⑥线粒体基因组在体细胞核基因组重编程中的作用。

在 2011 年制定的《国家自然科学基金“十二五”发展规划》中将“干细胞自我更新与定向分化”（主要研究方向：干细胞全能性维持的分子机制，尤其关注表观遗传学调控机制在其中的作用；干细胞与周围环境的相互关系；干细胞高效、定向分化的分子机制；iPS 细胞的功能及应用基础；体细胞核基因组重编程的机制以及重编程分子的鉴定；干细胞分化后的去向分析，移植细胞与受体组织的兼容、整合的机制）和“创伤与修复及干细胞、细胞移植与再生医学”（主要研究方向：创伤损害、预防转归因素和分子机制；创伤急救与复苏；多器官损伤与功能不全发生机制及防治；疾病或损伤状态下干细胞微环境、遗传学和表观遗传学变化；干细胞移植联合治疗；干细胞定向诱导分化与组织损伤修复；移植物抗宿主反应机制及防治；组织工程；生物医用材料；体外人工支持装置等）列为重点发展领域国家自然科学基金主要资助再生医学领域情况见表 5-2。科学技术部《“十二五”生物技术发展规划》和《医学科技发展“十二五”规划》中都提出要在“十二五”期间突破干细胞与再生医学关键技术，包括研究胚胎干细胞、成体干细胞、iPS 细胞等分化、发育、与体内微环境相互作用的机制，细胞重编程、遗传分化与干细胞诱导分化技术，干细胞分离鉴定、扩增及识别技术，干细胞的免疫排斥、安全植入以及活体精确观测示踪等关键技术，复杂器官三维构建、组织工程医疗产品保存技术等核心关键技术等。

表 5-2 国家自然科学基金资助的再生医学研究领域

研究领域	资助金额/万元	细分领域	资助金额/万元
肿瘤学	9606	干细胞定向分化机制	1690
发育生物学与生殖生物学	4426	神经系统肿瘤（含特殊感受器肿瘤）	1512

续表

研究领域	资助金额/万元	细分领域	资助金额/万元
细胞生物学	3609.9	细胞增殖生长与分化	1311.9
血液系统	3263	消化系统肿瘤	1222
生物力学与组织工程学	2854	白血病	1077
神经系统和精神疾病	2662	骨关节软组织损伤与修复	982
运动系统	2627	造血干细胞移植	965
急重症医学/创伤烧伤、整形	2440	肿瘤生物治疗	936
循环系统	2225	体表组织器官移植与再造	882
口腔颅颌面科学	1964	细胞分化与发育	865
生物物理、生物化学与分子生物学	1585	肿瘤复发与转移	864
影像医学与生物医学工程	1544	颅颌面部骨、软骨组织	857
消化系统	1482	细胞生长与分裂	846
生殖系统/围生医学/新生儿	1438	冠状动脉性心脏病	829
遗传学与生物信息学	1296	脑、脊髓周围神经损伤及修复	828
眼科学	1148.5	造血、造血调控与造血微环境异常	805
神经科学、认知科学与心理学	1128	肿瘤干细胞	805
中医学	1042	分子影像与分子探针	767

第三节　我国再生医学研究发展现状与趋势

在再生医学领域，由于西方国家对于相关干细胞伦理较为重视，相关研究多集中于基础研究领域。我国干细胞研究和发达国家相比差距并不是很大，并在造血干细胞、胚胎干细胞和间充质干细胞、iPS 细胞等多个领域都取得了瞩目的成绩。

一、我国干细胞研究已居国际前列

我国干细胞研究近年在胚胎干细胞、iPS细胞研究，以及重大疾病的干细胞治疗技术与产品研发等多个领域取得了进展，逐步形成了我国干细胞研究开发的技术体系，有多个产品进入临床Ⅰ期、临床Ⅱ期阶段，对推动干细胞研究产业化具有重要意义。

从干细胞领域各国发表文献数量（图5-1）来看，我国在2000年，研究文献数量少于德国、日本和英国；但2011年度已经超过德国、日本和英国，仅次于美国。在发展速度上，呈现较快的增长率。这与我国对再生医学领域的重视和科研投入不无关系。但以美国为首的领先国家的发展速度也非常快，且在多个方面都占领了优势，对我国未来的发展也构成了挑战。

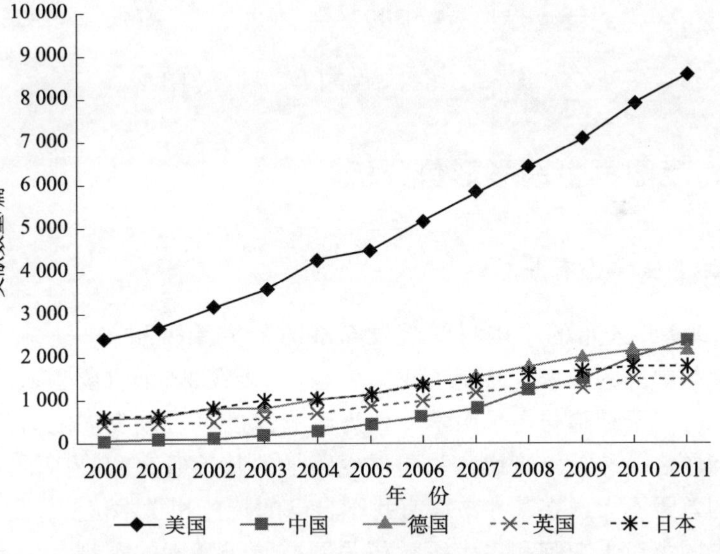

图5-1　干细胞各国SCI文献发展趋势对比示意图

我国组织工程研究领域，也保持着类似的势头，2000年以来在研究产出上发展速度超过德国、日本和英国，仅次于美国。虽然2000年至2004年发展速度较慢，但2005年之后的发展迅猛，至2011年文献产出数量仅次于美国，整体文献发表数量已经进入全球较为领先的地位。但与国际先进水平相比，在规模和整体水平上仍有差距（图5-2）。

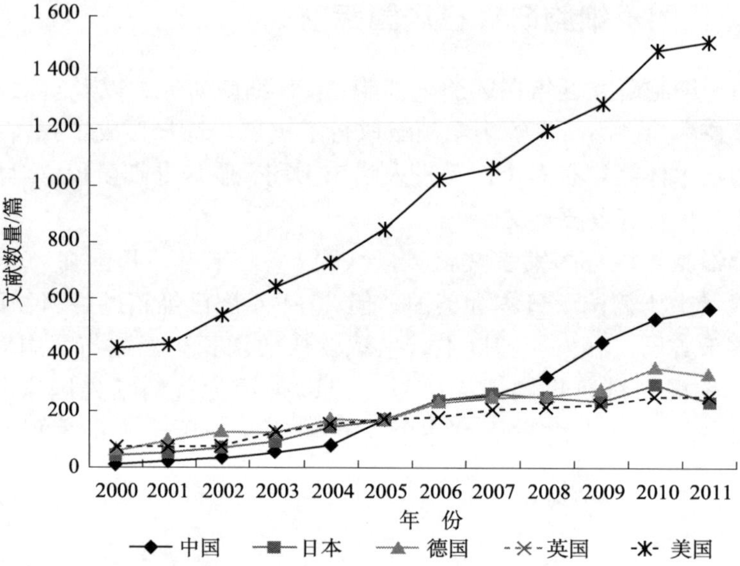

图 5-2 组织工程各国发展趋势对比

二、我国再生医学形势分析

1. 再生医学已有基础

在 2009 年公布的中国科学院发布战略研究系列报告——《创新 2050：科技革命与中国的未来》绘制了我国未来 50 年在 18 个重要领域的科技发展路线图，将“干细胞与再生医学”列为影响我国可持续发展能力的 7 个战略性科技问题之一。总体来说，我国再生医学的基础研究和临床治疗与国际领先水平的差距不大，在某些方面有我国自己的特色和学术优势。

首先国家对干细胞和再生医学相关领域给予高度的重视，出台了相关政策，并形成了稳定的资金支持机制。2003 年，国家科学技术部和卫生部联合制定了《人胚胎干细胞研究伦理指导原则》，明确规定我国支持治疗性克隆研究。在相关政策的指导下，国家“973”计划、“863”计划、国家自然科学基金等对干细胞、治疗性克隆、组织工程技术与产品、再生医学相关评价体系等进行了资助。“十五”期间资助约 1.5 亿元。

我国再生医学研究集中度较高，主要集中于北京、上海、深圳、广州、天津等几个大型城市的大学与研究机构，根据 2000～2011 年 SCI 数据库研究论文产出统计分析，主要集中于中国科学院、上海交通大学、复旦大学、北京大学、中国医学科学院、协和医科大学、中山大学、浙江大学、中国人民解放军军事医学科学院、中国人民解放军第四军医大学等单位，这些单位的研究产出总和占全国的 50%以上。依托以上优势研究机构，形成了一批从事该领域相关基础研究和临床治疗的人才队伍。据统计，全国从事再生学科相关研究的两院院士约有 10 人，国家杰出青年科学基金获得者和长江学者约 20 人。并初步建成了若干个重要研究基地。如位于天津的国家干细胞工程研究中心、中国科学院动物研究所、中国人民解放军第三军医大学和中国人民解放军总医院有关皮肤组织损伤修复与再生的基础和临床基地等。

我国再生医学基础研究取得了多项世界瞩目的研究成果。包括建立了国家干细胞工程中心，胚胎干细胞建系、iPS 细胞全能性的确证等，某些方面已具有特色和获得国际同行的高度评价。例如，邓宏魁在国内首次建立了单因子加 4 个小分子辅助下的 iPS 细胞系（*Oct4*-iPS），使 iPS 细胞重编程效率提高近百倍，被《科学》（*Science*）杂志列为 2010 年度十大科学进展之一。未来 5 年内，用于治疗糖尿病的干细胞治疗技术将进入临床试验。首次利用 iPS 细胞，通过四倍体囊胚注射得到存活并具有繁殖能力的小鼠，从而在世界上第一次证明了 iPS 细胞的全能性，并首次利用 iPS 细胞培育出哺乳动物。建成了目前世界上最大的具有不同组织相容性抗原的人胚胎干细胞库，可为干细胞治疗提供重要种子资源，并为解决胚胎干细胞应用面临的安全性问题提供了极具创新性、可应用于临床的研究成果。

在临床研究与产品产业化领域，也取得了突破。例如，组织工程人工皮肤获得国家食品药品监督管理局（CFDA）批准用于临床，细胞用于下肢缺血性疾病循环的重建，病例超过 1000 例；利用自体成体干细胞再生受创皮肤汗腺的初步临床研究，以及采用干细胞治疗脊髓损伤等难治性疾病等，都得到了国际同行的高度关注；建立了可供临床使用的脐带血库。

2. 依然存在发展的限制因素

目前，在干细胞研究的布局上存在一些不足之处。首先是干细胞研究呈小型分散，大多数研究组只掌握单项技术，且低水平重复现象严重，缺乏创新，没有能力攻克重大战略目标；其次是对干细胞生物学基础理论研究不够，对胚胎发育干细胞的增生、迁移、特定分化以及成体干细胞的分化和转分化机制等所知有限，对调控干细胞分化因子的研究也只处于初级阶段。这些因素都影响干细胞研究的持续发展，导致难以出现重大突破。

我国再生医学基础研究的资金主要来自政府，国内的社会企业和风险投资公司虽然看好干细胞等产业的发展前景，但态度非常谨慎小心，与国外的大胆投入形成了鲜明的对比，这在一定程度上限制了再生医学研究的资金来源，阻碍了再生医学的产业化进程。

我国目前在再生医学方面取得的知识产权较少，这给未来再生医学发展和临床应用带来了不利因素。

第四节　我国再生医学的管理与规范

整体而言，亚洲国家对于再生医学的伦理规范较西方国家要宽松许多，这也是推动亚洲国家再生医学发展的有利因素。我国在再生医学管理与规范方面已经形成体系，并逐步完善。

一、干细胞方面

我国对于造血干细胞管理较为规范。例如，2006 年卫生部发布了《非血缘造血干细胞移植技术管理规范》和《非血缘造血干细胞采集技术管理规范》，2009 年发布了《脐带血造血干细胞治疗技术管理规范（试行）》等相关规范政策。对于胚胎干细胞等领域，2003 年科学技术部和卫生部联合制定了《人胚胎干细胞研究伦理指导原则》。

2012 年，在干细胞临床研究百花齐放的情况下，卫生部发布了《关于开展干细胞临床研究和应用自查自纠工作的通知》，促进干细胞治疗技术科学、有序地发展，规范干细胞临床研究和应用行为，整顿干细胞治疗工作，要求全国各级各类从事干细胞临床研究和应用的医疗机构及相关研制单位，应当按照《药物临床试验质量管理规范》和《医疗技术临床应用管理办法》要求，开展干细胞临床研究和应用项目。

二、组织工程方面

2008 年，中国药品生物制品检定研究院在温州举办了“组织工程医疗产品标准评审会议”。会议讨论审定了我国组织工程医疗产品保存指南、组织工程产品术语、活细胞或组织的海藻酸盐凝胶固定或微囊化指南，修复和替代骨组织缺损的植入物骨形成活性的体内评价指南，评价组织工程支架材料免疫反应的标准试验方法第一部分、ELISA 试验、评价组织工程支架材料免疫反应的标准试验方法第二部分、淋巴细胞增殖反应试验、评价组织工程支架材料免疫反应的标准试验方法第三部分、细胞迁移试验、供体资质指南、干细胞及组织工程用人源细胞质量控制指南、组织操作规范等标准与规范。

目前，在组织工程质量标准制定方面，CFDA 批准了 8 个组织工程医疗产品的相关标准：①YY/T0606.3-2007 组织工程医疗产品第三部分——通用分类，标准规定了组织工程产品的各个方面，包括组织工程的定义和范围、产品分类、组成成分、产品表征、评价分析、输送系统、微生物安全以及传染性物质的要求以及检测方法；②YY/T0606.3-2007 组织工程医疗产品第四部分——皮肤替代品（物）的术语与分类；③YY/T0606.5-2007 组织工程医疗产品第五部分——基质及支架的性能和测试；④YY/T0606.8-2008 组织工程医疗产品第九部分——海藻酸钠；⑤YY/T0606.9-2007 组织工程医疗产品第九部分——透明质酸钠；⑥YY/T0606.10-2008 组织工程医疗产品第十部分——修复或再生关节软骨植入物体内评价指南；⑦YY/T0606.12-2008 组织工程医疗产品第十二部分——细胞、组织、器官加工处理指南；⑧YY/T0606.13-2008 组织工程医疗产品第十二部分——细胞自动计数法。正在起草的组织工程相关标准包括：医用型胶原蛋白；组织工程医疗产品用壳聚糖；组织工程医疗产品保存指南；组织工程医疗产品外源性因子评价指南；活细胞/组织海藻酸钠凝胶固定或微囊化指南；支架孔隙结构评价指南；细胞黏附试验指南；免疫毒性评价指南。标准的研究为组织工程的产业化发展起到了很好的作用，也为组织工程的管理提供了技术支持。

2009 年，国家卫生部颁布了《组织工程化组织移植治疗技术管理规范（试行）》，规范组织工程化组织移植治疗技术审核和临床应用，保证医疗质量和医疗安全。

第五节　我国主要再生医学研究机构及学术团体

我国再生医学研究主要集中于主要的研究机构与大学，如中国科学院、中国医学科学院、军事医学科学院等研究机构，以及北京大学、清华大学、中南大学、上海交通大学等；干细胞的专业研究机构包括中国医学科学院血液学研究所（科学技术部国家干细胞工程技术研究中心）、中国科学院华南干细胞与再生医学研究所、细胞产品国家工程研究中心、人类胚胎干细胞国家工程研究中心（中南大学生殖与干细胞工程研究所）、组织工程国家工程研究中心（上海交通大学）等。表 5-3 选列了我国主要的再生医学研究机构和研究中心的情况。另外，我国多家再生医学相关的学术团体，包括中国细胞生物学学会干细胞分会、中国医药生物技术协会再生医学专业委员会、中国细胞生物学会再生细胞生物学分会、国家干细胞与再生医学产业技术创新战略联盟、中国解剖学会再生医学分会。

表 5-3　我国主要再生医学重点实验室与研究中心概述

再生医学重点实验室/研究中心	概况
卫生部心血管疾病再生医学重点实验室（阜外心血管病医院）	2004 年末由原有的瓣膜、辅助循环研究室和生物化学研究室重组而成。其研究领域主要涉及晚期心脏病预防和治疗的基础及临床研究，组织工程瓣膜和管道、新型人造心脏瓣膜、心室辅助装置的研制和开发等
教育部再生医学重点实验室（暨南大学和香港中文大学）	2007 年成立，进行干细胞与衰老相关机制的研究；干细胞定向分化、转化与再生的分子机制及应用；成体细胞去分化、再分化及转化机制与应用；终末分化组织与器官损伤的修复与再生；天然活性成分与功能因子在再生修复中的应用等
教育部干细胞与组织工程重点实验室/中山大学干细胞与组织工程研究中心	2003 年 1 月成立，2005 年成为广东省教育厅立项建设的干细胞与组织工程重点实验室，2007 年成为教育部立项建设的干细胞与组织工程重点实验室。主要研究方向包括：干细胞增殖与分化的分子机制、利用异种嵌合体研究组织器官发生机制、干细胞治疗、组织工程产品的开发
中国科学院动物研究所干细胞与再生医学研究中心	2007 年成立，从事干细胞与再生医学领域的研究，围绕干细胞医学转化，重点研究全能干细胞向神经系的分化机制、人类干细胞生物学的独特性以及干细胞医药学应用的系统化评估等科学问题
中国科学院干细胞生物学重点实验室	2001 年成立，以干细胞自我更新和定向分化、干细胞免疫调控和肿瘤干细胞，以及干细胞临床应用为三大研究方向
中国医学科学院组织工程研究中心	2003 年 12 月成立，依托中国医学科学院基础医学研究所。主攻方向为组织工程领域细胞、代谢类组织工程产品、开展干细胞软组织修复、干细胞组织工程系列产品研发、干细胞组织工程相关成果转化等工作
中国医学科学院干细胞医学中心	2009 年 12 月干细胞医学中心成立，挂靠单位为中国医学科学院血液学研究所
军事医学科学院组织工程研究中心	国内主要组织工程研究团队之一，现主要从事干细胞、组织工程和生物材料研究。目前已经建立了完备的生物材料研发平台以及干细胞与组织工程技术平台体系
北京大学医学部干细胞研究中心	2006 年成立，中心负责人为李凌松教授。研究内容主要为干细胞移植治疗帕金森病、干细胞移植治疗角膜损伤疾病、人胚胎干细胞建系及临床应用的定向分化这三个重点方向
清华大学干细胞与再生医学中心	2011 年成立，目前学科领域涵盖了生殖干细胞、神经干细胞等五个干细胞研究方向

续表

再生医学重点实验室/研究中心	概况
第四军医大学组织工程研究中心	位于第四军医大学口腔医院内，目前已对皮肤、软骨、骨、韧带、肌肉、心、肝、血管等都进行了组织和器官的再造工作，有的已获不同效应地修复产物，并在不断完善中，有的已成为商品。目前组织工程皮肤的相关研究已处于国内领先水平
同济大学医学院再生医学系	下设有干细胞研究中心，正式成立于2010年8月8日。研究的方向主要是干细胞干性维持及静息活化转化的调控机制和基于干细胞的重大疾病机制研究，高效非DNA整合诱导型多能干细胞的制备及其分化机制研究

第六章 再生医学产业发展概况

第一节 再生医学产业概况

再生医学是一门研究如何促进创伤与组织器官缺损生理性修复，以及如何进行组织器官再生与功能重建的新兴学科。20 世纪 90 年代以来，随着细胞生物学、分子生物学、免疫学及遗传学等基础学科的迅猛发展，以及干细胞和组织工程技术在现代医学基础和临床的应用，再生医学已经成为当今生物学和医学关注的焦点和研究的热点。当前，不少国家都已经意识到再生医学的潜力并纷纷采取行动。中国政府已经把干细胞和再生医学研究放在优先发展的重要战略位置，1999～2010 年，科学技术部和国家自然科学基金委员会对干细胞和组织工程研究投入约 5 亿元人民币，100 多个单位开展研究，科研人员达 2000 多人。日本、英国和澳大利亚也都已经把再生医学和细胞治疗列入医学创新中优先发展的领域。

虽然国际上对再生医学的竞争非常激烈，但是具有领先优势的研究所和制药公司还是主要集中在美国。美国不但具备进行再生医学研究需要的先进科学条件，政府还从战略规划、立法提案上对再生医学的发展予以推进和支持，促使其从业人员和投资的增加。2009 年，奥巴马总统签署命令宣布解除联邦经费资助人类胚胎干细胞研究的限制。2009 年年初，杰龙（Geron）公司获得美国 FDA 批准，启动世界上第一个人类胚胎干细胞治疗临床试验，同年，美国最大的干细胞公司 Osiris 宣布，骨髓间充质干细胞成为世界上第一个获准的干细胞治疗产品（Prochymal）即将推向市场。干细胞和组织工程技术为代表的再生医学已成为当今生命科学最热门、最前沿的领域之一，随着未来科学技术的突破和科学管理的不断完善，再生医学产业成为生物产业新的经济增长点。

在胚胎干细胞研究受到限制的条件下，除了对现有的胚胎干细胞系进行有限的研究外，一些研究所和企业开展了成体干细胞的研究，另一些则寻求新的再生医学途径。例如，可能激发人体内部再生能力的基因和蛋白质。由于成体干细胞研究的治疗方案已经进入市场。若干大型制药公司，如大型制药公司（Big Pharma）、强生公司、惠氏公司（Wyeth）、礼来公司（EliLilly）等，已经对这一领域投入大量资金。

在探索再生医学的新途径方面，年营业额为17亿美元的世界第四大生物技术公司——健赞（Genzyme）公司正在研究用心脏病患者的肌肉组织治疗心脏病。在法国进行的早期试验中，10名患者的心脏功能平均改善35%。大型生物技术企业安进（Amgen）公司，正在试验一种名为胶质细胞源性神经营养因子（GDNF）的大分子，它可激发帕金森病患者多巴胺能神经元生长。Curis公司则正在开发一种控制再生蛋白质开关的药物，该药物在动物试验中启动干细胞在受损组织中生长，以此来激发身体自身的修复能力。2012年5月17日，奥西里斯诊疗（Osiris Therapeutics）公司表示，加拿大卫生部批准其研发的干细胞药物来美干细胞注射剂（Prochymal）用于治疗儿童急性移植物抗宿主病（GVHD），使其成为全球首个被批准用于治疗全身性疾病的干细胞药物。Prochymal由来自成年捐赠者的骨髓间充质干细胞扩增，用于控制炎症、促进组织再生、防止瘢痕的形成。目前该药治疗GVHD的作用机制尚未完全清楚。Osiris公司表示，高达80%患有GVHD的儿童至今仍没有药物治疗。加拿大监管当局要求Prochymal上市销售后，Osiris公司还应作进一步的研究，后续研究将持续3～4年。Prochymal在加拿大市场至少获得8年的排他性销售权。但在其他地区，竞争日趋白热化。2012年4月，另一家生物技术公司Athersys表示，已与美国FDA会晤，讨论其最近完成的干细胞疗法MultiStem的临床试验结果，该药也可用于治疗GVHD，但有引发白血病和其他并发症的风险。

第二节　国际再生医学产业状况分析

一、干细胞方面

1. 研发阶段

为调研全球干细胞药物及相关产品的研发情况，利用汤森·路透（Thomson Reuters）公司 Integrity 医药信息数据库所提供的药物研发信息，检索到干细胞相关药物品种共有 257 个，检索日期为 2012 年 6 月 25 日。

由于干细胞药物的特殊性，各国政府在相关药物研发方面对干细胞药物的有效性、安全性、可控性有着严格的监管，新药上市前必须经过严格的临床前与临床试验，以证明其安全、有效，质量可控。即使药物经过这些试验，顺利上市后还会进一步监控可能之前未被发现的不良反应。

从数据库检索到的 257 种干细胞相关药物品种来看，其中，有 62 种处于早期生物活性测试阶段（离最终成为上市药品还有很长距离）；处于临床前期的有 65 种，进入Ⅲ期临床试验的有 11 种，处于Ⅱ/Ⅲ期的 4 种，进入Ⅱ期临床的有 22 种，Ⅰ期临床 26 种，上市 1 种（表 6-1），为 Osiris 公司生产的人类间充质干细胞产品，用于治疗儿童急性 GVHD，已注册的药品是 Aastrom Biosciences 在 2001 年注册的脐带血干细胞和祖细胞的自移植（cord blood stem and progenitor cells for auto-transplant）。因此，由图 6-1 可知，目前大部分的干细胞相关药物是处于生物活性测试和临床前期试验阶段，少数药品进入Ⅲ期临床试验，尚无国家在干细胞领域形成产业优势。

表 6-1　干细胞药物研发阶段分布

研发阶段	数量/项
中止（discontinued）	4
生物活性测试（biological testing）	62
临床前期（preclinical）	65
美国 FDA 新药临床研究审评（IND filed）	5
临床（clinical）	13
Ⅰ期（phaseⅠ）	26

续表

研发阶段	数量
Ⅰ/Ⅱ期（phase Ⅰ/Ⅱ）	38
Ⅱ期（phaseⅡ）	22
Ⅱ/Ⅲ期（phaseⅡ/Ⅲ）	4
Ⅲ期（phase Ⅲ）	11
未注册（pre-registered）	1
注册药品（registered）	2
上市（launched）	1
其他（not applicable）	4
总和（total）	257

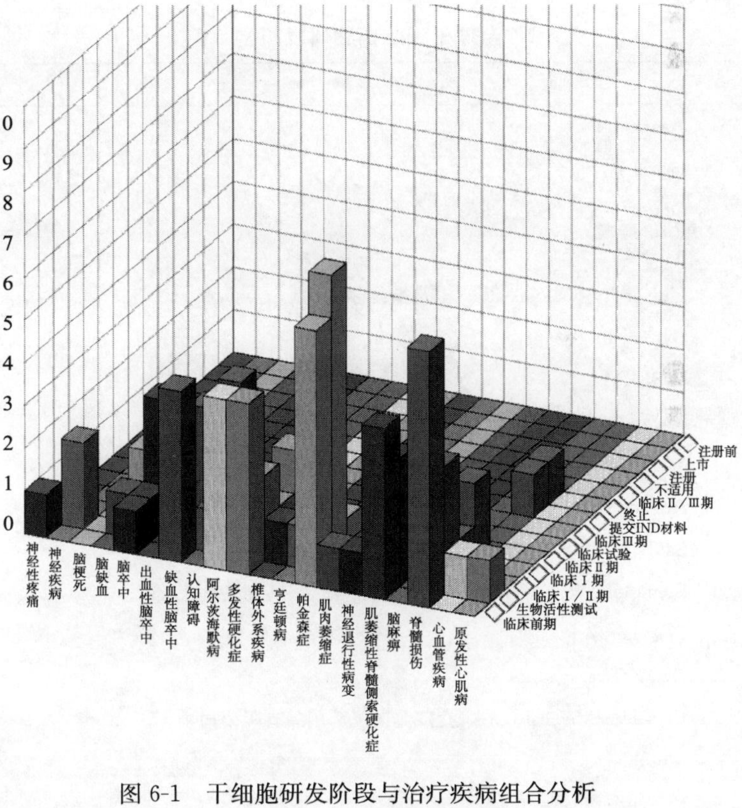

图 6-1　干细胞研发阶段与治疗疾病组合分析

资料来源：根据汤森·路透公司 Integrity 数据库结果整理

2. 研发机构

从事干细胞药物研究的机构分布情况来看，基于 Integrity 数据库所提供的数据，研发干细胞药物最多的公司是 Aastrom Biosciences 和 Osiris 公司，分别有 8 个；后者也是成体干细胞研究领域领先的企业，其核心药品 Prochymal 主要是用于治疗 GVHD。位于加利福尼亚州的 Geron 公司在干细胞市场也较活跃，目前共有 7 个在研药物。2008 年，健赞公司（Genzyme）与 Osiris 公司签订合作协议，合作研究开发两种成体干细胞疗法。其他一些也在进军干细胞研究领域的公司包括 Stem Cells Inc.、Cytori 和 SanBio 等。同时，从全球干细胞研发药物机构分布图（表 6-2，图 6-2）还可看出，目前全球的干细胞市场处于“百家争鸣”的态势。即使是干细胞领域领先的企业，其研发的药品数量也仅占所有研发药品数量的 2.3%，前 20 位企业研发的药品数量占总量的比例不超过 40%。

表 6-2　全球干细胞药物研发机构（前 20 名）

排名	机构名称	产品数量/个
1	Aastrom Biosciences	8
2	Osiris	8
3	Geron（杰龙公司）	7
4	TiGenix	7
5	University of Louisville（路易斯维尔大学）	6
6	Cytomedix	5
7	INSERM	5
8	Medipost	5
9	Wisconsin Alumni Research Foundation（威斯康星研究基金会）	5
10	Advanced Cell Technology (ACT)（先进细胞技术公司）	4
11	SanBio	4
12	StemCells	4
13	Celgene	3
14	Cytori Therapeutics	3
15	Fresenius Medical Care（费森尤斯医药用品有限公司）	3
16	Mesoblast	3
17	ReNeuron	3
18	University of Miami (UM)（迈阿密大学）	3
19	ViaCell	3
20	All India Institute of Medical Sciences（全印度医学科学研究所）	2

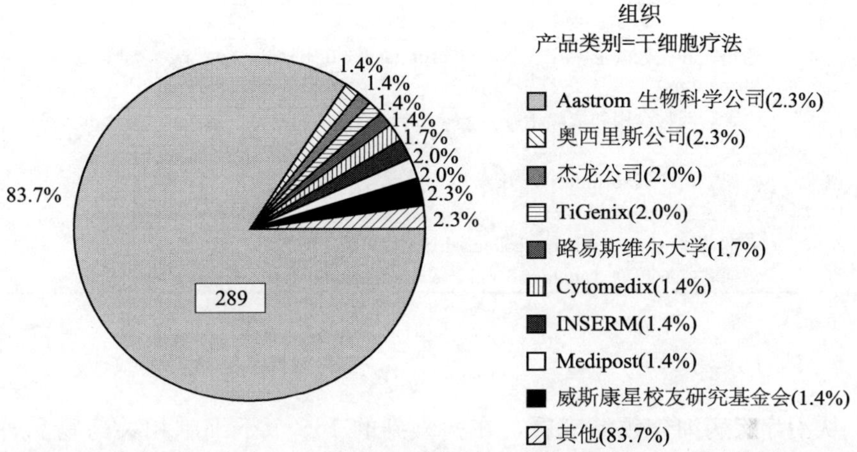

图 6-2　全球干细胞研发药物机构分布

3. 治疗领域

干细胞研发的治疗领域应用十分广泛，在检索到的 257 个干细胞相关药物品种中，神经系统类药物有 69 种，占所有在研干细胞药物数量的 19.8%；心血管类药物有 54 个，占 15.5%；溶瘤细胞药物有 43 种，占 12.3%（表 6-3）。

表 6-3　干细胞药物主要治疗领域

序号	治疗领域	数量/个
1	神经系统药物（neurologic drugs）	69
2	心血管药物（cardiovascular drugs）	54
3	溶瘤药物（oncolytic drugs）	43
4	肠胃药（gastrointestinal drugs）	25
5	免疫调节剂（immune modulators）	22
6	内分泌药物（endocrine drugs）	21
7	血液系统药物（hematologic drugs）	19
8	治疗肌肉骨骼和结缔组织疾病（treatment of musculoskeletal and connective tissue diseases）	18
9	代谢药物（metabolic drugs）	17
10	皮肤病药物（dermatologic drugs）	13
11	眼疾药物（ocular medications）	12
12	治疗病理过程（treatment of pathologic processes）	9
13	呼吸系统药物（respiratory drugs）	5
14	肾-泌尿系统药物（renal-urologic drugs）	5
15	未指定（not specified）	4

续表

序号	治疗领域	数量/个
16	遗传病和先天畸形治疗（treatment of genetic disorders and congenital malformations）	4
17	中毒、药物滥用和依赖治疗（treatment of poisoning, drug abuse and dependency）	2
18	抗感染治疗（antiinfective therapy）	2
19	牙科试剂（dental agents）	2
20	心理药物（psychopharmacologic drugs）	1
21	镇痛和麻醉药物（analgesic and anesthetic drugs）	1

4. 治疗疾病

从治疗疾病细分领域来看，在检索到的 165 个干细胞相关药物品种中，治疗心肌梗死的药物有 29 个，糖尿病药物 20 个，治疗脊髓损伤药物 18 种，治疗帕金森病药物 16 个，多发性硬化药物 14 个，肌萎缩性脊髓侧索硬化症作用剂 12 种，脑卒中治疗 11 种，癌症治疗 11 个，心力衰竭治疗 10 种，临界性肢体缺血治疗 9 个（表 6-4）。

表 6-4　全球干细胞药物治疗疾病（前 10 位）

序号	疾病	数量/个
1	心肌梗死（myocardial infarction）	29
2	糖尿病（diabetes）	20
3	脊髓损伤（injury, spinal cord）	18
4	帕金森病（Parkinson's disease）	16
5	多发性硬化（multiple sclerosis）	14
6	肌肉萎缩性侧索硬化症（amyotrophic lateral sclerosis）	12
7	脑卒中，脑缺血（stroke, ischemic）	11
8	癌症（cancer）	11
9	心力衰竭（heart failure）	10
10	临界性肢体缺血（critical limb ischemia , CLI）	9

从上述分析可以看出，全球范围内干细胞相关药物研发活跃，但从研发项目的数量上来看可知该研究领域还处于发展阶段。图 6-3 展示的是干细胞药物研发前 20 家公司的研发重点分布情况，可以看出，Aastrom Biosciences 公司和 Osiris 公司干细胞产品覆盖范围较大，Aastrom 公司以白血病和骨修复干细胞疗法的产品最多；Osiris 公司的产品集中在急性心肌梗死治疗药物、免疫抑制剂和造血药物领域。

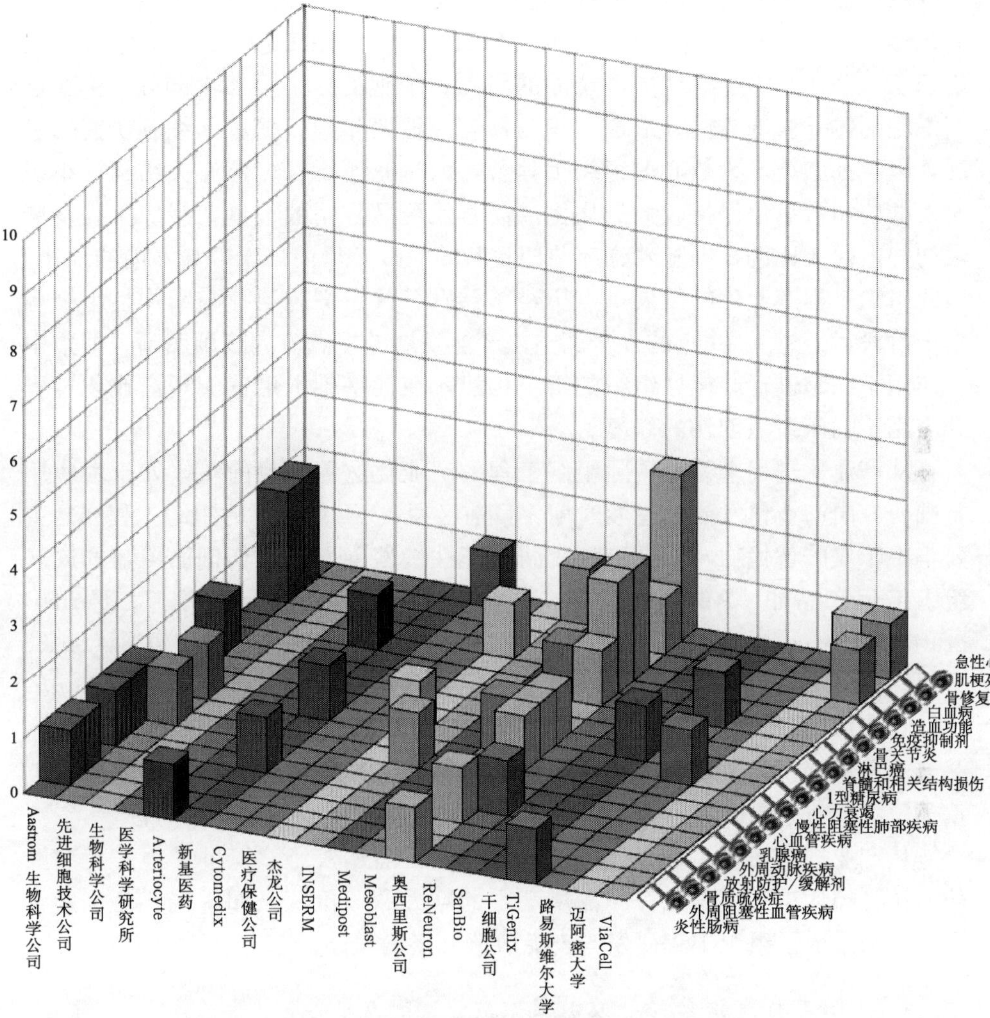

图 6-3　干细胞研发机构与治疗领域组合分析

资料来源：根据汤森·路透公司 Integrity 数据库结果整理

二、组织工程方面

目前组织工程研究已经涉及生命科学的几乎所有相关研究领域，得到了各国政府科研基金的重点资助。组织工程产品所蕴含的巨大应用前景，也促使企业界投入巨额资金进行组织工程的研究。来自于政府的科研基金与企业的研发投入，推动了组织工程研究与产业化的稳定发展。

从产业发展方向来看，纵观过去十余年，组织工程产业化的主要研究方向仍然集中于结构应用方面（皮肤、软骨、骨、心脏瓣膜等），大约60%的组织工程公司集中于这些类型产品的研发。细胞治疗是第二大部分，主要包括细胞的体外修饰与体外形成组织与器官。近两年来，随着干细胞研究的发展，以干细胞技术为核心的组织工程公司数量有所增长，但有关结构性组织研发的公司数量仍保持较大的比例。器官代用品公司的数量在组织工程发展最初曾占很大比例，但随着临床前期实验的失败，目前处于停滞不前的地步。因此组织工程产业化的发展重点历经了器官替代、细胞治疗与结构性组织等多个阶段，经过近20年的逐步调整，产业发展的重点方向逐渐明晰，即集中于应用干细胞进行结构性组织的组织构建，在此基础上迅速实现产业化过程并应用于临床组织创伤的修复。

从产业化进程来看，国际组织工程的产业化进程，目前整体处于由应用基础研究向产业化发展的过渡时期。目前已通过FDA审批的组织工程产品主要集中于皮肤替代物，包括治疗皮肤病理性慢性创面及烧伤创面覆盖的皮肤组织工程产品如，Apligraf（Organogenesis公司，1998年批准）；Dermagraft（Advanced Tissue Sciences，ATS公司，2001年批准）；OrCel（Ortec公司，2001年批准）。通过FDA审批的另一组织工程产品为Genzyme Surgical Products公司的Carticel（1997年批准）自体软骨细胞移植，应用自体膝关节非负重部位关节软骨消化获得的软骨细胞，体外培养扩增后，注射到负重部位的关节软骨缺损，取得了较好的修复效果。

从产业规模来看，组织工程的产业规模目前还较小，但世界很多大型医药公司已经认识到组织工程产品所蕴含的巨大商业价值，如辉瑞、葛兰素史克等，都采取了组织工程研发与产品收购并举的策略。

1. 组织工程皮肤产品研发状况

由于组织工程皮肤具有厚度不大的先天优势，所以其在组织工程产品的研制中最先获得成功并已经应用于临床。开展组织工程皮肤研发的主要公司及产品参见表6-5。

表6-5　开展组织工程皮肤研发的主要的公司及产品

产品名称	国家	公司	适应证
Epice	美国	Genzyme Biosurgery	烧伤
Interga	美国	Integra Life Sciences	烧伤
Transcyte	英国	Smith&Nephew	烧伤
Apligraf	美国	Organogenesis	慢性创面
Demagraft	英国	Advanced Tissue Sciences	慢性创面

续表

产品名称	国家	公司	适应证
Hyalograft 3D, Laserskin	意大利	Fidia Advanced Biopolymers	慢性创面
BioSeed－S	德国	BioTissue Technologies	慢性创面
Collatamp	德国	Innocoll GmbH	慢性创面
Epibase	法国	Laboratoire Genevrier	慢性创面
OrCell	美国	Ortec	慢性创面
VivoDerm	美国	Convatec	慢性创面
BioSeedM	德国	BioTissue Technologies	外科美容手术
MelanSeed	德国	BioTissue Technologies	外科美容手术

先进组织科学公司（Advanced Tissue Sciences）生产的 Transcyte 为美国 FDA 第一个批准的组织工程皮肤产品、Transcyte 是一种皮肤替代品，富含细胞外基质及细胞，1997 年 3 月被 FDA 批准用于Ⅱ度烧烫伤患者皮肤移植或用作Ⅲ度烧伤的暂时性覆盖用敷材。Trancyte 也被澳大利亚、英国、加拿大、丹麦、芬兰、挪威、荷兰及新西兰等国认可用于糖尿病足部溃疡的治疗。2000 年，美国 Advanced Tissue Sciences 公司生产出另一种活性人造皮肤产品 Dermagraft。该产品是从新生儿包皮中获取的成纤维细胞分别接种到生物可吸收的聚羟基乙酸与聚乳酸混合的纤维网状支架，通过细胞生长增殖并分泌多种基质蛋白形成人工真皮。临床试验显示，该产品非常有效，可显著减少治愈溃疡所需时间，被美国 FDA 批准临床用于糖尿病足部溃疡的治疗。

Apligraf 是由美国 Organogenesis 公司开发出的一种活性人工皮肤替代物，类似真正的皮肤。它采用牛肌腱胶原提取的胶原单位为支架材料，接种新生儿表皮角质形成细胞再进行培养而成，具有表皮和真皮两层结构，是目前较成熟的组织工程复合皮肤。1998 年，该产品已被美国 FDA 批准用于临床治疗糖尿病性溃疡和静脉性溃疡，还可用于治疗外伤性撕伤、溃疡性结节病、光化性紫癜等。Apligraf 在组织学上类似人类的皮肤，可以分泌基质蛋白和生长因子，如果破损可以自行修复愈合，并可一次完成表皮和真皮层的重建。

理想的皮肤替代品应该是能够将所缺失的真皮和表皮层同时修复。复合皮肤包括两种细胞成分，即表皮细胞和真皮层成纤维细胞。Ortec 公司的 OrCel双层人工皮肤，使用牛胶原蛋白为支架，在其上下层各培养人类表皮层角质形成细胞及真皮成纤维细胞，2001 年被美国 FDA 核准用来治疗隐性遗传营养不良型-大疱性表皮松解症（recessive dystrophic epidermolysis bullosa，RDEB）及静脉溃疡。Organogenesis 公司所生产的 Apligraf 也是双层的人工皮肤。中国人民解放军第四军医大学与国内某公司联合研制的“安体肤”也是一种组织工程双层皮肤，表皮层由人表皮细胞构成，真皮层由人成纤维细胞和牛胶原蛋白构成，同时包含两种细胞分泌合成的细胞外基质，2007 年

11月被中国批准用于治疗Ⅱ度和Ⅲ度烧伤。

20世纪80年代后期，科学家开始采用患者的自体细胞体外扩增并移植。Epicel是2007年获得美国FDA批准上市的一种皮肤替代品，通过在一层小鼠细胞上增强患者自身的皮肤细胞生长，为严重烧伤患者提供永久的皮肤替代物，且不存在移植排斥反应。

但是，目前所报道的组织工程皮肤，没有正常皮肤的毛囊、血管、汗腺及黑色素细胞、朗汉斯细胞等成分，因此在实际应用中还存在较多问题，如容易感染、7～8天需要进行更换、对移植的要求较高等，尚无法满足各种皮肤缺损患者的需要。因此，在实现皮肤结构的重建后，实现皮肤汗腺的修复与再生，解决组织工程皮肤的血管化是目前组织工程皮肤研究的热点和难点。此外，对于含有色素的组织工程皮肤的研究也正在开展中，但目前尚处于动物实验阶段。

2. 组织工程软骨产品研发状况

组织工程软骨产品主要用于下肢软骨缺损的修复，尤其是膝关节。由于软骨组织再生能力有限，没有血管、神经和淋巴分布的特性，使之成为组织工程学的研究热点。美国Genzyme公司采用自体软骨生产的商品Carticel，获FDA批准应用于临床修复膝关节软骨损伤，取得了良好效果。表6-6中列出了开展组织工程软骨产品研发主要的公司及产品，国内也有两项组织工程软骨目前处于中国食品药品检定研究院的检测当中，这两项产品分属于关节动力安达（天津）生物科技有限公司和杭州龙禧生物医药科技有限公司。

表6-6　开展组织工程软骨产品研发主要的公司及产品

产品名称	国家	公司名称	适应证
BioSeed-Oral	德国	BioTissue Technologies	软骨缺损
Carticel	美国	Genzyme Biosurgery	软骨缺损
Hyalograft	意大利	Fidia Adavanced Biomaterials	软骨缺损
CACI、MACI	德国	Verigen	膝软骨缺损
chondrotransplant	德国	co. don	软骨缺损
BioSeed-C	德国	BioTissue Technologies	软骨缺损
Nococart	德国	TETEC AG	软骨缺损
CaRes	德国	ARS ARTHRO AG	软骨缺损
ARTROcell	德国	Oremed	软骨缺损
CellTec	德国	ChondroTec	软骨缺损
Tigenix	比利时	ChondroCelect	软骨缺损
Chondrogen	美国	Osiris Therapeutics	软骨缺损

种子细胞是限制软骨组织工程走向临床应用最主要的障碍之一，目前的

研究多集中在延缓细胞老化及干细胞软骨定向诱导等方面。另外，软骨种子细胞研究的发展也对体外软骨构建与生物材料研究提出了更高的要求，体外软骨组织构建、生物材料及生物反应器等相关研究也成为目前研究的热点。

3. 组织工程神经系统产品研发状况

构建组织工程化神经使用的种子细胞主要是周围神经的胶质细胞（施万细胞）或具有类似功能的细胞，使用较多的因子是神经营养因子，构建组织工程化神经的生物材料支架统称为人工神经移植物。制备人工神经移植物的一类天然材料是生物组织及其衍生物，如静脉、骨骼肌、去细胞神经等；另一类是从生物组织提取的高分子聚合物，如胶原、壳聚糖、丝素蛋白等，这些材料一般都是可降解的。目前运用较广泛的材料有硅胶、聚乙烯乙醇水凝胶、聚四氟乙烯（PTFE）、3-羟基丁酸聚合物、聚乙酸醇（PGA）、聚己内酯（PCL）、Ⅰ型胶原等。目前可降解的PGA、PCL和Ⅰ型胶原及不可降解的聚乙烯乙醇水凝胶已被美国FDA批准用于临床。表6-7列出了开展组织工程神经产品研发的公司及在研产品。

表6-7　开展组织工程神经产品研发的公司及在研产品

公司	国家	产品名称	适应证
Diacrin Inc	美国	NeuroCell－PD	帕金森病
Diacrin Inc	美国	NeuroCell－HD	亨廷顿病
StemCells Inc	美国	HuCNS－SC细胞	婴儿神经元蜡样质脂褐素沉积症
Neuronyx，Inc	美国	成人骨髓干细胞	帕金森病、肌萎缩侧索硬化症
Acorda Therapeutics	美国		脊髓损伤、中枢神经系统疾病
NeruoNova AB	瑞典		帕金森病、阿尔茨海默病、脊髓损伤
CellFactors	英国		帕金森病
ReNeuron	英国		帕金森病、阿尔茨海默病、亨廷顿病、大脑麻痹

目前，世界上已经商品化的产品主要是美国公司研发的两种人工神经移植物产品，一种是用PGA为原料制备的Neurotube神经导管，已经获得美国FDA和欧洲CE认证，另一种是用Ⅰ型胶原为原料制备的NeuraGen神经导管，也获得了美国FDA认证。

在科学技术部“十五”、“十一五”、“863”计划重大项目的资助下，由南通大学神经再生重点实验室研制的壳聚糖-PGA复合型人工神经移植物，由壳聚糖导管和PGA纤维支架复合构建而成，临床修复成人肘部正中神经35毫米缺损，术后感觉运动功能恢复良好，这是国际上使用壳聚糖-PGA复合型人工神经移植物临床修复周围神经缺损的首次报道。荷兰、日本、德国等国也在加紧研发相关产品。

广州中山大学附属第一医院与广州中大医疗器械有限公司合作研发了去细胞同种异体神经修复材料，注册商品名为“神桥”。该产品以人体外周神经为原材料，通过化学方法处理后去除了引起排斥反应的细胞成分，同时保留了神经的特殊三维结构。使用该产品可免除手术切取自身神经带来的痛苦和神经功能丧失等后遗症，且可减少手术时间和手术带来的创伤。该产品已通过中国食品药品检定研究院的安全性检测，并通过 CFDA 批准备案进入临床试验阶段。

4. 组织工程心血管产品研发状况

心血管疾病严重危害人类健康，心肌的损伤与修复对心脏疾病的治疗具有重要意义。随着对干细胞认识的提高和研究的深入，利用干细胞分化潜能再生心肌细胞，修复受损心肌组织，恢复心脏功能，已成为目前治疗心功能衰竭的一种新策略。组织工程血管产品可用于替换冠状动脉或周围血管。

目前，MyoCell、Provacel 等已相继进入临床实验阶段，主要适用于心肌梗死，而组织工程化心脏瓣膜目前尚未进入临床实验阶段。组织工程血管研究采用的种子细胞主要为血管内支细胞（ECs）和平滑肌细胞（SMCs），支架主要为人工合成支架和去细胞化的血管。表 6-8 列出了开展组织工程心血管产品研发的主要公司及产品。

表 6-8　开展组织工程心血管产品研发的主要公司及产品

公司	国家	产品名称	适应证
Genezyme Biosurgery，Myosix	美国/法国		心肌梗死
Diacrin	美国		心肌梗死
BioHeart Inc	美国	MyoCell、MyoCath	心肌梗死
BioHeart Inc	美国	MyoCell VT	室性心动过速
BioHeart Inc	美国	BioPace	窦房结功能障碍疾病
Osiris Therapeutics，Inc	美国	Provacel	心肌梗死
Vascular Biotech GmbH	德国		血管替代
co. don	德国		血管替代
BioTissueTechnologies	德国		血管替代
Angio Geneics AB	瑞典		血管替代
Ark Therapeutics Oy	芬兰		血管替代
AorTech International	英国		心脏瓣膜
Autogenics	美国		心脏瓣膜
CryoLife，Inc	美国		心脏瓣膜
Edwards Lifesciences	美国		心脏瓣膜
Medtronic，Inc	美国		心脏瓣膜
TiGenix	比利时		心脏瓣膜
Centerpulse	瑞士		心脏瓣膜
Labcor Laboratories	加拿大		心脏瓣膜

5. 其他组织工程产品研发状况

(1) 组织工程肝脏。这类产品主要用于治疗急性肝功能衰竭，研发重点主要集中在体外肝脏辅助设备上，并进入了临床试验阶段，已进入临床试验研究的一些人工和生物人工肝脏辅助装置包括：美国血液治疗公司（Hemo Therapies）的肝脏透析单元、德国 Teraklin 公司的分子吸附再循环系统、德国 HybridOrgan GmbH 公司的肝脏支持系统 BELS、美国 Vital Therapies 公司的体外肝脏辅助装置（ELAD）、美国 CirceBiomedical 公司的 HepatAssist 肝脏支持系统、美国 Excorp 医学公司的生物人工肝支持系统（BLSS）、美国 Hybrid Organ 公司的模式体外肝脏系统（MELS）、美国 Algenix 公司的 LIVERX2000 系统等。

(2) 组织工程骨。组织工程化骨骼主要用于多发骨折后的骨缺损、骨肿瘤手术以及颌面外科整形手术。目前尚无正式批准的组织工程骨的临床产品。组织工程骨的研究已有不少单位开展。在研产品主要有德国生物组织技术公司（Biotissue Technologies）的 BioSeed-Oral、用于颌面外科整形手术，德国 Co Don 公司的 Osteotransplant，用于骨肿瘤及颌面外科整形手术，以及美国奥西里斯公司和英国细胞因子公司用于骨缺损修复的两件产品 Osteocel 和 Skletex。

(3) 牙周组织工程。在口腔疾病中，牙周组织疾病是仅次于龋病的第二大常见病和多发病。牙周组织工程的策略为：获取具有成牙周组织能力的种子细胞，复合于生物相容性良好、具有可降解性的生物材料上，种植到牙周缺损的部位，通过细胞间和细胞材料间相互作用达到组织修复的目的。近年来，细胞膜片工程（cell sheet engineering）开始受到越来越多学者的注意。该技术无需使用支架材料，而是采用温度感应式培养牙周膜细胞或其他种子细胞，在温度低于 32℃时，无需酶消化，培养皿内的细胞即可自行脱落形成细胞膜片，将获得的膜片植入牙周缺损区，贴附于处理过的牙根面，可形成含有无细胞牙骨质层的牙周膜样组织，进而修复牙周缺损。总体来说，牙周组织工程的研究仍处于初级阶段。

(4) 胰岛组织工程。胰岛移植治疗糖尿病虽然取得了较大的进展，但供体的匮乏使这一方法难以满足临床治疗的需求，因此，胰岛再生成为糖尿病治疗领域关注的焦点。该领域的产品主要是通过胰岛细胞移植发挥作用。目前已有多家机构正在进行相关产品的临床研究，如美国的 AmCyte 公司和 Novocell 公司等。

第三节　国内再生医学产业状况分析

一、中国再生医学产业化历程和前景

我国是世界第一人口大国，因创伤、疾病、遗传和衰老造成的组织器官缺损或功能障碍人数也位居世界各国前列。组织器官缺损或功能障碍的巨大发病率，严重影响了人民生活健康水平，对我国国民经济发展与社会稳定造成极大的负担。单纯依靠传统治疗模式难以解决组织、器官缺损修复的诸多根本问题。如何从根本上解决组织、器官缺损或功能障碍，已成为科学界特别是生命科学领域所要积极努力和探索的前沿课题。

对干细胞的研究最早可以追溯到 20 世纪 60 年代，全球科学家通过对动物干细胞的研究一步步进展到人干细胞研究，取得了一系列突破，并逐步应用到临产治疗领域。我国政府对干细胞的研究高度重视，国家主体科技计划包括“863”计划、“973”计划、国家自然科学基金等均投入大量资金资助干细胞研究，“十二五”规划明确将“干细胞研究，发育与生殖研究”列为六个重大科学研究之一，我国曾设立科学技术部国家干细胞工程技术研究中心等国家级研究机构推动干细胞的研发，国内的一些重点大学、研究院所、医疗机构等也积极地参与到干细胞的研究和应用领域中，目前我国的干细胞研究处于继美国日本和欧洲发达国家之后的第二梯队。

在科学研究的推动下，国内的干细胞产业前景可期。是中国最具发展潜力的新型高科技生物产业之一。目前国内干细胞最广泛的应用领域是造血干细胞移植，已在北京、上海、天津、广州、济南、成都、西安等 7 个城市建成较为成熟的脐血库。干细胞治疗在中国也已经不是一个陌生的名词，但由于我国对干细胞治疗的规范出台比较晚，目前基本没有产业化的产品，这在一定程度上限制了干细胞产业尤其是干细胞治疗市场的发展。但是，随着国家政策的不断完善，预期我国干细胞产业未来将快速增长。

除干细胞领域外，通过近年来的研究和发展，国内也已成功地将组织工程研究成果应用于临床，应用组织工程技术进行人体组织缺损的修复，为组织、器官缺损修复探索出一条崭新的途径，有望彻底改变传统治疗模式，提高人民生命质量与生活健康水平。在多个组织工程研究中心组建的基础上，我国组织工程产业化发展已经初具雏形。由于组织工程研究与产业化存在着巨大的整体带动效应，因此组织工程产业化的建立将带动包括细胞治疗、生物材料、生物反应器等国家组织工程产业链的整体发展，形成以组织工程产业化开发为中心的生物科技产业链。

二、产业结构分析

（一）干细胞

目前，我国干细胞产业链条可分为上、中、下游产业三种不同的商业模式。产业链上的各家企业在其业务上也有所侧重。随着近年来行业竞争加剧，在不同环节上从事干细胞业务的企业都有向全产业链覆盖的趋势，上游干细胞采集及储存的企业向下游产业延伸，加大对干细胞临床应用技术的研发；下游的企业向上游产业渗透，建立干细胞库。

1. 上游产业：干细胞采集及存储

上游产业企业主要以干细胞采集和存储业务为主体，其主要业务模式为脐带血干细胞、脐带间充质干细胞、脂肪干细胞、牙齿、经血、羊膜等干细胞物质的采集及储存。代表企业有协和干细胞基因工程有限公司的天津市脐带血造血干细胞库，上海市干细胞技术有限公司的上海脐带血造血干细胞库等。

目前，脐带血主要用于儿童造血干细胞移植治疗。除了脐带血造血干细胞库外，近年来间充质干细胞库也逐渐发展，如深圳市间充质干细胞库、山东省人类脐带间充质干细胞库等。脐带间充质干细胞在细胞治疗、组织器官修复方面也具有更广泛的应用潜能，具有亚全能分化潜能，具有相同的组织相容性抗原，移植后容易存活。在骨与软骨组织损伤、肝脏疾病、神经系统退行性疾病、重症肌无力、器官移植带来的免疫排斥性多类疾病和症状的治疗中都取得了良好的效果，在干细胞上游产业中也是一个重要的发展市场。

2. 中游产业：干细胞技术研发

中游产业企业主要包括各类从事干细胞增殖、开发干细胞制剂业务等干细胞技术及产品研发的相关企业。它们为研发组织和个人提供干细胞，为疾病的发病机制研究提供干细胞，为新型药物研制提供干细胞。这些类型的企业以输出干细胞治疗技术为主，通过向医院提供干细胞技术体系并收取技术服务及技术使用权转让费获得收益，或者通过为患者提供个体化治疗，再按照一定的比例与医疗机构分享治疗费用。此类企业主要有深圳市北科生物科技有限公司、吉林省中科生物工程有限公司等。

3. 下游产业：干细胞移植及治疗

下游产业企业主要以各类干细胞移植及治疗业务为主体，主要包括一些开展干细胞治疗的医院，如武警总医院干细胞移植治疗中心、天坛华普医院等。截至2013年12月31日，根据卫生部《非血缘造血干细胞移植技术管理规范》和《非血缘造血干细胞采集技术管理规范》，经省级卫生行政部门批准，并在中华骨髓库管理中心备案的造血干细胞移植、采集医院总计127家，2013年共完成702例移植。由于胚胎干细胞的研究受到一定限制，当前医学领域应用最为广泛的是成体干细胞。目前一些疾病如血液系统疾病、恶性肿瘤、心血管疾病、免疫性疾病、组织损伤等已经可以通过干细胞技术进行治疗，随着相关技术突破，干细胞技术有望为疾病治疗带来新的理念和途径，也带来一片新的生物产业发展领域。

4. 干细胞产业与其他产业的结合

除了以上基于干细胞本身形成的产业链外，由于干细胞相关技术的快速发展和应用，干细胞产业也在与其他产业相互结合、相互发展。

(1) 研究试剂产业。干细胞未来的全球产值预计将达4000亿美元，产业资本正密集进入干细胞技术研发公司。干细胞产业是目前国际生物医药界的研究热点，虽然干细胞产业的各种商业模式尚不成熟，但是对支撑干细胞基础研究、临床研究的试剂体系和工业化生产材料及其他相关产品的支撑产业已有成熟的运营模式。

(2) 基于遗传信息的产业。干细胞是一种高度个性化的生物资源，其利用需要依赖于对于遗传信息的分析。

(3) 诊断检测试剂产业。干细胞的临床应用需要对疾病的种类、疾病的发生原因、疾病的发生阶段进行分析。干细胞的准确定位可能还需要特殊试剂的参与，以及干细胞治疗效果的术后评价试剂。

(4) 生物工程材料和人造组织器官产业。干细胞是再生医学的细胞组分，干细胞及其衍生组织器官的广泛临床应用，将会产生一种全新的临床技术。生物工程材料，是再生医学中的形态维持材料、力量承受材料，新型生物工程材料还可以在体内诱导干细胞按照特定组织器官的需要进行分化。因此，干细胞是组织工程产业的重要组成部分。生物工程材料是干细胞产业快速发展的支撑产业。

(二) 组织工程

组织工程一词最早是在1987年美国科学基金会在华盛顿举办的生物工程小组会上提出的，1988年将其正式定义为：应用生命科学与工程学的原理与技术，在正确认识哺乳动物的正常及病理两种状态下的组织结构与功能关系的基础上，研究开发用于修复、维护、促进人体各种组织或器官损伤后的功能和形态的生物替代物的一门新兴学科。其基本原理和方法是将体外培养扩增的正常组织细胞吸附于一种具有优良细胞相容性并可被机体降解吸收的生物材料上形成复合物，然后将细胞——生物材料复合物植入人体组织、器官的病损部位，在作为细胞生长支架的生物材料逐渐被机体降解吸收的同时，细胞不断增殖、分化，形成新的并且其形态、功能方面与相应组织、器官一致的组织，从而达到修复创伤和重建功能的目的。

从事组织工程生产的公司一般分为四类：细胞类（如干细胞治疗性克隆、微囊化细胞治疗），代谢类（如人工肝、人工肾等），结构类（如皮肤、血管、骨骼肌肉等），以及其他类型。其中，细胞类公司发展最迅速。1999～2010年，科学技术部和国家自然科学基金委员会对干细胞和组织工程研究投入约5亿元人民币，100多个单位开展研究，科研人员达2000多人。2007年，“安体肤”组织工程皮肤获批上市，成为我国组织工程研究领域的第一个成功产品。目前国内组织工程材料的生产主要集中在结构类产品，皮肤、骨、肌腱较为常见。在质量控制方面，我国已经发布了组织工程相关标准8个，为组织工程产品的研究和质量控制以及管理提供了技术支持。这8项组织工程相关标准涵盖了目前国内已上市和正在研发的产品相关标准。同时，正在起草的相关标准也有8项。

三、中国再生医学相关产品分析

1. 临床阶段产品

根据CFDA数据库进行初步查询结果，目前我国进行审评的干细胞相关新药共有16个，均是以骨髓或脐带的间充质干细胞为原料研发的生物制品见附表3。

2. 临床试验项目

临床试验项目是反映研究进展的重要证据。临床试验资料库收集了国家或地区间临床试验的详细资料，可通过检索获得某项试验的具体资料。由于国内缺乏公开系统的临床试验数据库，本书通过 ClinicalTrials 检索分析国内再生医学（干细胞和组织工程）领域临床试验进展情况。ClinicalTrials 数据库收录了由美国 NIH、美国其他联邦机构和制药公司资助的临床试验研究信息，数据库中数据内容定期更新。每条临床试验信息内容包括：试验名称、试验主持单位、试验目的、试验内容、参加试验患者的标准、试验的地点、试验是否继续招收患者、参加试验联系人、试验起始日期等。

在临床试验数据库中检索到中国干细胞相关临床试验数据 158 条（其中中国内地 110 条，台湾地区 41 条，香港地区 7 条），组织工程相关临床试验数据 12 条（其中中国内地 8 条，台湾地区 4 条）。

四、中国再生医学企业概况

1. 干细胞产业

目前国内从事干细胞产业相关的企业有数十家，如协和干细胞基因工程有限公司、天津昂赛细胞基因工程有限公司、深圳北科生物科技有限公司、吉林大学通源生物工程有限公司、上海申友生物技术有限责任公司、复星医药、ST 九发、友好集团等。复星医药投资建立了生物治疗中心，主要研究干细胞移植技术及干细胞库和生物治疗技术；ST 九发控股子公司格兰百克生产的人粒细胞集落刺激因子（rhG-CSF）可用于外周血干细胞移植、骨髓移植等医疗领域。

ST 中源子公司协和干细胞基因工程有限公司主营业务为干细胞资源保存、干细胞工程系列产品的技术开发及产业化、干细胞临床移植；单克隆抗体诊疗技术研究开发和应用；基因药物和基因芯片的研发、生产和销售等，旗下拥有天津市脐带血造血干细胞库，2002 年 11 月获得卫生部执业许可证，在天津和浙江开展业务；以“自体存储”和“公共存储”相结合的干细胞库运作模式，先后在北京、石家庄、深圳、太原、廊坊、唐山、秦皇岛等城市设立了自体干细胞存储办事机构或分公司。

金卫医疗是国内最大的自体血液回收机及其一次性使用血液回收处理罐及有关配件生产商。在坚持医疗器械领域发展同时，公司介入脐带血储存业务、医院管理及战略性投资业务。金卫医疗拥有北京和广州两个地方脐带血存储业务牌照，2004 年开始经营私人造血干细胞储存服务。2008 年 10 月，康盛人生（Cordlife）的持股比例增加到 18.9%，股东，Cordlife 是东南亚地区最大的干细胞库运营者，在澳大利亚上市。Cordlife 前期主要在马来西亚、香港等地运营干细胞库业务，已拿到印度尼西亚唯一的牌照，同时还取得了印度四家干细胞库的唯一海外牌照。公司目前准备分拆运营干细胞业务的子公司在纽约上市。

我国很多干细胞企业还建立了工程研究中心，包括科学技术部国家干细胞工程技术研究中心、国家发展和改革委员会细胞产品国家工程研究中心和人类胚胎干细胞国家工程研究中心。

2. 组织工程产业

目前国内主要的组织工程生产企业包括：

（1）陕西艾尔肤组织工程公司：组织工程皮肤。

（2）华北制药集团公司（上市公司）：组织工程皮肤。

（3）上海国睿生命科技有限公司：组织工程皮肤、组织工程肌腱。

（4）关节动力安达（天津）生物科技有限公司：组织工程软骨。

（5）杭州龙禧生物医药科技有限公司（上市公司）：组织工程软骨。

（6）北京德得创业科技有限公司：组织工程骨。

（7）北京科润维德生物技术责任有限公司（锦绣大地，上市公司）：羊膜细胞及组织工程神经。

（8）广州中山医疗器械有限公司：组织工程神经。

3. 中国干细胞资源库

中国干细胞资源库是在科学技术部 2007 年重大科学研究计划的支持下建立的，为“发育与生殖国家重大科学研究计划”有关的研究活动及国内外干细胞研究机构和人员提供干细胞材料、相关知识信息及技术支撑的服务保障平台，中国干细胞资源库的任务包括自主创造和收集多种干细胞资源，建立国家干细胞资源中心数据库，建立干细胞库管理运行规范、临床级干细胞实验室标准及干细胞资源共享机制，开展多种层面的干细胞技术培训课程，组织国际会议，积极参与国际干细胞库数据库和干细胞库网络，增加与国际干细胞学术机构的联系和合作。

目前，我国四大干细胞库：北方干细胞库、南方干细胞库、华东干细胞库和中国科学院干细胞库与中国干细胞中心数据库共同构成了我国干细胞资源库网络。四大干细胞库在工作侧重、技术攻关和干细胞技术服务方面各有不同。

4. 脐带血造血干细胞库

目前国内干细胞技术应用主要是造血干细胞移植，脐带血含有大量未成熟的造血干细胞，成为目前关注较高的干细胞来源。全世界共有 40 多个国家，共建立近 50 多家脐带血造血干细胞库，其中美国脐带血家庭信托（Cord Blood Family Trust）是目前世界上最早也是存储规模最大，做移植病例最多的一家脐带血库。按照卫生部的规划，我国在 2010 年设立 10 家脐带血库。目前，已经设立北京、上海、天津、广东、四川、山东、浙江 7 家脐带血造血干细胞库，起步较早的北京和天津两家脐带血库已运行有 10 余年。

目前，国内脐带血库多采取公共库和自体库共同运营的方式，在获取经营私人造血干细胞存储服务之前，必须先进行公共库运行，达到 4000 份以上的公共储存量并且要有至少 3 例成功的移植案例才能申请设立自体库。公共库以捐赠方式获得脐带血，免费保存，面向社会公开配型；自体库收费保存，一般情况下签约 18～20 年，首次缴费 5000 元左右，之后每年缴纳数百元储存费用。签约期满客户可以选择继续私库收费保存，也可选择转为公库免费保存。

受到现有研究技术制约，目前脐带血干细胞还主要应用于急性白血病等血液系统疾病的治疗。今后，随着干细胞技术的发展突破，涉及的治疗领域将更广泛，干细胞将体现更多的应用价值，并带动存储业务发展。

第二部分　再生医学技术领域及重点发展战略

第七章
再生的发育生物学基础

再生（regeneration）是指动物（包括人类）的个体或器官在外界因素作用下受到创伤而部分丢失时，剩余部分生长出形态、结构、功能等与丢失部分相同的组织或器官的过程。再生通常分为两大范畴，即生理性再生（physiologic regeneration）和病理性再生（pathologic regeneration）。前者指在生理状态下，某些细胞或组织因老化而死亡、脱落，并由同种干细胞增殖、分化进行修复或补充，如人体表皮、黏膜、腺上皮、肠上皮、血细胞等的更新。由于此类再生的细胞和组织完全保持原有的结构和功能，因此又称为完全再生（complete regeneration）。相反，病理状态下组织或细胞损伤后的再生，则被称为病理性再生。如果再生的结果可以恢复到原来的结构与功能，也属于完全再生，但在多数情况下往往不能恢复或不能完全恢复到原有的结构和功能，多半通过纤维组织修复和替代，则该过程称为不完全再生（incomplete regeneration）。为什么有的细胞和组织能够再生，有的细胞和组织不能或很难再生？为什么有的动物再生能力极强，有的很弱？为什么即使同一机体，有的组织和器官可以再生，而有的不能或很难再生？为什么有的组织或器官在生命早期可以再生，此后再生能力逐渐减退甚至消失？阐明这些长期以来令人着迷的生物学问题，不仅具有重大的理论意义，更有无与伦比的医学实践意义。

第一节　再生研究的历史与现状

再生是一种“神奇”的生物学现象，很早就引起了人们的注意。法国科学家列奥米尔（René-Antoine Ferchault de Réaurne）观察到龙虾可以长出失去的附肢和螯。到了 18 世纪 40 年代，瑞士科学家 Trembley 观察到水螅（hydra）被截断的头部、尾部，甚至触须都可以再生，形成完整的个体。之后不久，Pallas 发现截断的涡虫也可以像水螅一样进行头尾双向再生。意大利科学家斯帕郎扎尼（Lazoro Spallanzani）则在 18 世纪 60 年代第一次观察到有尾两栖类蝾螈的附肢、尾和颌能够再生，并观察到无尾两栖类蝌蚪的尾巴也可以再生。他依据自己的观察提出了著名的斯帕郎扎尼定律（Spallanzanis law），即“一切细胞的再生能力与个体的年龄大小有关”。

到了 20 世纪 30 年代，人们开始将注意力转向再生的本质及细胞学机制研究。1931 年，Higgins 和 Anderson 开创了大鼠肝再生的实验生物学研究。1963 年，Giese 和 McCaw 以原生动物睑毛虫（blepharisma）为研究对象，他们将其切成两段，发现在室温下，于手术后 6 小时，每段皆可再生成为一个完整的个体，而且下半段也可形成新的口区（peristome）（图 7-1）。他们特别注意到，即使进行大部分切除，只要留有大核（macronucleus）或小核（micronucleus），则很小的部分仍可形成一个微型的个体，此时，若给予足够的营养，它们可以很快长成原有大小的个体，表明细胞核在再生中的重要性（丁小燕和李双伟，2005）。

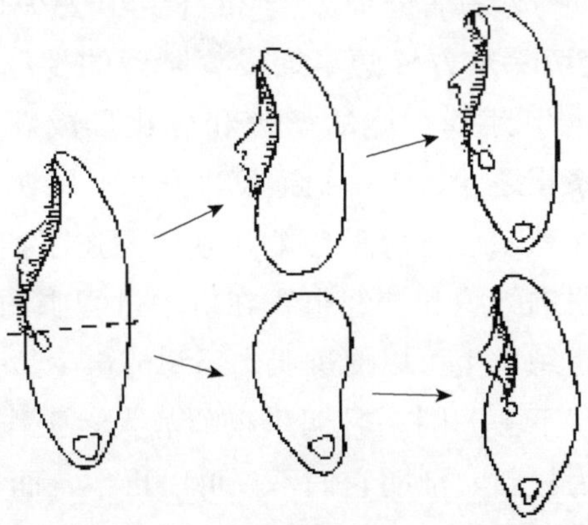

图 7-1　将睑毛虫切成两半，每半均可形成一个完整的新个体

资料来源：Giese and McCaw，1963

不久，人们发现，绝不是所有动物都能如涡虫、水螅这些低等动物那样具有强大的再生能力，不同动物的再生能力有显著的差异。一般说来，高等

动物的再生能力低于低等动物，脊椎动物的再生能力低于无脊椎动物，而哺乳动物再生能力很低，或许我们人类的再生能力最低，仅限于皮肤、肝等少数器官。另外，正如斯帕郎扎尼定律所指出的，一切细胞的再生能力与个体年龄大小有关。例如，在我们人类，新生婴儿还可以再生指尖，到了成年便失去了这种再生能力。

此外，人们还发现，不同动物，甚至不同组织再生方式也不全一样，基本上可以分为两种类型，一种是通过残体原有细胞重新组构，而不需要增殖产生新细胞来完成。Morgan（1901）将该类型称之为变形再生或形态结构重组（morphallaxis）。另一种则通过残体细胞的增殖，再生出“芽基”（blastema）或原基（primordia）再形成器官或失去的部分。Morgan将此过程称为“新建再生”或微变态（epimorphosis）。现已十分明确，变形再生没有干细胞参与，在受损伤时，由残体的部分细胞发生去分化（dedifferentiation），生成原基细胞，然后再形成器官，而渐进再生是通过体内残存的干细胞（residential stem cell）进行增殖与分化过程，形成新的再生器官。蝾螈断肢的再生便属于这种类型的再生（图7-2）。

我国学者在很早也已进行组织再生的研究。中国科学院实验生物研究所庄孝德和王亚辉（1956）实验证明，在没有神经存在的条件下，有尾两栖类蝾螈的腿也可通过形成芽基进而发育和再生出丢失的腿。之后，戴荣禧（1978）观察到即使切除东方蝾螈早期发育阶段的神经板，然后又将肱骨摘除，它们仍能通过再生芽基细胞的增殖和分化形成新的软骨及肢体。1963年，北京大学生物系崔之兰、王平报道狭口蛙蝌蚪尾在不同发育阶段的再生、萎缩，以及药物，如秋水仙素等的影响。她们阐述了四种基本组织，即上皮组织、结缔组织、肌肉组织和神经组织在再生过程中的顺序和相互制约的关系。发现抑制结缔组织再生可以促进肌肉组织的再生这一十分有意义的结果，可惜该实验未能进行下去。同一时期华东师范大学张作人等，以及之后的李莉等以贻贝棘尾虫为材料，证明它们不仅可以再生，而且可以产生镜像骈体。1982年，张作人等又研究了急纤虫的再生现象。证明当将虫体横切成上下两段，只有含有大核的片段方可再生成为完整的虫体，而不含大核的片段不能再生，并且最后自溶消失。同样，侯连生等以冠突尾柱虫为材料，也得到相似的结果，即含有大核的片段才可再生。

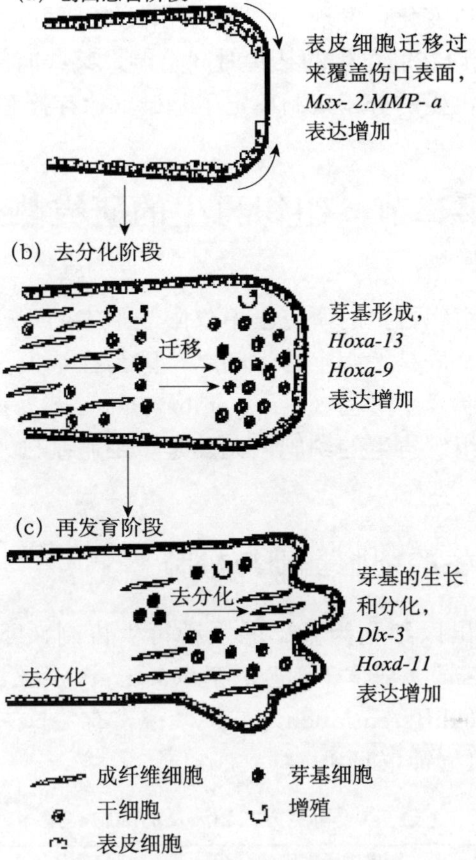

图 7-2　蝾螈断肢再生的三个阶段

(a) 创面愈合阶段：在这个阶段，表皮细胞迁移过来覆盖暴露的间质组织，在伤口闭合之前一些基因如 *msx*-2 和 *MMP*-9 表达上调。这些基因的持续表达随成熟皮肤的植入而被抑制。(b) 去分化阶段：在这个阶段，结缔组织成纤维细胞去分化或静止干细胞活化形成未分化的增殖性芽基。同时，这些细胞在伤区表皮下迁移并聚集在残肢的远端。因此，早期芽基来自不断从残肢募集的细胞和细胞增殖。*Hoxa*-9 和 *Hoxa*-13 在残肢的最远端均表达增加。(c) 再发育阶段：芽基的生长和分化是再发育阶段的特性。这个阶段有特异性基因表达，包括 *Dlx*-3 和 *Hoxd*-11

资料来源：Damian 等，2011

贺福初研究组应用双向凝胶电泳（2-DE）/质谱（MS）技术检测大鼠 PH 后 1 小时蛋白表达谱，发现了与代谢、解毒和炎症反应等生理活动相关的 24 种差异表达蛋白。何大澄研究小组分析小鼠部分肝切除后 7 小时再生肝蛋白表达谱发现，26 种蛋白发生上调表达，12 种蛋白发生下调表达。徐存拴研究组用基因消减杂交、真假手术比较、基因表达谱芯片、DIGE 和基质辅助激光解吸电离/飞行时间质谱（MALDI-TOF）技术等全程追踪了大鼠肝再生中基因、蛋白表达变化，发现1062种蛋白发生上调表达，631种蛋白发生下调表达。65种蛋白在肝再生的某些时间上调，某些时间下调表达。上述研究为进一步研究肝再生的分子机制奠定了基础（徐存拴和章静波，2009）。

第二节　组织再生的研究热点

当前，人们对组织再生的研究已不仅限于形态的观察与描述，更多的是认识到组织再生的本质是发育生物学问题，因为在绝大多数再生现象中均部分地重现组织的胚胎发生过程（tissue embryogenesis），因此，当前的研究热点已逐渐地深入到组织再生的细胞，尤其是干细胞基础、信号传导及表观遗传调控等方面。

一、组织再生的细胞基础与机制

迄今人们已提出以细胞为基础的三种再生机制，即代偿性增生（compensatory hyperplasia）、成体干细胞激活（activation of adult stem cells）和细胞去分化（cell dedifferentiation）三种学说，有关这三个假说及参与的细胞类型总结于表7-1（钟正明和杨括，2011）。

表7-1　再生方式和涉及的细胞类型

方式	补偿性增生	成体干细胞的激活	细胞去分化	上皮间充质转化
细胞类型	肝细胞 胰岛β细胞	上皮干细胞：消化道、呼吸道、滤泡间表皮、毛囊、神经（嗅上皮、侧脑室、海马、耳蜗毛细胞）、肾近曲小管 内皮干细胞：骨髓、毛细血管和小静脉、心外膜 造血干细胞：骨髓 间充质干细胞：骨髓、骨膜、骨内膜、牙髓、脂肪组织、结缔组织、肌肉组织	两栖类：尾、肢、颌骨、晶体、视网膜、心肌、小肠 鱼：鳍、视网膜、心肌 蜥蜴：尾	两栖类：脊髓、毛细血管和小静脉、肾近曲小管

代偿性增生是指已分化的细胞又开始分裂，恢复组织的结构及其功能；成体干细胞激活是指机体的母干细胞（mother stem cell）通过自我更新形成过渡性扩增细胞（transient amplifying cell），然后增殖，分化形成多种类型的终末分化细胞；细胞去分化途径则往往要经过形成间充质样干细胞（mesenchymal-like stem cells）或经上皮向间充质转化（epithelial to mesenchymal transformation，EMT），或间充质向上皮的转化（mesenchymal to epithelial transformation，MET）。但无论哪种学说，都十分强调由细胞外基质（extracellular matrix，ECM）及某些特殊的可溶性因子组成的微环境的作用，它们共同促进细胞活化，并调控其增殖，决定其分化方向，以及最终的组织学表型和组织学结构。因此，揭示微环境的“分子生态学”（molecular ecology）中的各种因子及其错综复杂的作用途径是当今再生生物学研究中最为重要的任务。但是，值得注意的是，各种动物再生的细胞基础及分子生态是不完全一样的，如真涡虫（planarians）依靠成体多能干细胞（adult pluripotent stem cells）来完成，而某些脊椎动物则利用募集不同组织中的谱系限制性祖细胞（lineage-restricted progenitors）来进行再生，后者的再生过程及需要的微生态环境显然要比前者复杂得多（Slack，2011）。但是人们确信它们的核心机制可能具有相似性，因此常用真涡虫作为模型（Yuwen et al.，2011）。同时真涡虫的新胚细胞（neoblasts）与哺乳类多能干细胞具有相似的再生与分化能力，人们相信对真涡虫再生研究以获得的基本生物学特性知识可以扩展到对人类相似细胞的生物学特性了解，并且让人们窥察到如何利用人类干细胞进行再生研究与实践（Dong et al.，2012）。

二、与再生相关的基因研究

毫无疑问，再生活动受相关基因支配。近 20 年间，河南师范大学徐存拴等研究组着力于大鼠肝脏大部切除后的再生研究，他们系统研究了在大鼠肝脏 2/3 切除后肝再生的功能基因组学及再生肝中八种细胞的基因组学，详细剖析了大鼠肝再生中 9762 个肝再生相关基因的表达变化谱，为深入研究肝再生的分子机制及今后实际运用提供了宝贵资料（徐存拴和章静波，2009）。

此外，有许多证据表明某些基因的表达与再生密切相关。例如，蝾螈断肢再生时，*Msxl* 基因表达增强。不少实验证明 *Msxl* 基因主要在去分化过程起作用（Simon et al.，1995）。相反地，若 *Msxl* 基因缺失，则新生小鼠丧失断肢的再生能力。与 *Msxl* 基因密切相关的是 *BMPs* 基因，一个或多个 *BMP* 配体表达下调可以激活 *Msxl* 表达。

MMPs 也是研究较多的一组基因，其中有一组是 MMP 蛋白酶家族，它们能降解大部分的 ECM 蛋白，而 ECM 在再生与重塑中具有很重要作用。此外，新近发现，*MMPs* 还可以启动细胞信号转导。近几年研究较多的亚当斯（AMDMs）蛋白亦参与再生过程的 ECM 重塑。

在斑马鱼的研究中，人们用突变筛选和定点克隆技术发现某些基因是鳍或心脏再生所必需的。这些基因包括编码有丝分裂检查点激酶的基因 *mpsl*、与蛋白转运相关的基因 *slyl* 和可调控 *Msx* 基因表达的 *FGFs* 基因等。

除了上述与生长、代谢和调节细胞分化相关外，还有些基因与再生的极性或轴向决定密切相关，例如，在蝾螈的肢芽发育过程中，人们发现 *Hox-D* 基因决定肢体的前后轴向，而 *Hox-A* 基因决定远近轴向。有趣的是，在再生时，*Hox-A* 也会被重新诱导出来。而且 *Hox-A* 是由 *Msx-l* 基因诱导的。

此外，在再生过程中，神经生长因子也起着极为重要的作用。例如，神经胶质生长因子（glial growth factor，GGF）可以促使细胞分裂，同样成纤维细胞生长因子（fibroblast growth factor，FGF）、转铁蛋白（transferrin）均有相似的作用。从已有的知识看，在再生过程中，某些基因或基因群的表达变化是至为关键的（Anthong et al.，2008）。

三、组织再生的表观遗传学研究

在各种动物中，丢失或受损部分的再生能力有很大的差异，即使同一个体，如果处于不同发育阶段，这种能力也会有改变。例如，在脊椎动物，有尾两栖类的蝾螈及某些鱼类都有极强的再生能力，可以再生失去的肢体或鳍，而无尾两栖类，如蛙或蟾蜍，则再生能力可随发育阶段不同而不同。处于蝌蚪期的非洲爪蛙，可以再生被切除的肢体，但到了幼蛙期便失去了这种再生能力。新近的研究表明，小鼠早期胚胎的心肌保持有再生能力，但是于出生后一周内便失去这种能力（Porrello et al.，2011）。显然，这种再生能力的维持及失去与基因的表观遗传调控密切相关，即它对基因活性的影响不是通过 DNA 序列改变，而是通过遗传修饰。

基因活性的表观遗传学调控是维持后生动物（metazoan）所有发生发育阶段的细胞一致性的重要机制。组织再生涉及细胞重编程过程，其中包括去分化（dedifferentiation）、再分化（re-differentiation）及转分化（transdifferentiation）。因此，组织再生过程中细胞的重编程（cellular reprogramming）的表观遗传学机制在再生研究中也具有举足轻重的地位（Barrero，2010）。迄今人们已将从各种动物再生能力研究获得的知识汇集一起，比较它们的再生过程，试图找出再生能力不同的动物细胞重编程有何不同，以及识别出关键因素是什么，从而找出它们的再生模式。迄今的研究显示，动物再生能力很大程度上取决于它们的生命过程中组织细胞持续保持一种“柔性染色质状态”（flexible chromatin state，FCS）能有多久。因为 FCS 能协同基因表达一起完成再生过程中的细胞重编程（cellular reprogramming）。研究提示，在整个生命过程中均保持有旺盛再生能力的动物，它们即使处于成年期，其组织细胞也能使与再生过程相关的基因处于柔性状态。因此，当动物受损伤而失去某部分组织或器官时，残留的细胞可以通过基因表达重编程应对再生需要。相反地，不能保持旺盛再生能力的动物（包括人类）在发育与成长过程中失缺了这种“柔性染色质状态”。

此外，需再生的组织并不能如同胚胎干细胞那样可转变成多能细胞状态（pluripotent cell state），也不能如同诱导 iPS 那样进行重编程因子的外源表达，但自然的再生信号可重启组织细胞的染色质状态，产生多种谱系限制性的祖细胞状态（lineage-restricted progenitor states）（Ho and Crabtree，2010）。每个祖细胞的再生能力因细胞类型的不同而不同，提示染色质状态的柔性具有细胞类型依赖性。另外，染色质的状态则由 PCG（polycomb group）和 TrxG（trithorax group）来调节。它们在细胞内分别组装成复合物，并使相互拮抗的基因发挥调节功能。PCG 蛋白使得靶基因处于缄默状态。但是为什么有些动物可以较长时期保持这种柔性染色质状态，有些动物则不然，仍需进行深入的研究（Katsuyama and Paro，2011）。

四、再生模板的研究

再生模板（regeneration templates）有天然的或是生物人工的（bioartificial）支架，它们的运用有利于机体细胞迁移至受损部位。这已在真皮、结缔组织、外周神经、泌尿管组织、消化道及骨组织再生中得到应用。已证明尸体真皮基质（cadaver dermal matrix，Alloaerm®）和胎牛真皮基质（fetal bovine dermal matrix，Primafrix™）可以促进烧伤的修复，猪真皮基质（Permacol®）、猪小肠黏膜下基质（SIS，Sargisis™）可促进疝的修复。Primafrix™和 Oasis™可加速糖尿病溃疡的愈合。最广泛应用的生物人工真皮基质是 Integra®，它含有小牛真皮胶原、硫酸软骨素-6（chondroitin 6-sulfate），临床应用表明对烧伤、创伤有很好的疗效（Badylak et al.，2012）。

研究表明，充以Ⅰ型胶原共聚物和硫酸软骨素的并有纵向排列小孔的胶原管可以促进受损外周神经轴突的再生，而胶原层粘连蛋白基质、藻酸盐胶等可促进脊髓轴突的再生。已证明膀胱基质作为模板能有效地促进猪膀胱壁组织及患者尿道壁的再生。SIS 基质可以促进动物食管、小肠、胆管、气管、膀胱及输尿管等微小缺损的再生。聚酯网（polyester mesh）用作模板也可以促进气管和膀胱微小缺损的再生。

迄今已证明众多的支架，其中包括陶瓷、聚酯复合物及生物活性玻璃均可吸引 MSCs 迁移至生物材料，并分化为骨细胞而促进骨的再生。有学者将携带重组生长因子的质粒（主要是 BMPs）或病毒与多聚物结合，证明这种支架材料可以促使 MSCs 向成骨细胞分化。在兔的实验中，已证明用藻酸盐填充胫骨骨膜下腔（subperiosteal space）可以产生新骨，并可用于移植实验。其原理是 MSCs 可从骨膜迁移至藻酸盐形成新骨，这种新骨可用于修复胫骨缺损。

五、组织再生的诱导与调控

迄今人们已测试过多种理化因子诱导或促进组织再生。已有不少实验证明诸多生长因子、激素类物质具有这种功能。TGF-β1、TGF-β2、FGF-2、EGF、IGF-1 及 GH 均可加速实验动物的组织再生，其中 FGF-2 和 GH 也可促进人的组织再生。还有报道，青葙（celosia argentea）叶提取物、钒酸盐（vanadate）、氧甲氢龙（oxandrolone）、芬太尼（fentanyl）、油脂酸（oleic fatty acids）、猪牙髓基质（pig enamel matrix）、ketanserin 及肽 HB-107 都可以加速细胞的再生及皮肤的修复。它们作用的机制在于通过加速再上皮化（re-epthelialization）促进血管生成或具有抗炎症作用。

除了上述主要用于局部的生长因子之外，许多可溶性物质诸如甲基泼尼松龙（methylprednisolone）、gacyclidine 已试用于神经组织的再生，它们或是对于神经元有保护作用，或是可以中和或消除对再生有抑制作用的物质。髓鞘蛋白对轴突再生的抑制作用可用抗体来中和。业已证明软骨素酶 ABC（chondroitinase）可以促进脊髓轴突的再生，其机制是：它们可以消除掉神经胶质瘢（glial scar）上的蛋白聚糖硫酸软骨素侧链。现已有足够证据表明，不少植入机体的细胞可以产生旁分泌因子（paracrine factors），它们不仅可促进受损部位宿主细胞的存活，减少瘢痕形成，而且还可以促进组织再生。例如，植入由同种新生儿包皮成纤维细胞及胶原构成的生物人工皮肤（bioartificial skin），它们分泌生长因子，并促进慢性创伤愈合。最后成纤维细胞被排斥，替代以宿主的成纤维细胞。若将神经干细胞移植至帕金森病大鼠的纹状体，则它们可以促进宿主多巴胺能神经元的存活，施旺细胞和嗅鞘细胞也可分泌可溶性因子和黏附分子促使脊髓轴突的再生。迄今也有不少实验证明，当将 MSCs 注入小鼠心肌梗死区时，它们也可发挥旁分泌作用，激活细胞存活基因 *Akt*，从而减少心肌细胞的凋亡。其中，胸腺素 β-4（thymosinβ-4）起着关键作用，因为它不仅在肌动蛋白 G 组装成 F 肌动蛋白纤维时起调节作用，而且也可激活 *Akt*，促进心外膜细胞迁移，以及分化成为内皮细胞。

从有的组织可以再生、有的组织不可再生的现象中，人们自然地想到机体中存在有天然的再生促进分子与再生抑制因子，它们均存在创伤部位的微环境中。因此除了识别出促再生分子外还需识别出再生抑制因子，也就是要找出再生促进与再生抑制的分子组合群。迄今已提出两种战略来识别这种促进再生与抑制再生分子。第一种即培养已知可促进宿主细胞存活及移植后能抑制瘢痕的细胞，从培养液中提取相应分子，再进行组合，找出促进再生的分子组合群；第二种则在三种体内模型中比较再生与纤维化（fibrosis）状况，其中包括细胞的、生化的、基因组学和蛋白质组学的分析。三种模型即：①野生型组织与突变型组织对比，找出再生能力的差异；②不同反应阶段组织的对比，找出与成熟及免疫系统的关系；③具有再生能力物种的组织与不具有再生能力物种的组织比较。例如，利用扣除杂交分析（substractive hybridization analysis）对非洲爪蟾（Xenopus laevis）的分析表明，有再生能力与无再生能力的组织间不仅有许多已知基因的上调与下调，而且还有许多新发现的差异基因。因此，基因组学分析加上蛋白质组学分析，以及结合生物信息学与系统生物学方法或许可以得到更清晰的结果。

近年来，人们特别关注小分子物质在再生诱导中的作用。其中人们最常使用的是维A酸（RA），它是维生素A的衍生物，分子质量为300。已知它在胚胎组织的再生，尤其在神经组织的再生中起着极为重要的作用。此外，它还可诱导肺小泡的再生。维A酸受体2的慢病毒结构物可以促进大鼠脊髓功能的恢复。RA在有尾两栖类肢体再生过程中通过近轴化（proximalization）、背侧化（posteriorization）和腹侧化（venfralization）对芽基细胞的定位有重要作用。

除RA之外，现已发现一种三取代嘌呤，即myoseverin，它可以通过使微管解聚、上调生长因子、免疫调节及应激反应基因而使C2C12小鼠肌纤维细胞去分化。另外，还有一种二取代嘌呤（di-substituted purine），即复原（reversine）。它通过与蛋白激酶相互作用可启动C2C12肌纤维细胞的去分化，从而形成间充质干细胞样细胞，然后分化成为肌肉细胞或骨细胞及脂肪细胞。还有一种合成的嘌呤衍生物称之为嘌呤吗啡（puromorphine），它可通过hedgehog信号途径诱导骨生成，而新合成的4-氨基噻唑（4-aminothiazole，即neuropathiazol），可以选择性地诱导海马神经干细胞的神经元分化。

近几年，微小RNA（microRNA）在生长、发育、分化等重要生理活动中的作用日益显现，microRNA对组织器官再生的调节作用开始受到重视，河南师范大学徐存拴研究组与暨南大学王莹研究组协作的初步研究结果表明，microRNA 对大鼠肝再生的调节作用不容忽视（Li et al.，2014）。

六、信号分子在组织再生中的作用研究

已有许多证据表明，信号因子及信号通路在再生中起着重要作用。例如，在两栖类及鱼类附肢芽基介导的再生中，FGF 信号通路起着十分关键的作用，即使处于发育晚期的肢体已失去再生能力，但当植入 FGF10 浸渍的小珠时，也足以激活非洲爪蟾肢体的再生。更令人惊奇的是，将浸渍 FGF2 小珠植入已不能再生的小鸡胚胎，还可刺激肢芽的再生，并且再生出指样的结构。因此，FGF 信号途径有可能是激发非再生附肢再生的重要因素。

除了 FGF 之外，Notch 信号途径对于哺乳类骨骼肌再生是必需的。若使受损肌肉的 Notch 信号途径激活，也可增强年老小鼠的再生能力。同样，骨骼肌 IGF 的靶向过表达也可增强年老年大鼠肌肉的再生能力，改善肌肉萎缩模型动物的表型。若 IGF 全身过表达，甚至可激发心力衰竭小鼠的心肌再生能力。Engle 等将 FGF1 与 P^{38} MAPK 抑制作用联合运用，发现可以诱导心肌梗死大鼠心肌细胞发生有丝分裂，减少瘢痕形成及增强心脏功能。

Stoick-Cooper 等最近证明，Wnt/β-catenin 信号传导对于斑马鱼及蝾螈鳍和肢体再生也是必需的。他们观察到 *Wnt8* 过表达可激发 β-catenin 信号通路的瞬间激活，使斑马鱼鳍细胞增殖，但不会引起其他部位细胞增殖。此外，组成性激活的 β-catenin 也可诱导非洲爪蟾后肢的部分再生。更值得注意的是，在斑马鱼心肌再生过程中 Wnt/β-catenin 信号途径则显著地上调。人们根据上述结果推测，Wnt/β-catenin 等信号通路通过激活可以调节增殖和分化的下调基因促进再生。

第三节　未来需求和重点发展项目建议

由于生物，包括人类，在一生的历程中不可避免地会遭受病理性和（或）外伤性损伤、组织、器官丢失，以及生理性的细胞、组织和器官的衰老，因此，开展组织、器官再生机制研究具有十分重要意义。

然而，尽管人们对再生的观察已历经 300 多年（如果追溯到古希腊神话则时间更长），有目的再生实验研究也有近百年，但组织再生现象仍似一个谜团，只有到了近代，随着实验生物学、细胞生物学、分子生物学，尤其是干

细胞生物学和发育分子生物学研究进展，人们才逐渐认识到再生基本上是一个“组织的胚胎发生”（tissue embryogenesis）过程，或者说是局部组织或器官的胚胎发生重现。基于当前相关学科的发展水平，结合我国的历史沿革、基础、需求，从组织再生的角度，建议开展如下几方面的研究。

1. 再生过程的比较基因组学与蛋白质组学研究

如上述再生与诸多基因或称之基因群有关，这些基因在再生过程中可能会相继出现，或表达增强，或表达降低。虽然现在已知某些基因和蛋白质与再生有关，但迄今似乎还没有十分系统地研究与比较。我国在基因组学与蛋白质组学研究方面已积累了较为丰富的经验与技术储备。因此，可以在再生的比较基因组学与蛋白质组学方面做出较前沿甚至领先的工作。

或许可以用蝾螈肢体再生过程作为研究对象，因为这是比较经典的模型，而且在再生过程中，细胞与基因的改变也十分“经典”与明确，但迄今尚无再生过程中十分精细地进行分期比较。我国也许可以在该领域抢占滩头。除常用的模型动物蝾螈外，中国特有的具有活化石之称的大鲵可能是取代蝾螈的首选动物。除两栖类之外，涡虫也是常用的模型动物，它们具有结构简单、再生能力强等优点，可能可以明确而快捷地提供信息。

2. 建立干细胞/祖细胞库（包括iPS细胞）及其分化、潜势的研究

组织再生与再生医学最基本的前提是具有各种类型的干细胞维持其“干”性、诱导其定向分化形成所需要的各种类型的细胞或组织与器官，最后还须能控制它们在移植机体后的正常生物学特性，并使其与机体整合成为机体的一部分。为此应建立众多谱系的干、祖细胞库，并且只有对它们的分化潜能、分化成何种细胞、如何调控它们形成新的细胞类型，新产生细胞的生物学特性，尤其是免疫特性，以及与机体的免疫相容性进行深入研究，方可真正用于再生医学的实践。至于防止它们转化成为癌细胞更是应着重研究的课题。

3. 再生相关的细胞因子、生长因子、抑制生长因子等的研究

某些细胞因子或生长因子是组织再生所必需的。例如，骨形态发生蛋白（bone morphogenetic protein，BMP），维生素A（Va）或视黄酸（retinoic acid，RA）与骨的再生密切相关。又如，信号分子sonic hedgehog与再生胚芽的模式形成有关。胰岛素样生长因子-1、脑源性神经营养因子（BDNF）可促进神经干细胞增殖，并在脑缺血损伤的修复中起着很重要的作用。在内外

环境中，除了有促生长的因子或物质外，也有许多不利于再生的因素，这些因素包括某些重金属，如镉；某些干扰胶原代谢的药物，如吲哚美辛、阿司匹林、地塞米松；某些有毒物质，如二噁英、四氯二苯二氧芑（2，3，7，8-tetrachlorodibenzo-p-dioxin，TCDD）；参与成纤维细胞增生，促进瘢痕形成，从而阻碍神经再生的硫酸皮肤素（dermatan sulfate proteoglycans，DSPGs）等。

由上可见，我们还应开展包括有利于细胞增生、分化因子的研究，又必须开展不利于细胞增生、分化因子的研究，其中包括促分裂物质、细胞毒性物质、趋化因子、抗溃疡与促炎物质的研究。

4. 组织再生的模板研究

从临床实践意义看，组织再生只是再生医学的基础与实践的前期工作，真正应用于临床的是将干细胞，或其他类型细胞及基质排列组合成特定形状结构的组织或器官。但这些细胞如何能按正确的规律排列组合，不至于排列得杂乱无章，甚至互相排斥，不再具有应有的功能，对此，人们仍极少了解。迄今人们创造的诸多人工的或天然的支架或模板还远非完善。今后需要组织材料工程学、细胞生物学及临床工作者协作攻关，只有创造出可完全替代机体器官功能的"假体"，甚至工程化的整体器官（engineered whole organ）及完全的组织（complex tissue）方能真正解决再生医学的终端问题。

5. 肝再生研究

肝有很强的再生能力。从古至今，人们一直对肝再生奥秘十分感兴趣，对肝再生的医疗应用更是求之不得。研究表明，肝再生涉及细胞激活、去分化、增殖及调控、再分化、肝组织结构重建、肝量恢复与维持等生理生化活动，而且也受激素、细胞因子、生长因子等诸多生物活性分子和神经、体液等因素调控。

肝再生既是一个重要的临床现象，也是研究补偿性增生的最佳模型。目前，有关肝再生启动和终止的因素，既包括配体/受体系统，也包括血流速和来自其他器官的信号传导，既受基因支配，又依赖蛋白作用。同时，肝再生涉及的生理活动十分广泛，每种生理活动都有多种基因参与，基因与基因、蛋白与蛋白、基因与蛋白等存在十分复杂的互作关系，至少涉及启动肝再生的细胞因子网络、促进肝再生的生长因子网络和进行肝再生的代谢网络等。因此，在基因组学、蛋白质组学、细胞组学、代谢组学和系统生物学基础上揭示肝再生机制势在必行。

今后，肝再生机制研究将在六个层面展开。第一个层面是建立在组学，包括基因组学、蛋白质组学、代谢组学、细胞组学等基础上的生物高通量分析和数据积累；第二个层面是检测数据的整理和初步分析；第三个层面是从检测数据中挖掘关键基因、关键蛋白；第四个层面是分析关键基因、蛋白的作用及作用网络和作用机制；第五个层面是验证上述理论分析结果；第六个层面是将上述研究成果转化为肝病诊治方法。同时，把第一到第五层面的研究具体到构成肝的各种细胞，进而了解它们在肝再生中的生理活动和相互作用，为肝组织工程和构建人工肝奠定理论基础和提供技术支持。

我国是一个肝疾病“大国”，肝炎、肝硬化、肝癌、肝损伤等发病率很高。对肝再生的研究或许可为这些疾病的治疗带来希望，我国在肝再生研究已经积累了丰富的资料，其中包括肝大部分切除的功能基因组学研究。因此，进一步深入的工作已有较好的基础，相信可取得国际水平甚至国际领先水平的成果。

第八章 胚胎干细胞

第一节 胚胎干细胞的发展历史和现状

一、胚胎干细胞的发展史

胚胎干细胞的研究最早可追溯到 1954 年，人们从小鼠卵巢来源的畸胎瘤移植后可以反复成瘤的实验中，提出在畸胎瘤中存在一种“多能性胚胎癌细胞”，这类细胞能够分化为各类成熟的功能细胞，同时还有部分细胞始终维持未分化的特性。1970 年，科学家将畸胎瘤消化成单细胞种植到小鼠腹腔，从腹腔积液中成功分离到胚胎癌干细胞，从而揭开了多能干细胞研究的序幕。在随后利用胚胎癌干细胞开展发育的研究中，人们发现这类细胞核型异常，在体外长期传代后多能性会逐渐丧失。这些缺点限制了其在基础研究和未来临床应用的可能性。因此，人们将注意力转向正常胚胎组织，期望从中分离原始胚胎干细胞，既具有自我更新和多向分化的能力，又不会向肿瘤转化。1980 年，英国科学家 Martin J. Evans 利用小鼠囊胚的内细胞团率先建立了第一株小鼠胚胎干细胞系。这类胚胎干细胞在体外条件下能够保持自我更新能力，具有正常的核型，移植到宿主体内仅产生良性畸胎瘤，而将其移植到四倍体胚胎中，能够形成子代小鼠个体所有的细胞，具有发育的全能性。至今，小鼠胚胎干细胞一直是研究发育最佳的体外模型，并且作为基因定点修饰的胚胎源性细胞载体，为研究基因在体内发育过程中的作用提供了有力的武器。另外，胚胎干细胞无限增殖和多向分化的特点也使人们意识到其有可能成为未来开展细胞替代治疗的重要资源。因此，科学家开始致力于研究获取人类胚胎干细胞系。继恒河猴、灵长类胚胎干细胞系的成功建立之后，1998年，Thomson等率先从体外受精治疗后剩余的胚胎中分离出内细胞团，建立了人胚胎干细胞系，这一突破性进展在全世界范围内引起极大反响，被评为1998年世界十大科技成果之首。

虽然造血干细胞早在20世纪60年代就开始应用于临床，但直到人胚胎干细胞成功建系，人们才真正重视干细胞产业，并掀起了以人胚胎干细胞为中心的干细胞研究和应用热潮，引领了近10年来再生医学产学研蓬勃发展的局面。人们设想胚胎干细胞能作为体外无限的种子细胞来源，通过体外诱导，能够向身体的任何一种细胞类型分化，获取特定的功能细胞移植到机体相应的病变部位替代失去功能的病变细胞，甚至在不远的将来利用分化的多细胞类型进行体外组织和器官再造，来治疗多种目前难以治疗的退行性疾病，如心血管疾病、糖尿病、骨及软骨缺损、神经损伤、帕金森病等。基于胚胎干细胞的治疗有可能改变未来的医疗模式，带来划时代的医学革命和医疗产业革命。很多国家纷纷出台并发布了干细胞领域重大规划，有力地促进了世界范围内干细胞研究的迅速进展，在胚胎干细胞特性维持的分子机制、体外分离培养和诱导分化的条件优化、初步的组织器官再造和临床应用等方面都取得了巨大的突破。

二、胚胎干细胞的基础研究现状

1. 文献量统计分析

利用公共数据库（PubMed和Web of Science）对1998～2011年人胚胎干细胞研究进行检索和统计分析，结果表明：自1998年人胚胎干细胞被分离培养以来，关于胚胎干细胞的文献数量逐年快速递增并延续至今。在2000年我国开始有与胚胎干细胞研究有关的文章发表。随着国家对科研投入的加大，近年来我国胚胎干细胞研究增长较快，发表论文数量占当年全球ESC论文数量的比例从2000年的2.53%增长到2011年的9.15%。

我国人口基数大，每年体外受精-胚胎移植的周期数也处于世界前列，在不孕症患者知情同意的前提下可以获得较多符合伦理学和法律要求的废弃胚胎用于人胚胎干细胞建系和后续研究。

2. 我国胚胎干细胞基础研究现状

我国对胚胎干细胞的研究一直持积极的支持态度。2003年12月，科学技术部联合卫生部制定了《人胚胎干细胞研究伦理指导原则》，明确规定我国禁止进行生殖性克隆人的任何研究，但是支持治疗性克隆研究，并对人胚胎干细胞的获取途径、研究的行为规范进行了明确说明。这一原则为我国人胚胎干细胞的研究和发展提供了积极、宽松的环境。

自 2001 年有关我国自主人胚胎干细胞系研究报道以来。目前，我国已有超过 10 个实验室宣布获得了具有自主知识产权的人胚胎干细胞系，其中包括遗传疾病的胚胎干细胞系（如地中海贫血和染色体病等），并逐渐被国内多家研究机构和课题组采用。在 2011 年 12 月，《自然·生物技术》（*Nature Biotechnology*）杂志发布了历史上规模最大的胚胎干细胞系遗传变异研究成果，对包括 19 个国家 70 多所机构的 125 株人胚胎干细胞系进行系统研究。其中包括 12 株来自中国的人胚胎干细胞系。

在我国人胚胎干细胞研究主要分布在经济较发达的华东、华北、华南等地区，其中又以大城市为主，如北京、天津、上海、广州等；中南地区以长沙较为突出。国内对人胚胎干细胞的研究主要集中于胚胎干细胞多能性的维持机制、胚胎干细胞向胰腺 β 细胞、心肌细胞、神经细胞、血液细胞的诱导分化等研究，取得的研究成果让我们向实现再生医学治疗糖尿病、心肌梗死等疾病的目标迈出了重要的一步。

三、胚胎干细胞的产业化现状

干细胞产业化涵盖以下几个方面的内容：一是在药品生产质量管理规范（GMP）条件下建立可以用于临床治疗的干细胞库；二是以干细胞作为药物毒性测试和新药开发的工具；三是进行大规模化生产的技术突破和临床实验以及相关技术许可；四是利用干细胞诱导得到特定终末功能细胞进行细胞治疗。干细胞的产业化有着巨大的应用前景和经济价值，目前摆在我们面前的问题是调动一切资源加大对干细胞研究和应用的投入，完成基础研究向商业化转化的对接。

虽然胚胎干细胞的研究受到 iPS 细胞和直接转分化的冲击，但目前获准进入临床试验的多能干细胞仍然是几个胚胎干细胞的项目。2009 年 1 月，美国 FDA 批准美国杰龙公司开展人胚胎干细胞来源的少突胶质细胞治疗脊髓亚急性损伤的临床试验，这也是人类历史上第一个进入临床试验阶段的干细胞产品。虽然该临床研究项目在接受了 4 例患者治疗后，于 2011 年 11 月 14 日因费用过高而不得已终止，但是美国杰龙公司在脊髓损伤上的 Ⅰ 期临床实验进展顺利并且还获得美国加州再生医学研究所（CIRM）提供的 2500 万美元的继续资助。2010 年 11 月 22 日，美国先进细胞技术公司（ACT）获得 FDA 批准，开展利用胚胎干细胞疗法治疗斯特格症的临床实验，这是 FDA 批准实施的第二起源自人类胚胎干细胞的细胞临床试验。2011 年 1 月 3 日，FDA 再次批准 ACT 公司开展利用胚胎干细胞治疗老年黄斑变性的临床试验。2011 年 9 月 22 日，ACT 公司在欧洲获得批准开展人类胚胎干细胞临床研究，利用人类胚胎干细胞来源视网膜色素上皮细胞就青少年失明展开临床试验。这也是欧洲首次批准人类胚胎干细胞临床研究。

据《细胞 · 干细胞》（*Cell Stem Cell*）杂志报道，细胞治疗行业在 2012 年第一季度增长迅速，其中包含 8500 万美元的投资和稳步的临床试验进程；截至 2012 年 3 月，在美国 NIH 正式登记注册的干细胞临床试验已达 3985 项，其中造血干细胞移植 2608 项，间充质干细胞临床试验 228 项，神经干细胞临床试验 838 项，胚胎干细胞临床试验 18 项，治疗涉及的疾病达 100 多种。

除了再生医学方面的应用，胚胎干细胞还可以为药物研发及药物代谢的研究提供稳定充足的细胞来源。基于人胚胎干细胞分化的功能细胞，可为药物评估与新药开发提供丰富的细胞来源并进一步为药物机制研究提供重要基础。此外，在药品进入市场之前，采用干细胞来源的功能细胞代替部分动物实验及人体实验进行药物筛选，能大量节省药物开发成本。2007 年，Bjorquist 等报道将人胚胎干细胞来源的功能细胞用于药物开发。2009 年，20 家国际顶尖制药公司有 14 家使用干细胞进行药物开发试验，其中 9 家使用人胚胎干细胞；10 家国际顶尖的生物技术公司有 5 家使用干细胞进行产品开发试验，其中 1 家使用人胚胎干细胞。2010 年，《自然》（*Nature*）杂志报道干细胞来源的肝、心脏细胞是未来药物筛选的潜在理想平台。罗氏公司与哈佛大学、马萨诸塞州、波士顿马萨诸塞州总医院投资 20 亿美元利用干细胞进行药物筛选。GE 公司采用人胚胎干细胞来源的心肌细胞进行药物的心脏毒性检测。2012 年，《自然》杂志报道，干细胞已经广泛用于药物开发。细胞动力（Cellular Dynamics）公司生产脑细胞、心肌细胞和血管细胞，并即将推出肝细胞，基本上所有的一流制药公司都从该公司购买 iPS 细胞来源的心肌细胞用于药物毒理实验，而 GE 公司自 2011 年销售人胚胎干细胞来源的心肌细胞进行药物试验，并即将推出肝细胞。

第二节 胚胎干细胞领域的研究热点和重要科学问题

一、胚胎干细胞领域目前的研究热点

人胚胎干细胞（human embryonic stem cells，hESCs）一直是生命科学领域的研究热点和最前沿课题之一，其基础研究和开发应用不仅为探索生命的奥秘提供重要依据，还将给目前各种复杂和难治性重大疾病的治疗提供新思路。胚胎干细胞由于巨大的生物学意义和潜在的应用前景，一直是生命科学研究者们最感兴趣的研究目标之一。人们对胚胎干细胞的各方面进行了大量卓有成效的研究，主要集中在以下几个方面。

1. 胚胎干细胞自我增殖和多能性机制的研究

人胚胎干细胞具有在体外长期增殖（自我更新）和分化为三胚层各种细胞类型（多能性）的能力，这种状态通过转录因子的相互作用来维持，受特定信号通路的影响。目前的研究提示在体外存在多种多能性状态。Oct4、Sox2 和 Nanog 是与多能性维持相关的核心转录因子，这些转录因子广泛的相互作用组成了核心的转录调节网络，另外其他一些转录因子 Dax1、Nac1、Zfp281、Esrrb、Nr5a2、Tcfcp2l1 和 Klf4 也与 Oct4 等有相互作用，一起协同作用调节胚胎干细胞的多能性。这些多能性转录因子的调节网络还能与组蛋白相关的酶类、microRNA 和非编码 RNA 等相互作用。在小鼠中发现，Oct4 正向调节组蛋白修饰物，诸如Jmjd1a和 Jmjd2c 的表达。同时 Oct4、Sox2、Nanog 也调节 miRNA 簇 mir302 和 mir290 的表达，这两簇 miRNA 参与细胞周期中的调控，在 hESCs 中 MiRNA-145 调节 Oct4、Sox2 和 Klf4 起抑制多能性的作用。另外，在小鼠中也发现 Oct4、Sox2、Nanog 通过结合在 X 染色体失活关键基因 *Xist* 基因的内含子区域，从而阻止 X 染色体失活。最近有报道，Oct4 能激活特定基因间的非编码 RNA（＞200bp）在人胚胎干细胞中发现 lincRNA-RoR 的敲除会引起生长缺陷导致凋亡增加。另外，在人胚胎干细胞中识别了一些人胚胎干细胞特异性的 lincRNAs，通过与 Sox2、Prc2、Suz12 等相互作用，参与了人胚胎干细胞多能性的维持。以上说明，转录因子的调节网络与表观遗传网络和非编码 RNA 网络形成了一个完整的整体来维持多能性。

越来越多的研究表明染色质是胚胎干细胞维持自我分化和多能性的重要

调控因素之一。相对于分化的细胞和体细胞而言，胚胎干细胞的异染色质更少，染色质结构处于一种松解状态。细胞染色质结构易受组蛋白修饰酶、特定位点组蛋白变异体整合及 ATP 依赖的重塑酶调控而发生多能性状态的改变。例如，近来有研究发现 *Chd*1 基因在维持小鼠胚胎干细胞多能性和松散的染色质结构方面有重要的作用。*Chd*1 缺失的小鼠胚胎干细胞不能分化成内胚层，并具有向神经分化的高度倾向性。*Chd*1 维持胚胎干细胞“干性”的机制可能与其维持松散的细胞质结构和调控转录因子（如 Oct4）介导的重编程能力有关。

人胚胎干细胞多能性的维持依赖 Activin/bFGF 通路，而维持小鼠胚胎干细胞多能性的维持依赖 LIF/STAT3 通路。最近的研究发现，在抑制 GSK3 和 Fgf/Erk 信号通路的情况下，即使不添加外源性因子也可维持小鼠胚胎干细胞的自我更新和多能性。目前从小鼠早期胚胎分离得到了两种多能性状态的干细胞——胚胎干细胞和上胚层干细胞（EpiSCs），胚胎干细胞处于原始状态，类似早期上胚层，依赖 LIF/STAT3 信号，EpiSCs 来自于胚胎植入后的晚期上胚层，依赖 Activin/ Fgf 信号，两者都能具有自我更新能力和多能性，但 EpiSCs 已经启动 X 染色体失活，且不能有效的胚胎嵌合及生殖系传递。人胚胎干细胞的特性类似小鼠 EpiSCs。目前，在体外通过改变培养条件，可以得到了类似小鼠胚胎干细胞的人多能性细胞，这类细胞在多能性基因表达模式上与小鼠胚胎干细胞存在差异，其特性还有待进一步研究。

2. 胚胎干细胞定向分化的研究

将人胚胎干细胞诱导分化为体内特异的功能细胞来治疗各种疾病，或者替代实验动物用于药物筛选，是将来干细胞产业化的主要渠道之一。这个目标的实现首先需要建立高效的诱导分化体系并且能够有效纯化获得的功能细胞。近 10 年，人胚胎干细胞的定向诱导方面取得了相当可观的成绩，经过各种诱导策略，能够在体外诱导人胚胎干细胞分化成血细胞、神经细胞、心肌细胞、血管和内皮等体内大多数细胞类型。以胰腺诱导分化为例，科学家从最初效率极低的“五步法”经验式诱导，逐渐发展到在体外模拟胰腺体内发育的过程，通过在培养基中添加不同的生长因子，信号通路抑制剂/激活剂使人胚胎干细胞向着限定性内胚层细胞—胰腺前体细胞—胰腺内分泌前体细胞—胰岛素分泌细胞的路线进行诱导分化。目前，诱导至限定性内胚层的效率为 80%～90%，诱导至胰腺前体细胞的效率为 50%～60%，诱导至胰腺内分泌前体细胞效率为 30%～40%，诱导至胰岛素分泌细胞效率为 10%～20%。将诱导细胞移植到糖尿病小鼠体内，3～5周后行组织切片染色及体内功能试验鉴定，发现胰腺内分泌前体细胞移植后的效果优于胰岛素分泌细胞，胰腺内分泌前体细胞经CD142富集后能降低畸胎瘤的形成率。

神经干细胞能在体外自我更新并具有向神经元、星形胶质细胞和少突胶质细胞三种神经细胞分化的潜能。神经干细胞的体外分离培养和扩增是研究神经前体细胞生物学特性和系谱分化潜能的有力工具。近20年来，神经诱导分化的实验方案获得了很大的发展。有文献报道，通过添加Noggin、SB431542和Compound C来抑制神经诱导中的TGF β-SMAD信号通路即可以高效、快速地将人胚胎干细胞向神经上皮祖细胞（NEP）诱导分化。目前，hESCs在体外能够诱导分化为有功能的神经细胞，如多巴胺神经元、运动神经元、少突胶质细胞和星形胶质细胞等，将这些神经细胞移植到动物模型体内，可观察到动物体内大量的神经元存活，有明显的行为学改善，且没有肿瘤的形成，为神经退行性疾病的细胞替代治疗带来了新希望。美国杰龙公司和先进细胞技术公司（ACT）即分别将人胚胎干细胞诱导分化为少突胶质细胞和视网膜色素上皮细胞，正在进行一期临床试验，用于治疗脊髓损伤和黄斑变性。其中将人胚胎干细胞来源的视网膜色素上皮细胞移植到的患者视网膜4个月后，未观察到过度增生、肿瘤形成和异位组织形成及明显的排斥反应，为后续治疗提供了有力的证据。

人胚胎干细胞向造血系分化与胚胎的造血发育极为相似，是研究健康或疾病状态下胚胎造血发育的理想体外模型。目前主要有两大类方法在体外将人胚胎干细胞诱导为造血细胞。一种是在支持性的基质细胞层上共培养，一种是通过形成拟胚体的三维培养，也有研究联合这两种方法。Kaufman等将人胚胎干细胞与来自小鼠骨髓的S17细胞系或来自小鼠卵黄囊内皮的C166细胞系共培养，获得造血前体细胞并能形成造血集落。另有将人胚胎干细胞与小鼠骨髓基质细胞系OP9、主动脉-生殖腺-中肾区域基质细胞共培养均获得了能向造血各系分化的造血前体细胞。而Chadwick等通过形成拟胚体的方法，并在拟胚体培养基中联合加入造血细胞因子获得了较高比例造血前体细胞，并且形成巨噬细胞、粒细胞、巨核细胞及红细胞集落。不同方法得出的结果表明，人胚胎干细胞来源的造血发生都表现在与造血基质细胞共培养或拟胚体形成后的特定时间，先分化为造血前体细胞再分化为各系造血细胞。将人胚胎干细胞来源的造血细胞用于移植还不成熟，Bhatia团队将拟胚体分化获得的细胞移植免疫缺陷小鼠，人源细胞的移植率仅1%。另一团队移植实验成功实现了二次移植，但效率低于0.5%。Ledran团队报道小鼠股骨移植实验效率提高了16%。

目前，各种诱导体系存在的主要问题包括：①诱导效率有待进一步提高，分化体系中不同分化程度的各类细胞混杂，难以纯化；②各类细胞分化的调控机制仍不清楚，导致分化过程相当于"黑匣子"，难以优化诱导体系，进行精确地定点定时调控；③诱导得到的终末细胞功能不成熟，难以发挥正常功能，并且终末细胞的培养环境不成熟，分化细胞难以在体外条件下长期培养和扩增。

3. 胚胎干细胞安全性的相关研究

胚胎干细胞进行细胞替代治疗的最关键问题是安全性—即移植后的ESC不会形成肿瘤。很多研究者也致力于探求胚胎干细胞遗传学和表观遗传学的特点以寻找维持ESC遗传稳定性的方法。

研究发现胚胎干细胞在培养过程中会发生基因组的改变，包括DNA片断的异常扩增，线粒体序列和基因启动子序列的甲基化改变等，将这些突变的胚胎干细胞注射到免疫缺陷小鼠体内能形成畸胎癌，不利于胚胎干细胞的临床应用。2011年，在国际干细胞研究组织（International Stem Cell Initiative，ISCI）倡导下，由英国著名干细胞专家Peter Andrews博士领导对125株人胚胎干细胞的基因组完整性进行了系统分析。结果表明体外长期培养过程中会出现许多共有的遗传突变，包括染色体的缺失和扩增，其中1号、12号、17号和20号最容易产生变异。进一步研究还揭示了20号染色体长臂上的一段DNA序列扩增频率最高，并锁定了该区域内的单个候选基因*Bcl2L1*，突变后过度表达*Bcl2L1*的细胞在培养中逐渐拥有生长优势。以上研究表明，监测ESC基因组稳定性对于ESC的安全应用是十分必要的。

由于人胚胎干细胞具有可分化成人体所有细胞（包括生殖细胞）的能力，人胚胎干细胞中的DNA损伤如果不能修复，可能将传递给分化后的细胞，导致子代胚胎干细胞出现遗传不稳定而产生肿瘤。与体细胞不同的是，当胚胎干细胞发生DNA损伤后并不会出现*p*53依赖性的G1/S细胞周期阻滞和细胞老化。有研究表明胚胎干细胞的DNA损伤后，*p*53表达并定位到细胞核，激活分化相关的信号通路。小鼠胚胎干细胞经紫外线或羟基柔红霉素处理后，*p*53将转移到细胞核中与Nanog启动子结合，促使Nanog mRNA和随后的蛋白表达下调。Nanog蛋白是维持胚胎干细胞多能性和自我更新的关键因子。在胚胎干细胞中即使只有50%的Nanog下调都会引起ESCs的自发分化。以上研究表明，在胚胎干细胞中，*p*53通路可能通过调节胚胎干细胞的分化来剔除胚胎干细胞群中的受损细胞，从而维持胚胎干细胞基因组的稳定。但是，带有 DNA 损伤的分化细胞如果应用于临床，则会带来安全性隐患。

目前，大量研究发现胚胎干细胞经过长期培养还会发生表观遗传的改变，主要围绕 DNA 甲基化、X 染色体失活（XCI）和基因组印记三个方面。2006 年，研究发现胚胎干细胞体外分化过程中，部分基因会发生异常的 CpG 岛甲基化；2007 年，有研究通过分析超过 2000 个位点的 DNA 甲基化谱发现培养过程会引起 DNA 甲基化的改变，这些改变在培养过程中可传代，且大多数变化是在分离的早期阶段引起的，约 80%的不稳定位点与肿瘤细胞类似。2008 年，有报道称癌基因启动子区域在胚胎干细胞中高度甲基化。人类女性胚胎干细胞的 XCI 状态不如小鼠胚胎干细胞稳定，容易受环境影响而发生表观改变，目前人类女性胚胎干细胞存在几种 XCI 状态：①两条活化 X 染色体状态，这种情形像小鼠 ESCs，在分化时能启动 X 染色体失活；②一条 X 染色体完全失活，表达 XIST；③一条 X 染色体部分失活，不表达 XIST。最近有研究证实大气氧压是影响 XCI 的一个关键因素。此外，Andrews-PW 小组在比较正常和培养引起核型异常的胚胎干细胞中发现，异常核型的女性胚胎干细胞不能发生 XCI，这证实遗传改变可能同时伴随着表观遗传的改变。目前关于 XCI 还有大量问题有待解决，例如，引起 XCI 改变的分子机制，人胚胎干细胞和早期胚胎中 XCI 调节方式是否类似，如何优化目前的培养条件分离得到拥有两条活化 X 染色体或是拥有稳定 X 失活状态的人类胚胎干细胞系等。

目前对于人胚胎干细胞印记异常已有一些报道：2005 年，《自然·遗传学》（*Nature Genetic*）杂志报道在长期培养过程中，大部分印记基因都维持单等位表达模式并维持正常的甲基化模式，仅发现了 *H*19 在一个人胚胎干细胞系中变成了双等位模式但配子的甲基化印记未丢失，这篇文献认为人类胚胎干细胞在相对表观是稳定的。2007 年，研究者通过对 ISCI 研究中用到的 46 个细胞系进行印记基因和印记表达模式的分析发现，*SNRPN*、*IPW* 和 *KCNQ*1*OT*1 在培养中高度稳定不易受影响，而 *H*19、*IGF*2 和 *MEG*3 则可能发生改变，可以作为监测表观稳定的指标。还有研究者通过对 22 株细胞系的 22 个印记基因进行分析，发现约一半的印记基因呈现单等位表达不稳定，而相关区域的甲基化改变是潜在的发生机制。由于印记丢失及印记基因表达模式的双等位表达与包括癌症在内的某些疾病相关，必须在人胚胎干细胞及分化产物用于治疗前，检查印记基因的表观遗传状态。目前早期胚胎和最早期代数人胚胎干细胞的印记表达模式及调节机制还有待进一步分析，对于引起印记异常的可能因素及印记异常导致的可能后果还不清楚，这些方面都有待深入的研究以确保能得到印记状态稳定且正常的胚胎干细胞。

有许多文献报道，人胚胎干细胞在体外培养过程中，会产生表观遗传甚至染色体水平的改变，而这种改变的累计效应是否会对细胞产品最终的疗效造成影响，甚至产生对受体有害的不良反应还未明确。目前，人胚胎干细胞的培养环境也远没有达到优化的水平，现有培养条件包括鼠饲养层、人饲养层、无饲养层三种，均存在遗传不稳定的问题，其中鼠饲养层还存在动物源性污染的问题，人饲养层具有同种异体污染及取材困难的问题、无饲养层的核型变异更为明显。因此，建立更为优化的培养体系，使人胚胎干细胞能够在体外维持其遗传稳定性仍然是一个尚待解决的问题，这也是其安全应用于临床的前提。

4. 胚胎干细胞免疫排斥的相关研究

要将人胚胎干细胞成功应用于临床治疗，一方面需要定向分化得到大量纯化的功能细胞，另一方面必须克服由于异体移植可能引起的免疫排斥问题。前面提及的已经获美国 FDA 批准的临床试验都是采用 1998 年建立的一株人胚胎干细胞系（H9）作为种子细胞来进行的，显然难以避免免疫排斥的问题。针对解决免疫排斥的方法，目前研究的热点主要包括：①构建患者自身特异性多能干细胞系，建立与患者具有相同主要组织相容性复合物（MHC）型别的人胚胎干细胞。②建立临床型胚胎干细胞库，蓄积一定量的人胚胎干细胞，通过组织配型降低免疫排斥。③通过敲除与免疫排斥高度相关的基因，构建低免疫原性的胚胎干细胞系。对于敲除与免疫排斥相关的基因，由于免疫系统的复杂性及基因改变造成的不可预知后果，限制了这项技术的应用。④诱导患者产生免疫耐受。利用人胚胎干细胞分化产生的树突状（DC）细胞或者造血干细胞诱导患者产生对同一株人胚胎干细胞的免疫耐受，不失为一个很好的想法，但是目前在技术上难以实现，因为诱导人胚胎干细胞分化成为 DC 细胞和造血干细胞的效率很低，难以募集足够量的细胞去诱导免疫耐受。构建患者特异性多能干细胞目前有两种方式：体细胞核移植（SCNT）和 iPS 细胞。目前利用 SCNT 建立人胚胎干细胞系存在技术瓶颈，在国际上虽有成功的报道，但是技术难度大，并且 SCNT 还具有产生异常胚胎的倾向性。如果患者本身存在基因缺陷，SCNT 无法克服。此外，SCNT 低效率需要多枚正常卵子进行侵入性的操作，会引起更大的伦理责难，以上各项理由都阻碍了 SCNT 的广泛应用。而 iPS 细胞目前效率较低，由于重编程的程度不一，得到的细胞均一性差，细胞系之间差异明显，再加上基因修饰带来的安全性问题，虽然临床运用的远景令人期待，但是近期内难以有明显的实质性突破。因此，在其他建立患者特异性多能性细胞技术不成熟的情况下，我们认为建立可临床应用型人胚胎干细胞库对于解决人胚胎干细胞临床应用过程中免疫排斥问题具有实际意义。即便在不远的将来，iPS技术解决了目前依赖外源基因插入引起的安全性问题，其仍然不适宜用来治疗基因等遗传物质突变引起的退行性疾病；而且对于老年人群，是否能从其衰老的体细胞中有效、安全的进行重编程获得iPS细胞仍然是很大的疑问，而此类人群将是未来需要接受干细胞治疗的主要患者群。除了免疫排斥方面的考虑，目前还有较多的研究显示不同的多能干细胞系之间存在分化能力上的差别，而建立胚胎干细胞库，储存一定量的干细胞系并且评估不同干细胞系的分化趋势，对于如何有效利用干细胞资源至关重要。有关人胚胎干细胞建库的研究已经证实：细胞库并不需要成千上万的细胞系，一个包含约180株人胚胎干细胞系的干细胞库就能够满足当地大部分人群在接受细胞和器官移植时的人类白细胞抗原（HLA）配型需求。因此，建立地域性的临床型人胚胎干细胞库仍将是现阶段为临床提供稳定细胞资源的候选可行策略。

另外，从1998年第一株人胚胎干细胞建系以来，全世界已经有几百株胚胎干细胞系，大家都沿用美国NIH规定的人胚胎干细胞鉴定标准。但是随着该领域的发展，人们发现：现有的鉴定标准太粗略，无法准确反映各个细胞系的特征。例如，在长期培养过程中，人胚胎干细胞即使发生了复杂的核型变异，其干细胞特征仍然可以很好地维持，具有端粒酶活性、表达干细胞特异性的标记及多能性相关的基因、保持体内外的多向分化潜能。国外也有研究表明，不同的胚胎干细胞系在分化能力上存在差异。这些问题提示我们，单一的标准无法鉴定胚胎干细胞，要了解什么是真正的胚胎干细胞，并为临床提供安全的胚胎干细胞，就必须对胚胎干细胞进行更为细致的特征鉴定。如何提供优质安全的人胚胎干细胞供下游的诱导分化和应用是一个必须考虑的问题。建立人胚胎干细胞临床应用技术标准是其应用于临床前不可回避的重要问题。

5. *胚胎干细胞大规模培养的相关研究*

将干细胞来源的各种细胞应用于临床或者药物筛选时，必须保证有足够的数量并且可持续生产。以胰岛移植研究为例，1型糖尿病患者每千克体重需要移植11 000个胰岛，并且需要经过多次移植方能奏效。假设每个胰岛平均含有 2 000 个细胞，其中 65%～80% 的细胞是能够分泌胰岛素的 β 细胞，那么一个 70 千克体重的患者每次移植需要超过 10 亿的 β 细胞。而以克隆方式生长的人胚胎干细胞即使达到汇合程度，如完全长满一块六孔板，细胞数量也仅为 1000 万，况且仅部分的人胚胎干细胞能最终分化成期望的细胞类型，因此，人胚胎干细胞的大规模培养技术是实现其临床应用所必需的。目前，人胚胎干细胞的规模化生产技术研发有一定的进展。2007 年，研究者发明了在小鼠胚胎成纤维细胞（MEF）体系下培养人胚胎干细胞的自动化操作系统，其干细胞的生长速率和分化率接近于人工培养方法达到的效率。研究者将小鼠胚胎干细胞贴附在微载体或者以多细胞团块聚集的方式进行悬浮培养，结果发现通过调节细胞密度和剪切力能够抑制细胞扩增过程中的聚集及自发分化，从而可能提供了一个相对贴壁生长更易于实现规模化生产的方法。但是，相对 MEF 包被的微载体，人胚胎干细胞在 MEF 包被的培养皿上生长更快。因此，需要进一步研究以评估胚胎干细胞为什么在悬浮培养条件下生长缓慢，帮助寻找克服这种生长障碍的方法。

二、胚胎干细胞领域目前存在的重要科学问题

1. 胚胎干细胞系的生物学异质性

随着高通量技术的应用，对于胚胎干细胞维持自我更新和多能性的分子机制和遗传及表观遗传有了更深入认识。在此基础上，需要了解为什么不同的干细胞系会出现明显的生物学差异及其机制？是分离的胚胎发育阶段、培养环境还是遗传背景的影响？能否寻找到有效的遗传和表观遗传标记来进行生物学差异的筛查？这是有效筛选合适细胞系进行产业化开发的基本前提。

2. 胚胎干细胞的安全性

胚胎干细胞大规模扩增培养和分化后对细胞的遗传和表观遗传会造成何种程度的影响？是否存在热点的突变区域？如何才能更有效和全面地发现和评估各种变化？各种变化的生物学意义如何评估？哪些因素对干细胞不良的遗传和表观遗传改变起主要作用？

3. 诱导分化

诱导体系仍有待改进。需要更清楚地了解各个谱系细胞发育的分子调控网络，在此基础上广泛筛选稳定的化合物诱导因子，并建立更有效的诱导

分化方案。尤其应关注促进各种细胞功能成熟的调控机制，了解相应器官的基质细胞如何通过构建合适的微环境在功能细胞的分化和成熟过程中发挥作用。

4. 器官形成的机制

控制器官三维结构形成的关键信号，不同细胞成分和基质成分对器官形成和发育的影响，体外器官自发组装的可能及组织工程材料在体外器官构建中的作用。

5. 分化功能细胞临床移植路径

应通过研究阐明影响 ESCs 分化及移植细胞或组织存活的关键因素有哪些？不同细胞移植最佳的移植微环境是什么？不同分化阶段细胞对宿主体内环境和免疫系统的耐受性是否存在差异？如何促进移植部位有效的血管形成？延长移植细胞存活时间的关键影响因素有哪些？

第三节　胚胎干细胞领域的未来需求和重点项目建议

一、胚胎干细胞领域的未来需求

作为有着重要科学和再生医学应用意义的领域，人胚胎干细胞的研究发展日新月异。根据对目前本方向发展历史和现实的分析，我们认为在未来的5～10年是胚胎干细胞向临床转化关键技术形成的重要时期，对于该领域知识产权的争夺也将日益激烈，我国胚胎干细胞研究面临严峻的挑战。未来需求包括以下内容。

（1）亟待建立一个多中心、跨学科、优势互补的研究团队对人胚胎干细胞产业链关键技术平台进行基础和应用的系统研究，以抢占该领域的制高点。

（2）亟待从国家战略高度，从政策层面上对人胚胎干细胞建库及相关基础和应用研究给予大力支持，利用我国庞大的人胚胎干细胞资源优势，在未来再生医学领域引领发展前沿。

二、胚胎干细胞领域的重点项目建议

（1）临床型胚胎干细胞资源库的建立。针对前述胚胎干细胞安全性和异

质性展开研究，制定临床胚胎干细胞系的质量控制标准，包括对终端细胞产品进行致瘤性的检测，明确检测规范和致瘤安全系数等技术性评价指标；细胞稳定性检测（包括全基因组范围内的遗传和表观遗传学变化的监测，以及确定有意义的关键的变异）及产品均一性和毒性检测等。研究建立体外规模化、自动化扩增的成熟技术工艺和生产线。

(2) 针对重大疾病的细胞治疗产品和组织工程器官研究。针对心脏、血液、神经、肝、胰腺、肾开展诱导体系的优化。了解各个谱系细胞发育的分子调控网络，在此基础上广泛的筛选稳定的化合物诱导因子，并建立更有效的诱导分化方案。尤其应关注促进各种细胞功能成熟的调控机制，并了解相应器官的基质细胞如何构建合适的微环境并在功能细胞的分化和成熟过程中发挥作用。研究控制肝、胰腺和肾等重要器官三维结构形成的关键信号，不同细胞成分和基质成分对器官形成和发育的影响，体外器官自发组装的可能及组织工程材料在体外器官构建中的作用。

(3) 利用胚胎干细胞来源的功能细胞建立药物筛选平台。我们认为基于干细胞的药物毒性筛查大体可以分为两个研发阶段：第一阶段主要是研究胚胎干细胞诱导分化的细胞，如心脏、肝和神经等是否具有有效筛选普遍毒性的能力；第二阶段则是在此基础上，利用具有不同药物代谢遗传背景的多能细胞库构建人群差异药物毒性筛选平台，开展不同药物代谢遗传多样性对靶细胞毒性的筛选和机制研究。我们目前的优势是建立了能代表中国人的具有一定遗传多样性的胚胎干细胞库，并且规模还在不断扩大。建立了胚胎干细胞向肝细胞、心肌细胞和神经细胞分化的技术平台。我们认为在此基础上研究建立基于干细胞库的药物毒性筛选平台将对于未来完善自主新药研发的产业链，以及推动遗传药理学研究具有重要的意义。

第九章 成体干细胞

第一节 成体干细胞研究的发展历史与现状

一、成体干细胞的概念和分类

干细胞是具有自我更新和高度分化能力的细胞群体，可以通过细胞分裂产生表型与基因型完全相同的子细胞以维持自身细胞群的大小，同时又可以进一步分化产生至少一种类型的功能细胞。根据其发育阶段不同，干细胞可分为胚胎干细胞（embryonic stem cells，ESCs）和成体干细胞（adult stem cells，ASCs）。成体干细胞是指存在于分化组织中的未分化干细胞，这种细胞能够自我更新并且能够分化形成组成该类型组织的细胞。成年个体组织中的成体干细胞在正常情况下大多处于休眠状态，在病理状态或在外因诱导下可以表现出不同程度的再生和更新能力。

根据不同的分化潜能，通常将成体干细胞分为多能干细胞（pluripotent stem cell，具有分化成为多种不同组织细胞类型的潜能）和专能干细胞（unipotent stem cell，只能向一种或密切相关的两种类型的细胞分化）。成体干细胞存在于机体的各种组织器官中，按照组织来源区分，成体干细胞主要有造血干细胞、骨髓间充质干细胞、脂肪干细胞、神经干细胞、肝干细胞、肌肉卫星细胞、表皮干细胞、肠上皮干细胞、胰腺干细胞、胎盘干细胞、羊水干细胞等。

二、成体干细胞的研究历史

成体干细胞的研究始于 20 世纪 60 年代造血干细胞（hematopoietic stem cells，HSCs）的发现。目前的研究证实，成体干细胞普遍存在于机体不同组织器官中；随着成体干细胞研究的深入，发现成体干细胞可以突破其“发育限制性”，跨系、跨胚层分化为其他类型组织细胞。例如，骨髓来源的间充质干细胞在特定环境中可向肝、胰腺、肌肉及神经细胞分化；肌肉、神经干细胞也可向造血细胞分化，人们称这种现象为“干细胞的可塑性”。目前，关于成体干细胞可塑性的学术观点包括“成体干细胞异质性假说”和“细胞融合假说”等。基于成体干细胞的跨系、跨胚层分化的能力，通过诱导成体干细胞得到各种所需要的细胞，用于各种疾病的治疗，成为成体干细胞研究的发展趋势，最终达到临床应用的目的（裴雪涛，2003）。

三、各类成体干细胞研究

1. 多能成体干细胞

（1）造血干细胞。造血干细胞是具有高度自我更新能力和多向分化潜能的造血前体细胞，由不同发育阶段的干细胞组成。造血干细胞有不同的来源，如骨髓、外周血和脐血等。造血系统在体内相对比较独立，使得造血干细胞易于分离和扩增培养。造血是一个动态过程，骨髓中的造血干细胞不断地产生髓系、红系和淋巴系细胞，并逐步分化至各系成熟血细胞，释放入血液循环系统参与各项机体活动。造血干细胞移植目前已成为血液系统肿瘤、部分自身免疫性疾病和遗传性疾病的重要治疗手段。近年来，随着对脐带血来源造血干细胞研究的不断深入，研究人员发现脐带血含有丰富的造血干细胞，其免疫细胞的抗原性较弱，细胞毒性 T 淋巴祖细胞较少，移植物抗宿主病的发生相对骨髓和外周血少来源的造血干细胞移植为轻，采集保存容易，对供者无任何伤害，因此被认为是极具潜力的新的造血干细胞来源。对脐带血造血干细胞的生物学性能、免疫学特征、移植潜能等方面的研究成为热点，显示了良好的应用前景。目前，已成功实现体外大量扩增早期造血祖细胞和各阶段的造血前体细胞，以及定向诱导扩增大量的血细胞、粒/巨噬细胞、巨核细胞/血小板、树突状细胞、NK 细胞、T/B 淋巴细胞等功能血细胞和免疫活性细胞，并可对部分细胞的功能进行激活和调控。对缺陷基因进行靶向转染，最终可将造血细胞治疗更广泛和有效地应用于干细胞移植、生物免疫治疗、输血、细胞治疗和基因治疗等领域。

(2) 骨髓间充质干细胞（BMSCs）。骨髓间充质干细胞是目前研究较为深入的一类成体干细胞。BMSCs在体外不同分化条件诱导下，可以形成成骨细胞、软骨细胞或脂肪细胞等多种功能细胞，并且克隆化得到的细胞具有类似的分化特性，证明骨髓中的BMSCs是多能干细胞。骨髓来源的BMSCs可以通过体外贴壁培养加以分离纯化，可分化为多种造血以外的组织细胞，特别是中胚层和神经外胚层来源的组织细胞类型。同时，BMSCs还易于外源基因的转染和表达，是细胞治疗、组织器官缺损修复及基因治疗的理想种子细胞。

(3) 脂肪来源干细胞（ADSCs）。在脂肪组织中发现的一类具有自我更新和多向分化潜能的间质细胞被称为“脂肪来源干细胞”。ADSCs来源于中胚层，具有跨胚层诱导分化能力，可在体外适当的培养环境或体内的微环境下向成骨细胞、脂肪细胞、肝细胞、血管内皮细胞及神经元细胞等不同胚层来源细胞分化；脂肪干细胞取材简便、来源丰富，能够在体外大规模培养和扩增，又具有多向分化能力，近年来在ADSCs方面的研究越来越深入，显示脂肪干细胞是一个非常理想的用于基因治疗、细胞治疗，以及组织工程研究的种子细胞来源。

(4) 人羊水来源干细胞（hAFSCs）。羊水组织来源的成体干细胞除了具备一般成体干细胞的生物学性状，具有良好的增殖能力及多向分化潜能之外，还能表达一些全能干细胞特有的标志分子，如SSEA-4（stage-specific embyronic antigen-4，特殊期胚胎抗原-4）、Oct-4及nanog等，说明hAFSCs是一群发育更为原始的成体干细胞；羊水属于人体遗弃组织，取材方便，不会对供者造成新的创伤，没有伦理、法律方面的限制，利用hAFSCs有可能研发出通用型组织工程产品用于细胞治疗和再生医学应用，具有诱人的应用前景。

(5) 胎盘间充质干细胞（PDMCs）。胎盘间充质干细胞是指来源于胎盘实质组织的一类有多向分化潜能的间充质细胞，很多研究报道证实PDMCs在体外具有向成骨细胞、脂肪细胞、内皮细胞、神经细胞、心肌细胞及肝样细胞等细胞分化的能力。PDMCs同样具有取材简便、来源丰富，较少的伦理和法律限制等优势，随着研究的深入进行，胎盘来源间充质干细胞已经在发育生物学、组织工程学、细胞治疗等领域显现出非常巨大的研究和应用价值。

(6) 神经干细胞。神经干细胞指中枢神经系统中具有自我更新能力并且能够分化成神经细胞（包括神经元、星形胶质细胞和少突胶质细胞）的多潜能细胞。神经干细胞在哺乳动物神经系统中的分布具有普遍性，可以从胚胎期神经系统中的多个部位分离获得，成体哺乳动物中枢神经系统中存在两个神经干细胞聚集区：侧脑室下区和海马齿状回的颗粒下层。由于神经干细胞具有潜在的分化能力和较强的增殖能力，可用于多种中枢神经系统退行性病变的治疗，并且近年来越来越多的临床试验研究结果证实了其临床应用的巨大潜在价值。

（7）肌肉干细胞。人体内肌肉组织中存在两类具有干细胞样特性的细胞：一类称为肌卫星细胞（satellite cells，SCs），也称成肌祖细胞（myogenic progenitor cells，MPCs）；另一类称为肌源干细胞（muscle derived stem cells，MDSCs），也称群旁细胞（side populations，SP），后者在数量上远少于前者。由于肌肉卫星细胞在肌肉的发育和再生中发挥主要作用，目前成人体内肌肉干细胞主要是指肌肉卫星细胞。关于肌肉干细胞的应用研究，目前集中在几个方面：①应用于遗传性肌病的基因治疗；②用于心肌梗死的细胞移植治疗；③应用于创伤修复和组织工程研究。

（8）皮肤干细胞。皮肤是人体最大的器官，也是再生能力较强的组织。表皮干细胞、毛囊干细胞是目前研究较多的皮肤干细胞类型，对于皮肤发生、病变的机制研究及皮肤损伤的修复再生研究具有重要意义。表皮干细胞具有双向分化的能力，一方面可向下迁移分化为表皮基底层；另一方面则可向上迁移，并最终分化为各种表皮细胞。深入研究表皮干细胞的发生发育对表皮再生有重要意义，也可能用于组织工程皮肤的构建。毛囊干细胞的发现对于阐述毛发的形成及皮肤的发生具有非常重要的意义，也为毛发再生、创伤治疗带来了新的治疗手段。

（9）心肌干细胞。心肌干细胞在 2005 年被分离并确定。研究表明，成熟机体的心脏组织中，存在具有高度自我更新能力和特异性心肌分化潜能的成体心肌干细胞，其能够分化为心肌细胞、内皮细胞及平滑肌细胞等心脏结构细胞。成体心肌干细胞目前被认为是最有希望通过心肌再生方式治疗缺血性心脏病及其他终末期心脏病的干细胞类型。确定特异性的心肌干细胞表面标志及体外高效扩增心肌干细胞是目前该领域研究的关键问题。

2. 专能成体干细胞

专能干细胞是一类只能向一种类型或密切相关的两种类型的细胞分化的成体干细胞，在肝、胰腺、肠上皮、角膜缘等部位组织中发现了具有此种生物学性状的干细胞，并且逐渐得到深入研究。

（1）肝干细胞（LSCs）。在对肝病发病机制的研究中证实了肝干细胞的存在。研究认为，肝干细胞为肝内胆管系统源性的具有分化潜能的细胞群，既可向胆管细胞分化，又可向肝细胞分化。肝源性 LSCs 来源于前肠内胚层，在胚胎发育过程中以成肝细胞形式存在，在成年动物的肝内侧主要以卵圆细胞的形式存在，目前认为卵圆细胞是肝源性肝干细胞的主要成分。非肝源性肝干细胞即外源性肝干细胞，是指肝外的其他干细胞移居肝后，在肝微环境的作用下增殖并分化为肝干细胞，如骨髓来源的间充质干细胞等。肝干细胞有分化成肝细胞、胆管上皮细胞的潜力。肝干细胞的研究在肝病的临床治疗研究中有着极为重要的意义，肝干细胞在治疗肝病及解决肝来源短缺方面具有广泛的应用前景。肝干细胞也可能在肝病的基因治疗中发挥重要作用，用于治疗一些遗传性的肝疾病。

（2）胰腺干细胞。胰腺干细胞是指未达终末分化状态，能产生胰岛组织或起源于胰岛，具有自我更新复制能力的一类成体干细胞，并符合以下特征：体外培养克隆样增殖；能分化为具有胰岛素分泌功能的β细胞；电镜下细胞内具有胰岛素内分泌颗粒；体内移植能存活增殖；发挥调节血糖功能；等等。胰腺干细胞为糖尿病的细胞治疗提供了最佳种子细胞来源。

（3）肠上皮干细胞。肠上皮干细胞是位于肠黏膜陷窝内的具有自我更新和增殖分化为成熟肠上皮细胞功能的细胞。肠黏膜上皮细胞不断更新及肠黏膜损伤的修复均通过肠上皮干细胞增殖、分化完成。利用肠上皮干细胞的分离、鉴定、增殖分化调控技术结合组织工程学的研究手段，可以在组织工程化人工肠组织的构建、肠损伤修复等领域取得进展。

（4）角膜缘干细胞。角膜缘干细胞位于角膜缘基底部，角膜缘干细胞是角膜上皮更新的源泉，是能够定向分化为角膜上皮细胞的专能成体干细胞。角膜干细胞移植技术是最先应用于眼科的成体干细胞移植技术。角膜缘干细胞在组织更新和创伤愈合方面发挥着重要作用。

四、成体干细胞研究的前景

与胚胎干细胞相比，成体干细胞在研究和应用方面具有以下优点：①成体干细胞获取相对容易；②源于患者自身的成体干细胞在应用时不存在组织相容性的问题，避免了移植排斥反应和应用免疫抑制剂；③成体干细胞致瘤风险相对较低；④成体干细胞的分化潜能比较局限，更容易诱导向特定的组织细胞分化，也可以直接用于体内组织的原位修复；⑤某些类型的成体干细胞有向同种组织的损伤部位迁移趋势，这点在神经干细胞表现尤为明显；

⑥分离和使用成体干细胞伦理学争议较少。因此，成体干细胞的基础和临床应用研究近年来越来越得到重视，成为干细胞研究领域的重要组成部分。

今后应该重点关注并解决如下关键的科学问题，以保证成体干细胞研究及应用的有序、健康进行，包括：①干细胞定向诱导分化调控机制的阐述；②成体干细胞的大规模扩增，即通过一定技术手段获得足够数量和高纯度的成体干细胞；③成体干细胞的组织特异性整合和功能有效发挥；④异体成体干细胞移植的免疫排斥问题；⑤与组织工程材料有机结合构建不同类型的组织、器官等。相信随着研究的深入，成体干细胞必定显现出巨大的应用前景。

第二节　成体干细胞研究的重点与热点问题

一、不同组织来源的成体干细胞的分离纯化、表型与生物学性能鉴定

细胞分离是将组织材料分散制成细胞悬液后，从中获取目的细胞的过程；细胞纯化则是从原代培养前成分混杂的异质性细胞悬液中或者从培养物中获得单一类型细胞的过程。最常用的分离造血干细胞（HSCs）的两个技术包括从全血中分离单个核细胞及从单个核细胞中分离 $CD34^+$ 细胞。利用细胞体积和密度的不同，通过沉降法去除不需要的成熟红细胞；再利用 HSCs 特有的表面标志（$CD34^+$）通过免疫磁珠分选的方法来富集 HSCs。目前，较为公认的 HSCs 的表面标志为 $CD34^+$、$CD59^+$、$Thy1/CD90^+$、$CD38^{lo/-}$、C-kit/$CD117^+$、lin^-（人 HSCs）或者 $CD34^{lo/-}$、SCA-1^+、Thy1.$1^{+/lo}$、$CD38^+$、C-kit^+、lin^-（鼠 HSCs）。对 HSCs 功能的鉴定主要有体外评价和体内评价两种方法：体外方法是模拟体内造血微环境，观察造血干细胞形成干/祖细胞集落的能力；体内评价则是应用动物模型，观察体外扩增后的人造血祖细胞在其体内造血重建的作用。

间充质干细胞（MSCs）目前通常采用密度梯度离心法分离出单个核细胞，按标准密度接种于培养基中培养 48 小时后去除悬浮细胞，进行贴壁细胞克隆的原代培养。MSCs 细胞体积小，核浆比大，不表达分化相关抗原，如Ⅰ、Ⅱ、Ⅲ型胶原，碱性磷酸酶等；细胞贴壁附着后则细胞均一地表达 SH2、SH3、CD29、CD44、CD71、CD90、CD106、CD120a、CD124 等多种表面抗原；尽管 MSCs 与 HSCs 共存于骨髓中，但 MSCs 不表达造血系统的表面标志。

神经干细胞（NSCs）一般是指存在于脑部的中枢神经干细胞。体外获得NSCs的途径有以下三种：①导入原癌基因使细胞永生化；②表皮生长因子（EGF）和碱性成纤维细胞生长因子（bFGF）可单独或共同促进NSC在体外长期增殖；③通过诱导胚胎干细胞使其分化成NSC。NSC在体外培养过程中的重要特征是短时间（24小时左右）内聚集成团（neurosphere），NSC的标记蛋白Nestin是分布于细胞质中的中间纤维，是哺乳动物神经干细胞的主要细胞骨架蛋白。有研究表明，$CD133^+$、$CD34^-$、$CD45^-$是神经干细胞的特征性表型，从扩增的$CD133^+$、$CD34^-$、$CD45^-$细胞中分离出单个细胞仍然能培养和扩增出神经球，并能分化为神经元和神经胶质细胞。

除上述干细胞外，小肠干细胞（intestinal stem cells）、内皮干细胞（endothelial stem cells）、嗅神经干细胞（olfactory neural stem cells）、神经巢干细胞（neural crest stem cells）、毛囊干细胞（follicle stem cell）等细胞数量相对较少，较难识别且不易被分离纯化，人们仍然在努力探索更简单、更快速的干细胞分离方法。

二、成体干细胞长期培养、大规模扩增

体外培养的干细胞按其生长方式的不同可分为悬浮生长型和黏附生长型两大类，相应的悬浮生长型和黏附依赖型细胞的大规模培养系统不同。对于悬浮生长的细胞，细菌培养的发酵设备经过简单的改造便可使用。这种设备节省空间，内部条件均一且能严格控制，细胞放大培养方式相对简单，适合于大规模培养。黏附细胞常采取两种大规模的培养方法：第一种方法是在保持相同细胞密度的前提下只是简单地增加细胞的培养体积；第二种方法是通过培养基灌注技术；利用生物反应器是大规模扩增干细胞的有效途径。在细胞高密度、大规模细胞培养中主要的限制因素是氧气浓度，通过搅拌的方法，向培养基中添加空气和氧气的混合物是一种非常有效的加氧方式。但大多数培养系统仍需要同时使用包括搅拌在内的多种供氧方式。细胞培养中抑制细胞生长的物质积聚是限制细胞高密度生长的主要影响因素，如氨离子的积累，乳酸和CO_2浓度过高等对细胞的生长都会产生不利的影响。随着细胞培养规模和培养密度的增大，需要一方面及时清除不利细胞生长的代谢产物，另一方面控制通气参数，平衡氧的输送及CO_2的去除，防止生物反应器中CO_2积聚，尽可能防止高浓度CO_2对细胞生长的不利影响。大规模细胞培养的后期，一些细胞系会在生物反应器中发生细胞凋亡。细胞凋亡的发生被认为是大规模细胞培养过程的重要制约环节，因此预防并控制细胞凋亡，成为大规模细

胞培养中的研究重点。

干细胞大规模培养的一个重要原则是培养过程和培养系统尽量简单，所需材料和设备易于准备，生物反应器的操作环节多、周期长、材料消耗大，一旦污染将造成人力、物力和时间的极大浪费，因此在整个培养过程中特别注意微生物的污染问题。培养罐的高压蒸气灭菌应根据培养罐的结构、大小严格按照相应的操作手册的要求进行。

三、成体干细胞定向诱导分化

干细胞在体外扩增的同时，不可避免地会自主分化。这是干细胞扩增所面临的一个难题，但同时又为我们展开了一个新的研究领域——利用干细胞具有多向分化的潜能，通过细胞因子的不同组合，定向诱导其分化，产生大量功能细胞，以满足基础研究与临床应用的需要。

以造血干细胞为例，通过 SCF、Tpo、G-CSF、GM-CSF、IL-1、IL-3、IL-6、IL-11 等因子的不同组合变化，可以诱导 HSCs 向粒系细胞、巨核细胞和血小板进行定向诱导分化；SCF、FL、GM-CSF、IL-4、TNFα 等细胞因子的组合参与了 DC 细胞的定向诱导分化；而 rhIL-2 和 CD3 则可协助获得大量增殖及长期存活的脐血细胞因子诱导的杀伤细胞（CIK）细胞，且对 LTC-IC 无抑制作用；SCF、IL-2、IL-3、IL-7、IL-15 参与了淋巴细胞的定向诱导分化；而在红系细胞的定向诱导分化中，IL-3、EPO 组合在 SCF、Tpo 等的协同作用下，可使 BFU-E 扩增 15 倍，并产生大量的血红蛋白及网织红细胞。在 MSCs 诱导研究方面发现诱导物的选择和 MSCs 对诱导物的反应是影响 MSCs 体外定向诱导分化的主要因素：在体外培养体系中加入地塞米松、β-甘油磷酸和抗坏血酸盐后，MSCs 开始向成骨细胞分化；在无血清培养体系中，MSCs 可在 TGF-3 的诱导下向软骨分化；在 1-甲基-3-异丁基黄嘌呤、地塞米松、胰岛素和吲哚美辛等诱导下 MSC 可向脂肪细胞分化；氮胞苷和 5-Aza-2′-脱氧胞苷（5-Aza-2′-Deoxycytidine）均可促使 MSC 向肌肉分化。对神经干细胞的研究表明 NSC 来源和培养条件对其分化有重要影响：研究发现睫状神经营养因子（CNTF）能诱导大鼠 FGF-2 敏感的 NSC 向星形胶质细胞的转归增加；血小板衍化因子（PDGF）使 FGF-2 增殖的 NSC 生成神经元的比例上调；脑源性神经生长因子（BDGF）和胰岛素样生长因子（IGF）能轻微增加 EGF 敏感的 NSC 分化成神经元的数量；RA 能诱导大鼠海马处的 NSC 分化为神经元且上调 trk 受体，神经营养因子作用于这些受体能促进细胞进一步成熟，说明从 NSC 分化成神经元是一个多步骤、依赖不同信号途径相互作用的过程。

除了调节细胞因子组合改变培养条件外，研究人员也开始探讨从细胞内部调节基因的表达来诱导干细胞定向分化，其中研究重点之一为小分子化合物和 micro RNA（miRNA）（Edelstein et al.，2011）。研究发现小分子化合物 SR1 和 Notch 配体能够扩增 HSCs，添加能够模拟低氧条件的小分子 dimethyloxalylglycine（DMOG）（二甲基乙二酰基甘氨酸）则能够促进红系前体细胞的自我更新，miR-155/24a/17 调控了 HSCs 向髓系共祖细胞的分化，miR145 则调控了粒系共祖细胞的分化，miR-150 使细胞更倾向于向巨核系细胞分化（Migliaccio et al .，2012）；miR-34a 和 miR-206 在 MSCs 向神经前体细胞转化的过程密切相关，miR-34a 能够调控 136 个神经元前体基因，这些基因都含有 miR-34a 的结合位点；在细胞治疗心肌梗死过程中，miR-126 和 miR-132 都参与了血管的发生；脑内大量表达的 miR-137 抑制 NSC 的增殖并促进其分化，miR-34a 的过表达能够诱发新神经元的增加和神经节的拉长，说明 miRNA 在 NSC 的诱导分化过程中发挥了极为重要的作用。

尽管干/祖细胞的体外扩增与诱导分化技术发展迅速，但是仍然面临许多富于挑战的问题，如目前尚不能确切控制其具体向某一组织分化或诱导其凋亡的最佳条件和方法，通常只能得到多种细胞的复合物，不利于临床用于移植治疗的细胞来源；干细胞永恒生长的潜能使其远期的致癌风险不容忽视；如何保证干细胞体外长期培养的同时维持其干性；干细胞体外扩增和诱导分化的最佳细胞因子组合、最适培养系统及条件；干细胞体外培养的规模化、工程化等问题仍有待于深入研究。

四、成体干细胞发育分化及其调控机制

干细胞的自我更新、增殖和分化受到干细胞所处的微环境及细胞内信号通路、转录因子、microRNA 等多种因素的调控。微环境中复杂的外部信号引发干细胞内部不同分子的表达从而调控干细胞的自我更新、增殖和分化。

体内干细胞所处的微环境（niche）对维持干细胞的自我更新和干细胞稳态发挥了重要的作用（Himburg et al.，2010）。干细胞所处微环境支持干细胞及一些细胞因子、黏附分子黏附、定居于其中。在干细胞的自我更新、增殖和分化的调控中，细胞因子及其精密的方式发挥调控作用，细胞因子通过与细胞表面特异受体的结合，活化下游信号，实现对特异基因的表达调控、活化或抑制效应，最终反映在细胞周期、表型和功能上的变化。在体内，效应细胞在一定刺激因素下释放细胞因子，对原位、邻位或远端的干细胞发挥

作用。体外为获得大量的干细胞或由干细胞衍生而成的特定细胞，往往模仿微环境中存在的细胞因子，如在体外造血干细胞的培养体系中加入多种细胞因子，包括 SCF、Flt3 配体、TPO、IL-3 等，这个培养体系可明显促进造血干细胞的扩增。此外，干细胞本身也可以分泌一些细胞因子，如间充质干细胞可分泌多种细胞因子，这些细胞因子可动员机体内源性的干细胞、促进血管新生、增强骨组织的再生等。

细胞因子激发的很多信号通路如 Notch、Wnt 和 Hedgehog 等参与调控了多种干细胞的自我更新、增殖和分化。在某些信号通路的作用下，干细胞可被诱导进入细胞周期，但却不发生定向分化，这可能与这些信号通路能直接沉默发育相关基因表达有关。例如，Hedgehog 通路能诱导 *Bmi*1 基因的表达，*Bmi*1 基因编码一种 polycomb 复合体蛋白，polycomb 复合体能沉默发育相关基因的表达，维持成体干细胞的未分化状态和自我更新能力。在造血系统中，Wnt/β-catenin 信号传导通路的存在及其完整性对 HSCs 起重要的调节作用。Notch 信号通路也参与调控 HSCs 的自我更新。体内 HSCs 的 Notch 信号处于活化状态，伴随 HSCs 的分化，Notch 信号通路失活。对 Notch 的抑制会导致离体条件下 HSCs 分化的加速和体内 HSCs 的损耗。Hedgehog 信号通路是调控 HSCs 稳态的另一条重要的通路，有报道 Hedgehog 信号参与调控 HSCs 的细胞周期，该信号通路在胚胎期造血作用的产生和成体期 HSCs 的增殖、谱系特化等过程中都发挥了重要的调控作用。

在成体干细胞的分化过程中，表观遗传修饰也显示了重要的作用。在外部信号的刺激下，干细胞中的表观修饰因子和转录因子可以协同作用，调控了分化相关基因的表达。通过研究转录因子-神经元限制性沉默因子的作用机制可发现，表观遗传修饰参与调控了 NSC 的分化。表观遗传修饰有序地控制 NSC 的分化，但它并不只局限于神经系统。有研究表明骨髓、外周血来源的干细胞向内皮细胞分化过程中需要组蛋白修饰。抑制组蛋白去乙酰化酶（histone deacetylase，HDAC）的活性，会导致调控内皮细胞分化的重要转录因子 Hox9A 表达明显下调，进而阻止干细胞向内皮细胞分化。也有报道 HDAC 抑制剂（trichostatin A，TSA）可以促进 MSCs 向肝、胰岛细胞分化，这可能与 TSA 引起组蛋白乙酰化水平增加，启动肝、胰岛分化相关基因表达有关。此外，还有报道 5-Aza 促进 MSCs 向心肌分化，可能的机制是该化合物产生的去甲基化作用使得 MSCs 中处于转录失活的心肌分化相关基因得以表达。

近年来，非编码 RNA 在干细胞中的调控作用引起研究人员的关注。很多研究表明非编码 RNA 中的 miRNA 在干细胞的增殖及分化等过程中扮演了重要的角色。许多 miRNA 的表达具有高度的组织特异性，它们在细胞命运的分化中发挥重要调控作用。不同的 miRNA 参与调控了干细胞向脂肪、心肌、神经元、造血细胞的分化。miR-143 在脂肪干细胞分化时表达量增加，而抑制 miR-143 则有效减少了脂肪干细胞的分化，其调控的靶基因 *ERK*5 的表达水平也升高。miR-181 在造血干细胞向 B 淋巴细胞分化过程中发挥重要作用，造血干细胞过表达 miR-181 可增加分化的 B 细胞的数量。有些miRNA 还参与了脑组织的发育。miRNA-124a 通过介导非神经元转录本降解而参与了神经干细胞向神经元的分化。

干细胞自我更新特性的维持及向特定组织细胞分化是由不同的分子网络调控的。这个复杂的分子网络中有转录因子的参与，有表观修饰因子的参与，有非编码 RNA 的参与，这些分子是如何交互作用调控干细胞的“干性”和“分化”还有待于研究人员进一步揭示。

五、成体干细胞衰老与恶性转化

成体干细胞具有自我更新功能并可以分化为执行特定功能的体细胞，对于人体自我修复和组织再生至关重要。成体干细胞会因分裂减少而逐步衰老，也可能过度增殖而发生恶性转化。目前，成体干细胞衰老与恶性转化研究主要聚焦于以下几方面。

1. 中心体位置偏离

研究发现，细胞分裂由中心体（centrosome）控制，正常情况下，中心体位于细胞中心，而当中心体偏离时，就会破坏有丝分裂，使其朝向干细胞过度增殖和癌症方向进行。为了阻止会导致癌症的异常细胞增殖，干细胞会将细胞分裂降低到极低程度，从而导致缺乏新细胞，加速组织的衰老，两者之间存在一个平衡问题（Cheng et al.，2008）。

2. DNA 损伤

DNA 损伤是造成成体干细胞减少进而产生衰老的主要原因之一（Nijnik et al.，2007）。为了确定 DNA 的损伤和修复对成体干细胞的影响，研究人员对小鼠骨髓中的造血干细胞进行了研究。他们发现，缺乏 DNA 连接酶 ligase Ⅳ 的小鼠，其 DNA 修复效率很低，其造血干细胞 DNA 损坏的越来越快，最终导致干细胞大量消失。

3. 端粒酶

端粒酶活性及端粒长度的维持与细胞衰老有密切关系。hTERT（human telomerase transcriptase，人端粒酶反转录酶）是端粒酶起作用的关键结构和主要调控亚单位。近年来，体外导入 hTERT 提高细胞端粒酶活性、延长细胞寿命的研究备受关注。研究人员将 hTERT 导入骨髓 MSCs，细胞寿命延长，且不影响其向神经元与星形胶质细胞分化及异体海马移植存活能力。

4. *p*53 基因

*p*53 是抑癌基因的一种，此外，它还是一个衰老相关基因，且其抑癌作用与衰老密切相关。它通过调节 DNA 的损伤、自由基生成与清除等控制细胞衰老，*p*53 基因的过度活跃会引起干细胞提早衰老。

5. p16INK4a

研究发现在血液、胰腺和脑组织中 p16INK4a 不仅是一种肿瘤抑制因子，它在抑制肿瘤发生的同时也会促成干细胞的衰老，此方面的研究已经引起高度关注（Krishnamurthy et al.，2006）。

6. Sirt1

Sirt1 是去乙酰化酶 Sirtuin 家族成员之一，与干细胞衰老密切相关（Yuan et al.，2012）。FoxO3是 Sirt1 的作用底物之一，研究表明氧化应激时，*FoxO*3 基因敲除小鼠造血干细胞自我更新能力下降，并出现早老性综合征表现，提示 Sirt1 和 *FoxO*3 可以维持静息态和干细胞的自我更新（Tothova et al.，2007）。研究发现，下调人 MSCs 中 Sirt1 的表达可以减慢细胞增长而加速衰老，过表达 Sirt1 则可以延长干细胞在体外的培养时间，并且不影响其向骨、脂肪等的分化能力。

六、成体干细胞重编程与谱系重编程

重编程是指已分化细胞的核基因恢复其分化前的功能状态。将 ES 细胞与体细胞融合能够实现体细胞的重编程，这说明在 ES 细胞内存在诱导重编程的因子，基于此考虑，日本学者山中伸弥（2006）等研究了 24 个可能的重编程分子以确定其功能，结果显示通过反转录病毒转染其中的四个因子 Oct4、Sox2、c-Myc、Klf4 到小鼠成纤维细胞中，能够获得与 ES 细胞特性基本相同的多能性干细胞系，将其称为 iPS 细胞，该研究结果在 2006 年发表后引起了极大的轰动，随后于 2007 年年底人 iPS 细胞同样被三个不同的研究小组成功建立。但此前已有的关于 iPS 的研究，无一例外地采用了反转录病毒载体将特定组合的编码转录因子的基因导入体细胞，存在潜在的致癌风险，这是人们最为担心的问题之一，也是 iPS 技术推向应用所面临的巨大障碍，因此在后续的研究过程中，研究者主要是紧紧围绕两个问题展开研究，即“安全性”和“有效性”，其中，以“安全性”为主，兼顾“有效性”，因而在重编程方法上进行了很多卓有成效的研究（表 9-1）。

表 9-1　重编程方法总结和比较

输送模式	表达时间	基因组整合	重复转染	效率
反转录/慢病毒	持久	是	否	高
转座子	持久	是，但可去除	否	中
腺病毒	短，但起始转染效率高	否，但可能发生整合	否/是	低—中
EBNA1/OriP 质粒	较长	否，但可能发生整合	否/是	低—中
小型环状质粒	比传统质粒长	否，但可能发生整合	否/是	低—中
传统质粒	较短	否，但可能发生整合	是	低
蛋白质	瞬时	否	是	低
mRNA	瞬时	否	否/是	高

除了转染方法的改进，在重编程因子上也实现了去除 c-myc 的因子组合，并筛选了新的因子组合如 Oct-4、Nanog、Sox-2、Lin28 等，大大提高了 iPS 的安全性，但与此同时 iPS 产生效率也大大下降，因此研究者们根据重编程机制的研究筛选除了一系列可以提高重编程效率的激活因子，包括小分子化合物、miRNA、RNA 干扰策略等，尤其是小分子化合物大大方便了未来的临床应用而避开了繁琐的遗传转录因子介导的缓慢的重编程过程（表 9-2）。

表 9-2　重编程中使用的激活因子及靶标

靶标功能	靶标（试剂）
调节永生化、增殖和存活潜能	*p*53 抑制（SV40 大 T 抗原、*p*53 RNA 干扰）、端粒酶 TERT 过表达、ROCK 抑制（Y27632、thiazovivin），抗氧化及其他小分子
调节表观遗传学状态	组蛋白去甲基化酶 HDAC 抑制（丁酸盐、丙戊酸 VPA），H3K4 甲基化激动剂（trancyclopromine hydrochloride），H3K9 甲基化拮抗剂（BIX01294），CpG 甲基化抑制（5-Aza，RG108）
调节信号转导通路	TGF-beta 抑制（A83-01，SB431542），MEK 抑制（PD0325901），Wnt 激动剂（Wnt3A，CHIR99021），L 型钙离子通道激动剂（BayK8644）
调节代谢途径	糖分解代谢（PS48），多向性效果（Myc、低氧、丁酸盐）
调节 miRNA 通路	miR-302a，b，c，d；miR-367，miR-372

在iPS起源的种子细胞上，目前为止已经成功从成纤维细胞、B淋巴细胞、胰岛细胞、小肠细胞、胃细胞等获得了iPS细胞。与此同时，目前已经基本确认，与核移植相反，与已分化细胞相比，成体干细胞更容易被重编程为iPS细胞。例如，Kim等就发现，仅需要两个因子：Oct4和Klf4，就足以诱导成年小鼠神经干细胞获得iPS细胞。而采用人脐血来源的$CD133^+$造血干/祖细胞，只需要Sox2和Oct4两个因子即可获得iPS细胞。另外也有研究表明，导入Oct4因子即可诱导小鼠表皮干细胞的重编程。

目前，利用iPS细胞分化来源的造血细胞、神经细胞、肝细胞、心肌细胞在动物模型上进行相关疾病的治疗也已获得成功。iPS细胞的成功意味着可以不用卵子或胚胎就能得到与胚胎干细胞系具有相似分化潜能，同时又可能获得与患者具有相同免疫配型的患者特异性的多能干细胞系，该项里程碑式的研究将开启未来个体化治疗的发展之路。

与此同时，不经过iPS阶段的谱系重编程也取得迅猛的发展，通过转染目的细胞发育所需的关键转录因子（以神经细胞为例，如Ascl1、Brn2、Mytl1组合或者Mash1、Nurr1、Lmx1a组合）而使得成纤维细胞直接转换为目的细胞（如神经细胞、多巴胺神经元等），完全避免了成瘤性的潜在危险，同时大大提高了重编程效率，此种技术称为谱系重编程以区别于iPS技术。而在重编程方法上，将化学方法应用于干细胞的研究，例如，用小分子化合物诱导分化细胞向所需的目的细胞的谱系重编程能够更精确地在体内、体外控制细胞命运，这无疑将会给干细胞在再生医学中的应用开辟更广阔地天地。

第三节　成体干细胞研究领域未来需求与重点发展项目建议

一、成体干细胞在未来的需求分析

1. 成体干细胞在细胞治疗、组织工程和复杂器官生物构建中应用

成体干细胞研究日益受到广泛关注并显示出越来越广阔的应用前景，在细胞治疗、组织工程和复杂器官构建等领域具有极为重要的应用价值。随着成体干细胞的发育调控、诱导分化机制等基础研究不断取得令人振奋的成果，基于成体干细胞为种子细胞的细胞治疗、组织工程、基因治疗等研究及应用也取得了长足进步，已经有相关的研究成果应用于临床工作中，如

应用自体骨髓间充质干细胞移植治疗缺血性心血管疾病、神经干细胞移植治疗神经退行性改变，以及基于成体干细胞为种子细胞的组织工程化组织器官构建等，显示了成体干细胞的巨大应用价值。另一方面，随着不断发现新的成体干细胞来源，如胎盘干细胞、羊水干细胞等，拓展了成体干细胞的来源途径，为基于成体干细胞的各种治疗手段提供了更多更好的种子细胞来源。

在细胞治疗方面，造血干细胞移植技术已经逐渐成熟并且得到广泛的应用，并成为治愈恶性血液病和某些实体瘤等疾病的可靠选择，显著提高了临床疗效。急性白血病、慢性粒细胞白血病、淋巴瘤的长期生存率分别为50%～70%、70%～80%和60%～80%，明显高于常规化疗。重型再生障碍性贫血治愈率也达到70%～80%。近年来，骨髓间充质干细胞因具有高度自我更新能力、多向分化潜能和取材方便等优点而使其备受关注，成为细胞治疗的理想种子细胞，从1987年首次确定发现至今，对其基础和应用研究的热情经久不衰。在临床应用和研究中包括心血管系统疾病、心肌梗死、神经系统、糖尿病、软骨和骨损伤、克罗恩病、移植物抗宿主病（GVHD）等，而在肾、肌肉和肺的损伤修复中也有初步进展。除骨髓之外，脂肪、脐血、胎盘、脐带来源的MSCs也被证明具有很好的应用前景。此外，如神经干细胞、肝干细胞、心肌干细胞、肌肉干细胞和毛囊干细胞等多种细胞在治疗各种复杂疾病中均展现了良好的应用前景。

组织器官的损伤和功能衰竭一直以来是人类健康所面临的一大难题，传统的治疗模式已经越来越不能满足临床需求。干细胞的研究与应用将有可能使人类实现完美修复损伤组织和器官的梦想。这一点随着组织工程、胚胎工程、细胞工程、基因工程等各种生物技术的发展和干细胞生物学研究领域的突破而展现出无比广阔的前景。通过分离各个器官的相应成体干细胞在体外扩增并诱导其向终末细胞分化，可以作为各种组织工程产品的理想种子细胞来源。理论上讲，干细胞工程和现代组织工程学几乎涉及人体所有的重要组织和器官及人类面临的许多医学难题，此领域研究的理想目标是以干细胞为种子细胞的组织工程产品，如人造皮肤、血管、骨、软骨、肌肉、瓣膜、神经，甚至胰岛、肾、肝、心脏等相继问世，从而实现人类完美修复组织器官的愿望。

在最近几年的研究中，通过细胞谱系重编程技术可以直接从成纤维细胞获得造血祖细胞、心肌细胞、肝细胞和神经细胞等，进一步拓展了成体干细胞的来源，这一技术可以认为是成体干细胞应用中的一个新的里程碑，开启了患者个体化的成体干细胞治疗的发展之路。

2. 成体干细胞的体外扩增、诱导分化、细胞产品的规模化制备及安全性评价

近年来，干细胞培养技术和条件日益成熟，干细胞的体外扩增与诱导分化已取得长足的发展。对干细胞的体外扩增和诱导分化的实验研究进一步证实了多种成体干细胞高度的自我复制、多向分化的潜能及可塑性的特征。成体干细胞在体外能长期培养和扩增，具有极强的增殖和分化潜能，而自体肌肉干细胞、神经干细胞、造血干细胞、间充质干细胞等经过适当的扩增分化处理可用于免疫治疗、基因治疗、替代治疗、支持治疗等相关的细胞移植，也许将突破组织相容性和伦理等方面的束缚。

尽管干细胞的体外扩增与诱导分化技术发展迅速，但仍存在很多问题亟待解决，如干细胞永恒生长的潜能使其远期的致癌风险不容忽视；干细胞体外扩增和诱导分化的最佳细胞因子组合、最适培养系统及条件、移植物在受者体内能否长期稳定植入、移植后的免疫排斥反应、移植相关的远期毒副作用及移植后细胞衰老及恶性转化的安全性检测方法和标准的确定等。加强成体干细胞的体外扩增、诱导分化、细胞产品的规模化制备及安全性评价研究将有利于干细胞研究及应用的持续发展；干细胞技术的飞速发展和干细胞所特有的高度增殖、多向分化潜能性质的开发与利用，将大大推进干细胞工程和组织工程的进展，终将彻底解决上述问题。不远的将来，有可能在体外培养某种干细胞，定向诱导分化为我们所需要的各种组织细胞，经过进一步修饰、加工及与细胞外基质材料完美结合以供临床应用。

3. 干细胞临床应用的技术标准、技术规范、临床准入和伦理准则等

虽然成体干细胞在许多疾病的临床研究中表现出令人振奋的疗效，但迄今为止，除了造血干细胞用于治疗血液系统恶性肿瘤外，尚未有其他成熟的成体干细胞作为常规的治疗方法进入临床实践，其中涉及的问题很多，包括干细胞疗法进入临床实践的政策法规保障、合适的动物模型用来验证干细胞疗法安全性与有效性、临床治疗的评价方法与体系尚未完善、干细胞产品临床应用的技术标准及规范尚未健全，以及相关的伦理学论证等。

目前，国家对于成体干细胞临床应用研究的管理体系并未有效建立，干细胞研发及其相关的医疗技术监管细则仍不具体和明确；与干细胞研究有关的标准和规则，包括干细胞科学研究的标准、干细胞临床试验的标准，以及临床技术应用的标准、实施干细胞治疗医院及涉及医务人员的资质标准、相关的仪器设施临床准入标准等都尚需明确。另外，干细胞产品的生产工艺与

过程，也需要相应的标准与规则。政府有关机构要及时出台合理有效的管理规则，建立规范的干细胞临床研究和应用监管模式，使公众能够在规范有序的条件下，享受这一最前沿的科学技术带来的福祉。2012 年年初，国家干细胞与再生医学产业技术创新战略联盟就此发表了声明和意见，表示必须参照国际干细胞研究学会（ISSCR）《干细胞临床转化指南》进行申请和实施；必须规范地完成临床前研究并经过干细胞研究相关专家委员会的严格论证和科学审查；获批项目必须规范地开展临床试验研究，坚决反对任何未经证实的、以牟利为目的的干细胞治疗。

加强干细胞研究及应用过程中伦理学研究同样非常重要，要使干细胞研究规范和健康发展，必须要以普遍适用的原则性伦理规范指导相对开放的干细胞基础研究，以严格的应用伦理规范和法律条文约束干细胞的应用和临床研究，使干细胞的研究、应用和相关的法律伦理共同健康和谐发展。

二、重点发展项目

1. 成体干细胞增殖分化的基础研究及其与相关学科的相互交叉与合作

成体干细胞具有良好的自我更新能力和多向诱导分化潜能，为再生医学和诸多人类重大疾病，如心血管疾病、自身免疫性疾病、组织缺损修复、阿尔茨海默病、脊髓损伤等的临床诊治带来了新的希望。加强这方面的基础研究力度，使成体干细胞能够在体外有效扩增以满足细胞治疗和再生医学临床应用之需；并且使成体干细胞的诱导分化有序、安全、可控，是保证和满足临床需求的必然之举。这方面包括深入了解和阐述在成体干细胞增殖分化过程中发挥关键作用的分子和信号通路；微环境（内源性调控和外源性调控，细胞所处的三维空间结构等）在成体干细胞增殖分化过程中的作用机制，以及如何利用有效的技术手段（如基因修饰、细胞因子的应用、模拟体内环境的生物反应器应用等）调控成体干细胞的增殖与分化等，都是今后应重点关注和加强的领域。

成体干细胞的研究始于 20 世纪 60 年代对造血干细胞的研究。目前，成体干细胞研究几乎涉及人体所有的重要组织和器官，是一个多学科相互交叉又互为渗透的领域，成体干细胞的研究涉及细胞生物学、分子生物学、胚胎学、病理学、生物医学工程等多学科的知识，是当今国际生物技术发展前沿领域之一。以成体干细胞为基础的细胞治疗与再生医学研究几乎涉及所有生命科学领域，并可带动生物医药、材料科学、计算机控制、生物信息学等多学科的广泛交叉与发展，而且成体干细胞的研究与应用，需要实验室科学家、临床医务工作者、专业的合同研究组织（contract research organization，CRO）工作人员、生物工程师、伦理学家等多学科专业人士共同参与、密切合作，只有这样才能保证此领域研究的持续、健康、有序发展。

我国政府对成体干细胞及其相关研发应用研究高度重视，无论从政策层面还是资金支持力度都给予了大力支持。此领域未来的发展趋势应是以能够替代、修复或再造人体各种组织细胞与器官的干细胞（成体干细胞）与再生医学为主线，利用多学科、多技术交叉合作的关键技术和资源平台，建立多个具有一定规模的高水平研究、生产和应用基地，形成我国干细胞与再生医学工程研究开发技术体系，并且研制具有自主知识产权的系列干细胞治疗产品，建立、完善和细化相应的技术标准、准入规范和相关伦理学指导原则，培育和带动新兴产业，加快实现部分干细胞和组织器官代用品的产业化，从而使我国干细胞与再生医学研究和应用的整体水平进入世界先进行列，部分关键技术和产品达到国际领先水平。

干细胞在产生经济效益的同时还将产生巨大的社会效益。干细胞技术是当今世界上高新技术产业中最具发展前景的产业。其研究和应用水平的高低是一个国家在生物技术领域水平高低的重要体现，是一个国家科技实力的重要组成部分。因此，能在我国国民经济建设中起到拉动生物技术发展、提升科技水平、带动一大批相关产业的作用，并且将相关的研究成果应用于实际工作，造福广大民众。

2. 成体干细胞资源保存及治疗性干细胞技术与产品的临床转化

在大力推动进行成体干细胞研究与临床应用的同时，应重视成体干细胞的资源保存；高生物活性、高安全性的成体干细胞种子资源的储备与供应，是成体干细胞与再生医学研究和临床应用的基本保证。无论是从事干细胞研究，还是作为再生医学与临床应用需求，均需一定规模与实力的实体干细胞资源储存库（成体干细胞库）提供成体干细胞种子资源保存、加工、研发、保障、治疗等服务，以满足和平时期的科研和临床医疗需要。

成体干细胞库的建立应符合国家药品生产质量管理规范（GMP）的建设标准，其容纳内容应包括多种组织来源的成体干细胞（骨髓间充质干细胞、脂肪干细胞等）、脐带血造血干细胞、细胞重编程获得的 iPS 细胞、特殊人群的自体成体干细胞等，并应具备承担成体干细胞等生物资源的采集、检测鉴定、分离纯化、培养扩增、储存运输、相关细胞产品的分级分类加工制备等工作，以及相关的数据库、资源信息库、管理系统等部门和机构的正常运作。可以由业务研发部门和企业、政府监管部门共同运行。

将干细胞研究成果及早转化，也是一项意义重大的工作，转化医学是医学研究的一个分支，它可以在基础研究与临床医疗之间建立更直接的联系。在 2003 年美国 NIH 正式提出转化医学的概念后，转化医学日益受到各国医学界的广泛关注。加快成体干细胞研究成果向临床应用的转化是国家利益的重大需求，合理规范的临床转化既能极大的促进科学研究，也能造福患者。但目前干细胞研究成果的临床转化进程可谓喜忧参半，存在的问题主要是：创新研发较少；基础研究向临床应用的转化成果较少；个案报道比较多，多中心对照比较少；研究比较分散，缺乏有规模的研究基地；缺乏有一定规模和特色的转化医学中心等。

针对上述实际情况，今后在干细胞技术与临床应用的转化方面，应做到临床转化的规范有序进行，干细胞及其产品的产业化进程不能急功近利；基础研究与临床治疗性应用相结合，产品开发和快速转化并举；前沿跟踪与自主创新相结合，缩小在某些领域与国际领先水平的差别；建立针对重大疾病的干细胞技术和产品的质量控制标准和行业规范，完善国家干细胞转化医学体系；充分发挥我国人口众多、病种资源丰富和患者数量巨大的特点，在有效监管和合理规范运行的基础上力争使干细胞及再生医学研究领域获得突破，推动我国成体干细胞研发与临床转化的健康发展。

3. 成体干细胞研究与应用的组织管理框架、技术规范和指导原则等法规的配套制定

干细胞的研究与应用发展历程中，相关的政策法律及监管的滞后或者不完善一直是包括我国在内世界各国遇到的普遍难题。2008 年 12 月，国际干细胞研究学会（ISSCR）发布了《干细胞临床转化指南》（*Guidelines for clinical translation of stem cells*）。对干细胞研究向临床转化过程中涉及的各方面的问题进行了阐述，为各国制定相关政策提供了依据，在一定程度上促进了干细胞疗法的研发进程和产业化发展进程。

我国对干细胞及其相关领域的研究和应用一直高度重视。“十一五”、“十二五”期间及国家“973”计划、“863”计划等对干细胞领域的研究进行了大力资助。2011 年 10 月，国家成立了干细胞研究国家指导协调委员会，进行总体设计、科学规划，推动建立多部门联动协调机制，强化国家战略目标和提出不同阶段的实施计划，尽快从整体提升我国干细胞与再生医学原始创新能力和国际竞争力。2011 年 10 月，中华人民共和国科学技术部等部门印发

了《医学科技发展“十二五”规划》，包括成体干细胞的分化发育及分离鉴定、扩增等干细胞与再生医学技术被列为国家“十二五”期间五大医学科技发展重点之一。2012年4月，科学技术部发布了《关于国家重大科学研究计划、科技基础性工作专项“十二五”专项规划的公示》，组织编制了包括了干细胞研究在内的6个国家重大科学研究计划“十二五”专项规划，显示了国家在成体干细胞研究领域的战略层面的高度重视。

尽管近年来，我国在干细胞研究中相继取得一系列重要成果，但在相应组织管理、法律法规、技术规范等方面存在明显的滞后现象，在很大程度上制约了我国干细胞研究和临床应用的健康发展。目前我国的实际情况是：从2007年起，国家食品药品监督管理局基本停止了干细胞药物的审评工作，2009年3月，卫生部制定印发《医疗技术临床应用管理办法》，其中干细胞治疗技术被列入第三类医疗技术，由卫生部负责技术审定和临床应用管理，但是“第三类医疗技术”的管理法规有没有具体执行细则，国家的执业医师法允许医院可以进行试验性（干细胞）治疗，干细胞技术因此可以跨越临床试验阶段直接进行临床应用，造成了干细胞治疗研发及应用混乱局面，其根本的原因在于干细胞产品审批和应用管理的基本缺失和滞后。自体成体干细胞应用研究是通过“第三类医疗技术”准入，还是所有干细胞治疗均通过药监部门准入，目前相关政策尚未出台。针对这种情况，2011年12月，卫生部和CFDA联合发布《关于开展干细胞临床研究和应用自查自纠工作的通知》，决定联合开展为期一年的干细胞临床研究和应用规范整顿工作，并加快制定和出台相关的政策法规。

在干细胞产品及新技术的临床试验研究方面，建议国家管理部门尽快打开第三类医疗技术和干细胞新药审批之门，建议干细胞临床研究准入途径应分为两部分，分别视不同情况按“第三类医疗技术”和新药研发准入。自体成体干细胞、供受者一对一的异体成体干细胞可考虑按“第三类医疗技术”准入，而一个供体对两个以上受者的成体干细胞治疗技术建议通过药监部门，按新药准入。严厉监管不合法的干细胞治疗，引导干细胞技术走向科学发展之路，临床治疗用干细胞标准和医学伦理审查制度也应尽快建立。在今后10～20年时间内，建立比较完善的干细胞及再生医学的法规和法律体系，技术规范和指导原则、伦理规范等方面配套完善，从而使我国干细胞及再生医学研发水平达到国际先进，某些领域达到国际领先水平。

第十章 重编程干细胞

重编程干细胞（又称 iPS 细胞），是将某些转录因子或基因导入人或动物的成熟体细胞内，使成熟体细胞重编程为多潜能干细胞。传统观念认为，机体发育过程中受精卵逐渐发育分化成不同器官组织的成熟细胞，如骨细胞、皮肤细胞和神经细胞等，而成熟细胞没有逆向分化的能力。近年来研究表明，通过基因改造可以使成熟体细胞重构形成拥有类似胚胎干细胞性能的 iPS 细胞。早在 20 世纪 50 年代，约翰·戈登（1956 年）利用核移植技术证明了成熟细胞核中遗传物质具有全息性并可指导发育成为个体。2006 年，日本山中伸弥实验室率先报道了 iPS 细胞的研究成果。他们利用反转录病毒基因转移方法把 Oct3/4、Sox2、c-Myc 和 Klf4 这四种转录因子导入小鼠成纤维细胞，发现可诱导其成为 iPS 细胞。iPS 细胞在形态、倍增能力、蛋白表达谱、表观遗传修饰，以及类胚体和畸胎瘤形成能力等方面都与胚胎干细胞极为相似。随后世界各地科学家陆续发现其他诱导方法也可以生成这类细胞。iPS 技术证明了细胞遗传全息性和细胞逆分化的理论，在应用方面解决了干细胞获取的伦理问题，是生命科学领域的一次巨大革命。由于 iPS 细胞在理论、技术和未来应用方面的光明前景，曾多次被美国《科学》杂志列为年度科技突破性成果。约翰·戈登和山中伸弥也因在该领域的卓越贡献而被授予 2012 年诺贝尔医学或生理学奖，充分彰显了细胞重编程领域的重要性和发展前景。

第一节 iPS 细胞及诱导技术的发展

多能干细胞具有分化成内、中、外三个胚层的能力。传统获取多能干细胞的方式是从受精卵和囊胚获得，因此一直无法规避伦理学问题。细胞核移植技术及克隆羊的诞生改变了成熟细胞不能逆分化的观念，也为 iPS 细胞技术奠定了理论基础。约翰·戈登利用核移植技术证明了蝌蚪细胞核注射入卵母细胞质后，能够指导卵细胞发育为成熟青蛙个体。该研究首次证明了卵细胞质能使成熟细胞核遗传信息指导转化为多能细胞，具有划时代的意义。克隆羊多莉的诞生也证明了哺乳动物成熟细胞遗传物质的全息性。但是，利用体细胞核转移制备多能干细胞的技术发展非常缓慢。iPS 细胞是由成熟体细胞被诱导后表达特定基因而去分化形成的多能干细胞。山中伸弥等筛选了维持胚胎干细胞特性的重要基因组合，经反转录病毒转染小鼠成纤维细胞并形成了 iPS 细胞，最终确定了对诱导多能干细胞起关键作用的四个基因，包括 *Oct* 3/4、*Sox*2、*c-Myc* 和 *Klf*4。iPS 细胞的生物学特性非常类似于胚胎干细胞，如干细胞特定基因和蛋白的表达、染色质甲基化模式、倍增期、类胚体及畸胎瘤形成等。2007 年，美国威斯康星大学汤姆逊和山中伸弥实验室又同时报道了该技术可以诱导人皮肤成纤维细胞转变成为 iPS 细胞。iPS 细胞来自成熟体细胞，并可从患者自身体细胞诱导产生，因此，具有取材简单和免疫原性低的优势。iPS 技术避免了使用胚胎获取干细胞的争议，对于推动干细胞及再生医学的研究意义重大。

第二节　细胞重编程诱导技术的发展

病毒载体介导转录因子基因导入诱导 iPS 细胞的方法存在很大局限性。首先重编程细胞的成功率非常低。在山中伸弥的小鼠细胞研究中，体细胞重编程为 iPS 的比例仅为 0.01%～0.1%。其次，所用四个诱导基因中有两个（*c-Myc* 和 *Klf*4）是致癌基因，导致部分细胞植入嵌合体小鼠后形成肿瘤。另外，利用病毒基因转移方法重编程细胞，有可能导致抑癌基因的失活或癌基因的表达。因此，传统 iPS 细胞技术在理论研究方面获得巨大突破，但在未来临床应用方面并不乐观。新型 iPS 细胞技术以提高诱导效率和诱导细胞的安全性为目标，获得了突飞猛进的进展，这些进展包括优化诱导基因组合、新型基因转移方法，以及蛋白和药物等安全高效的诱导措施。

一、iPS 细胞种类及基因组合

随着 iPS 细胞研究的深入，人们逐渐发现被重编程的细胞并不局限于特定的组织类型及特定的分化阶段。不同组织类型的成体细胞均可被重编程，如皮肤细胞、肝细胞、胃肠上皮细胞及成熟淋巴细胞等。成体细胞来源包括胎儿、新生儿、成人，甚至终末分化的成熟细胞，但是不同胚层来源或不同发育阶段的细胞重编程的效率不同。有些具有多系分化特性的细胞较易重编程，如脂肪干细胞比皮肤成纤维细胞更容易被诱导为 iPS 细胞，且产生的 iPS 细胞具有更高安全性。目前理想 iPS 供体细胞包括淋巴细胞、脂肪细胞和皮肤成纤维细胞等。

iPS 细胞技术的进步在于诱导重编程的基因组合。山中伸弥实验室最初对维持干细胞性能的相关基因进行了筛选和组合，最终发现了 *Oct*4、*Sox*2、*c-Myc* 和 *Klf*4 组合。汤姆逊等则从 14 种干细胞高表达基因中筛选出了 *Oct*4、*Sox*2、*Nanog* 和 *Lin*28 组合，并进一步证明了该基因组合诱导人体细胞重编程的能力。*Oct*-4 和 *Sox* 家族是维持细胞多能性的关键转录调控因子，缺少它们则无法进行重编程。*Klf* 家族成员、*Myc* 家族、*Nanog* 基因及 Lin28 等基因被证实能够提高重编程诱导效率。另外，miR-291、miR-294 和 miR-295 等胚胎干细胞特异小 RNA 表达能够提高重编程效率。目前证明通过和 Oct3/4 和 Sox2 等联合或单独诱导细胞重编程的因子有数十种。

二、基因导入载体优化

诱导基因导入是制备 iPS 细胞的关键技术并影响细胞重编程效率和安全性。基因导入载体分为整合型载体和非整合型载体。重组反转录病毒和慢病毒载体等整合型载体携带外源基因整合于染色体，在未来应用方面存在风险。质粒等非病毒载体安全性高但重编程效率较低。重组腺病毒对成纤维细胞有较高的转染效率，且不会将病毒基因整合到宿主细胞染色体，避免了插入突变的潜在危害。另外，采用转座子导入技术可以制备无病毒的鼠 iPS 细胞，并能成功诱导分化为功能性的多巴胺神经元。基因载体的改良及新型基因组合将推动建立无遗传修饰 iPS 细胞技术的发展。

三、蛋白质诱导多能干细胞

为克服基因操作诱导 iPS 细胞安全性问题，科学家尝试了蛋白质转染技术制备 iPS 细胞策略。通过对蛋白结构修饰使诱导蛋白容易转运到细胞中，重复处理能够诱导细胞产生多能性。例如，在添加化学小分子丙戊酸情况下，利用融合穿膜肽 11R 的蛋白质组合 Oct4、Sox2、Klf4、c-Myc 可将小鼠成纤维细胞重编程为 iPS 细胞。蛋白质诱导技术规避了基因导入诱导 iPS 细胞的安全性问题，但该技术的诱导效率依然较低，推广应用尚存在许多亟待解决的问题。

第三节　细胞重编程的机制及提高效率措施

一、细胞重编程的机制

核移植、细胞融合、细胞提取物及培养条件等都可以诱导细胞发生重编程，但细胞重编程的机制目前仍不清楚。细胞重编程与重要调控蛋白的表观遗传修饰密切相关。表观遗传修饰包括启动子的去甲基化、DNA 甲基化及组蛋白去甲基化等。甲基化是指甲基基团转移到 DNA 碱基上，其中典型的是甲基基团转移到 CpG 位点的甲基胞嘧啶上。基因甲基化能够有效沉默基因表达。在 iPS 细胞中，*Oct* 3/4、*Rex*1 和 *Nanog* 等细胞多能性相关基因的启动子呈去甲基化状态，表明有细胞多能性相关基因的启动和表达。在胞嘧啶甲基化模式上，人体 iPS 细胞高度类似于胚胎干细胞。组蛋白是结构化定位 DNA 序列的蛋白质，能够通过染色质相关修饰影响基因表达活性。与 *Oct* 3/4、*Sox*2 和 *Nanog* 相关的 H3 组蛋白是去甲基化的，这表明上述 3 个基因处于表达状态。表观遗传修饰是细胞重编程的重要调节机制。

二、提高重编程效率的措施

iPS 细胞诱导效率过低一直是该技术的主要障碍。在通常情况下，体细胞重编程效率低且动力学缓慢，需要 2～3 周时间。许多药物或化合物通过影响细胞表观遗传修饰和信号转导通路提高重编程效率，并且功能性替代某些转录因子。表观遗传修饰在体细胞重编程中有着重要作用，化学小分子改变体细胞的 DNA 甲基化、组蛋白修饰等表观遗传特性提高重编程效率。例如，组蛋白去乙酰化酶抑制剂丙戊酸能将山中伸弥的传统重编程方法的效率提高 100 倍，组蛋白甲基转移酶抑制剂可通过激活钙离子通道而提高重编程效率。我国科学家证明了维生素 C 能够通过调节 H3K9 去甲基化影响表观遗传修饰，促进重编程前体细胞成为多能 iPS 细胞。另外，化学小分子可通过调节细胞信号通路促进体细胞重编程，如激活 Wnt 和抑制 MEK-ERK1/2、GSK 和 TGF-β 等信号通路均提高重编程效率。在重编程诱导基因组合中，*c-Myc*

基因能够提高诱导效率。$p53$ 分子也是调控细胞重编程的关键因子，阻断 p53/p21 通路不仅提高病毒、质粒及蛋白诱导的重编程效率，也降低 iPS 细胞的致癌性。协同利用 $p53$ 干扰小 RNA 和 $UTF1$ 基因能将 iPS 细胞的诱导效率提高近 100 倍。可以预见的是，未来小分子化合物和重编程因子的联合应用将推进重编程技术的发展。

第四节　iPS 细胞诱导分化

一、iPS 细胞的特征

iPS 细胞具有与胚胎干细胞非常相似的生物学特征，包括细胞形态、生长特性、表面抗原、基因表达谱及端粒酶活性等。iPS 细胞形态呈圆状、大核仁及少胞质特点，并且具有与胚胎干细胞同样的增殖分裂速度。iPS 细胞表达 SSEA、Oct 3/4、Sox2、Nanog 等胚胎干细胞特有的标记分子，并且具有高水平端粒酶活性以维持自我更新和增殖能力。

iPS 细胞具有多谱系分化的能力。iPS 细胞注射到免疫缺陷小鼠体内，大约 9 周后能自发形成畸胎瘤。畸胎瘤是多谱系肿瘤，包括内胚层、中胚层和外胚层的组织。畸胎瘤在多能干细胞性能测试方面具有里程碑式意义。iPS 细胞在体外可以形成类胚体。类胚体是胚胎干细胞在培养中自发形成球状类胚体结构，它包括未分化的胚胎干细胞和分化至三胚层的分化细胞。通过微注射将 iPS 细胞注射到滋养层细胞中，能够生成嵌合体的小鼠幼仔，并能进一步杂交生成来自 iPS 细胞的完整小鼠。

二、iPS 细胞诱导分化

iPS 细胞具有多向分化的潜能，在体外已被成功诱导分化为神经元、神经胶质细胞、心肌细胞、原始生殖细胞及血小板等成熟细胞，在临床疾病治疗中有巨大潜在应用价值。

1. iPS 细胞向神经细胞分化

iPS 细胞能够分化为神经系统细胞。从 ES 或 iPS 细胞分化为神经系统功能细胞需要经过神经前体细胞阶段。目前诱导 iPS 细胞向神经前体细胞分化主要策略有直接诱导、共培养和分序诱导等。通过儿茶酚胺相关酶鉴定表明，

iPS 细胞具有像 ES 细胞一样分化成多巴胺神经元的能力。利用体外诱导技术将 iPS 细胞分化为神经前体细胞，然后移植到胎鼠的大脑组织，它们在体内能够发育成多种类型的神经细胞，并在大脑区域中形成连接。在小鼠疾病模型中，iPS 细胞在体内也能够转化为分泌多巴胺的神经细胞，并发挥生物学功能。iPS 细胞向神经系统的分化将给帕金森病等疾病的治疗带来革命性的进步。

2. iPS 细胞向心脏细胞分化

iPS 细胞在合适诱导条件下能够分化成自发跳动的心肌细胞，并表达 MEF2C、MYL2A、MYHCβ 等心肌细胞的标志分子。iPS 细胞来源的心肌细胞对于药物筛选、心肌再生及心脏发育生物学的研究均具有重要意义，并为研究人类心脏疾病提供了独特的体外模型。在 iPS 细胞向心肌细胞分化的研究中，利用化学诱导技术最近获得突破。日本学者遴选到化合物 KY02111 能够诱导 iPS 细胞高效安全地分化为心肌细胞，诱导率最高可达 98%。我国科学家也系统筛选了诱导 iPS 向心肌细胞分化的化合物，发现抗坏血酸（ascorbic acid，AA）具有高效诱导 iPS 向心肌细胞分化作用，并促进了分化心肌细胞的成熟度。AA 促进心肌细胞分化作用是通过增强胞外胶原的分泌，从而激活 MAPK 途径特异性地促进心肌前体细胞增殖。化学技术诱导有助于促进 iPS 细胞在心脏疾病发生、药物筛选及心肌再生等方面的应用。

3. iPS 细胞向造血细胞分化

iPS 细胞在合适条件下可以诱导分化为造血干祖细胞和成熟血细胞。造血干细胞移植是治疗白血病及恶性肿瘤的重要措施，但依然存在来源少及移植配型困难等问题。iPS 细胞来自患者自体细胞，从而有可能避免免疫排斥的问题。在合适的诱导条件下，iPS 细胞在体外能成功分化为血管平滑肌细胞及造血细胞等细胞类型。目前，iPS 细胞在小鼠的疾病模型中已被证明可分化形成各类血细胞，并对血液系统疾病有治疗作用。美国科学家利用 iPS 来源细胞治疗小鼠的镰状细胞贫血症获得进展。日本研究人员利用与骨髓细胞和造血生长因子共培养的策略，使 iPS 细胞分化成为巨核细胞，并进一步培育出血小板。这些进展证明了利用 iPS 细胞生产人血细胞的可能性。iPS 细胞来源的血细胞为血液系统疾病的治疗及血液制品研发提供了方向。

第五节 谱系转分化技术

谱系直接转分化技术是近年来发展的一项通过细胞重编程获取功能细胞的新技术。利用直接转分化技术，科学家们可绕过重编程干细胞中间阶段，直接将某一种成体终末分化细胞特定转化为其他组织类型的功能细胞。目前科学家们已利用该技术成功地诱导成体细胞重编程生成了血细胞、内皮细胞、心肌细胞和神经细胞等。

利用特定的转录诱导因子对小鼠和人皮肤细胞进行基因重编程，能将其转变成为生成多巴胺的神经元。在重编程神经元的过程中，调节分化的转录因子及进化上高度保守的信号分子发挥重要作用。另外，小 RNA 也通过调节染色质重塑复合体影响神经元谱系转化。参与重编程神经元的转录因子有 Mash1、Nurr1 和 Lmx1a 等。利用上述转录因子可将胚胎及成年人的皮肤细胞直接重编程为神经元。研究人员正利用动物模型检测这类直接重编程的神经元是否对帕金森病小鼠有治疗作用。利用谱系转分化技术还成功将人成纤维细胞转变为中胚层祖细胞，这些祖细胞具有双向分化潜能，可进一步分化生成内皮细胞及平滑肌细胞等功能细胞。研究人员将人成纤维细胞转变成了具有双向分化潜能的 $CD34^+$ 祖细胞，在体内具有促新生血管生成的功能。

谱系转分化技术降低了体外操作的复杂性，在一定程度上规避了细胞返回多潜能状态带来的风险。在这种策略中，重编程至多能性的完整过程被缩短或绕过，体细胞的转变经历了一种可塑性的中间状态而重编程为功能细胞。谱系转分化提供了一种简单的细胞重编程技术，但目前该技术诱导效率低下、成熟细胞扩增能力有限，有待于进一步的发展和完善。

第六节 疾病 iPS 细胞模型及药物筛选

疾病细胞模型的缺乏限制了人们对疾病细胞的生物学特征的了解和治疗药物的研发。源自患者的多能干细胞是理想的疾病细胞模型。传统获取疾病原始干细胞方法主要通过分离流产胚胎、体外基因工程突变等手段。iPS 细胞技术的出现彻底改变了人类疾病细胞建模的方式。利用 iPS 技术将取自患者的体细胞重编程至胚胎干细胞样状态，然后在合适诱导条件下分化为疾病相关细胞或组织类型，它们携带着可引起或促进疾病形成的遗传变异，从而提供了丰富的人类疾病组织资源。疾病 iPS 细胞模型将广泛应用于药物筛选和研发。目前，大量文献报道了疾病相关 iPS 细胞的进展，包括神经系统疾病、心血管疾病、血液系统疾病、代谢性疾病等。

iPS 细胞技术在遗传性疾病模型中具有非常重要的意义。在神经系统疾病中，人脊髓性肌萎缩症（SMA）是因为 *SMN*1 和 *SMN*2 突变而致。由于动物基因组中只有 *SMN*1 或 *SMN*2 基因中的一个，因此无法建立脊髓性肌萎缩疾病动物模型。美国科学家从患有 SMA 儿童皮肤中提取皮肤成纤维细胞，并诱导生成 iPS 细胞，从而首次构建了 SMA 患者来源的 iPS 细胞模型。肌肉缩性侧索硬化（ALS）也是与遗传和环境密切相关的疾病。来自 ALS 患者皮肤的 iPS 细胞为研究该疾病遗传与环境因子之间复杂作用提供了模型。在血液系统遗传性疾病中，Fanconi 贫血是最常见的遗传性骨髓衰竭综合征，利用 iPS 细胞诱导技术成功将患者诱导成 iPS 细胞，再经过基因纠正和定向诱导分化为造血细胞，它们能产生不含疾病基因的髓系和红系血细胞。β-地中海贫血症也是血液系统重要的遗传性疾病。我国科学家成功建立了 β 型地中海贫血患者的 iPS 细胞系，为该病发病机制的研究、治疗药物的筛选及细胞移植治疗提供了有力的工具。

第七节　我国 iPS 细胞的研究

细胞重编程研究只有短短 7 年时间，但该领域的研究进展突飞猛进。我国科学家的研究成绩斐然，走在世界同类研究的前列。我国科学家系统开展了各种不同种类动物的 iPS 研究，曾经成功地从小鼠、大鼠、猕猴、猪和人的体细胞中诱导并获得 iPS 细胞，并利用 iPS 细胞能够得到成活的具有繁殖能力的小鼠，率先证明了 iPS 细胞与胚胎干细胞具有相似的多能性。我国科学家合作建立了大鼠、猪等动物的 iPS 细胞系，并成功培养出了 iPS 克隆猪，这是首次在世界上获得成活的 iPS 克隆猪，有助于在大动物上应用 iPS 技术的发展。临床应用 iPS 细胞的前提是将其高效诱导分化为功能细胞。我国科学家成功地将人 iPS 细胞高效的分化成能分泌胰岛素的胰岛细胞和肝细胞等功能细胞。裴端卿教授课题组在 iPS 诱导技术和效率方面有突破性进展，发现维生素 C 能够提高 iPS 的诱导效率，并发现组蛋白 H3 赖氨酸 9（H3K9）甲基化是体细胞重编程为 iPS 细胞的重要影响因素。邓宏魁团队用小分子化合物诱导体细胞重编程为多潜能干细胞获得成功，开辟了一条全新的细胞重编程途径。

第八节　建议 iPS 细胞重点发展方向

针对 iPS 细胞领域的前沿科学问题，建议重点研究方向：①加强细胞重编程机制研究；② 大力发展更加安全高效的 iPS 细胞诱导技术，发展谱系转化重编程技术，建立高效简捷的功能细胞诱导平台；③拓展疾病 iPS 细胞的研究，建立疾病 iPS 细胞库，为疾病机制研究和药物研发提供基础和支持；④建立适合 iPS 细胞产品的临床前评价技术和平台，开展 iPS 细胞安全性及应用基础研究，推进 iPS 细胞从基础研究进入临床试验。

第十一章 干细胞保存与干细胞库

第一节 干细胞库发展历史与现状

干细胞库指储存干细胞以提供未来使用的机构。干细胞库有实体库和资料库之分，实体库指保存干细胞实物的机构，而资料库保存的只是与干细胞相关的数据。根据干细胞所处的发育阶段，可将干细胞库分为胚胎干细胞库和成体干细胞库。2006 年，iPS 细胞的出现，丰富了干细胞的来源，由于其与胚胎干细胞具有诸多的相似性，所以 iPS 的细胞系都储存于现有胚胎干细胞库中。成体干细胞是存在于已分化组织中的未分化细胞，目前已经发现的成体干细胞，按照其存在的组织不同可以分为神经干细胞、脂肪干细胞、造血干细胞、间充质干细胞、精原干细胞、皮肤干细胞和肝干细胞等。目前存在的成体干细胞库主要有造血干细胞库、间充质干细胞库等。根据干细胞的用途，可将干细胞库分为研究性和临床应用性两种。大多数胚胎干细胞库均为研究性的，而当前最主要的临床应用性干细胞库是造血干细胞库（包括骨髓库和脐带血库）。

一、干细胞库的建立背景

胚胎干细胞库的建立是随着干细胞研究的进步而发展起来的。在 1981 年，研究人员首次从小鼠囊胚的内细胞团中分离出胚胎干细胞并成功用于体外培养。随后，人们陆续从其他物种中建立了很多胚胎干细胞系。在 1998 年，美国威斯康星大学的 Thomson 和约翰·霍普金斯医学中心的 Gearhart 分别报道，从流产胎儿和经体外受精技术得到的多个胚胎中分离得到多能干细胞，并成功进行了体外培养，建立了人胚胎细胞系。这两项研究的报道使科学界对 ESC 产生了极大的兴趣。由于人类胚胎干细胞来源宝贵，各个开展干细胞研究的国家开始着手准备干细胞库的建立。在 2003 年世界上第一个人胚胎干细胞库在英国建立。随着这几年来诱导多能性干细胞的兴起，各个实验室建立了不同来源、不同发育潜能的小鼠和人多能干细胞系，为干细胞的多能性机制的研究和干细胞的替代提供了很丰富的种子细胞资源。特别是疾病特异的多能干细胞系的建立，为人类疾病发病机制的解释和药物筛选提供了非常关键的细胞资源。

在所有针对成体干细胞的研究中，造血干细胞是研究得最为透彻的。造血干细胞研究历史可追溯至 20 世纪 60 年代，Till 和 McCulloch 在 1961 年发现并鉴定脾克隆形成单位（colony-forming unit-spleen，CFU-S），作为最早的造血干细胞。造血干细胞移植是公认的治疗造血系统恶性疾病（包括各种白血病、多发性骨髓瘤、淋巴瘤和骨髓增生异常综合征等）和非恶性疾病（如造血缺陷性疾病和获得性血液病）的有效途径。已知的造血干细胞的来源分为三类：骨髓来源、外周血来源和脐带血来源。因此，骨髓库和脐带血库也纷纷建立。

近年来，各种成体干细胞在疾病领域的研究成为干细胞研究的热点。在目前发现的诸多成体干细胞中，间充质干细胞以其多向分化的能力及来源丰富且培养扩增容易的优势得到广泛重视。间充质干细胞最早从骨髓分离，后来发现也能够从包括脐带在内的多种组织中分离。间充质干细胞可以分化为脂肪细胞、骨细胞、软骨细胞等，在再生医学领域有巨大的潜力。此外，间充质干细胞还可以通过调节免疫反应治疗自身免疫性疾病等。作为未来治疗疾病的储备，间充质干细胞库就应运而生。牙髓干细胞（包括乳牙牙髓干细胞）具有和间充质干细胞相似的生物学特性，同样具有改善和恢复受损或衰退组织和器官功能的作用。胎盘来源的干细胞，既有间质干细胞，亦有造血干细胞。目前的干细胞库主要储存脐带血，但也有一些同时储存牙髓干细胞、间充质干细胞，甚至是来源于经血和胎盘的干细胞（Daniels et al.，2006；Isasi and Knoppers，2009）。

同时，干细胞库的建立依赖于相关技术的发展。如果干细胞要应用于临床，其必须保证有效性和安全性。前者主要通过合适的冷冻和储存技术，以最大限度地保持干细胞的增殖和分化能力；后者则通过相关病原微生物检测及其他风险评估方法的使用。

二、干细胞库的历史与现状

1. 人胚胎干细胞库的发展及现状

因为人类胚胎干细胞研究引起的伦理问题引起了很多国家的争论，所以分离出的胚胎干细胞系就显得尤其珍贵。为对这些珍贵的研究资源进行良好的管理和保存，从2003年开始，多个国家相继建立了国家干细胞库。其中最为知名的是英国干细胞库（UKSCB）和美国的WiCell干细胞库（WISC）。UKSCB隶属于英国健康保护局的国家生物制品标准及控制研究所（NIBSC），由英国医学研究学会（MRC）和生物技术和科学研究学会（BBSRC）资助，于2003年建立，遵循严格的制备及应用标准。作为世界上第一个干细胞库，英国干细胞库保存并鉴定人类成体、胎儿及胚胎干细胞系，并建立了完善的质量控制系统以确保细胞系的安全及稳定性。该库由干细胞应用筹划委员会监管，委员会制定了英国干细胞库的操作指南。该指南对细胞库的管理、细胞系的使用等方面做出详细规定。对该库保存的干细胞系来源的合法性进行监督，对获取干细胞系的申请进行审核等。委员会每年向MRC进行汇报。2004年，该库获得英国官方管理局许可可提供供人体使用的临床级别的干细胞。目前，英国干细胞库共有47个人类胚胎干细胞系（包含3个临床级别胚胎干细胞系）可供研究人员使用，41种细胞系已经入库（包含1种人类胎儿干细胞），但尚未完成相关的检测和储存程序。WiCell Stem Cell（WISC）库隶属于WiCell研究学会，该库存有37个人胚胎干细胞系、1种临床级人胚胎干细胞系、7个经过修饰后的人胚胎干细胞和12个iPS细胞系。2010年12月后，之前保存于美国国家干细胞库的干细胞都归属于WISC，包括之前由美国国家干细胞库（US National Stem Cell Bank）分类并在美国NIH列出的21个干细胞系。自奥巴马政府解禁干细胞研究后，NIH新发布了修改政策，增加了一些其他的人胚胎干细胞系，目前已经新增的细胞系种类已经达到147种。

除此之外，从事干细胞研究的私有企业也会拥有自己的干细胞库，细胞信息对外公布与否取决于公司本身。例如，美国先进细胞技术公司，该公司建立了2套系统能培养和扩增人胚胎干细胞系。StemRide公司可对外提供超过包含20种基因或染色体缺陷的100种hESCs细胞系。

我国干细胞保存及干细胞库建立较欧美国家稍晚。北京干细胞库成立于2007年1月，是我国最为知名的干细胞库。主管机构为中国科学院暨天津干细胞与再生医学研究中心。由中国科学院动物研究所会同天津市中心妇产科医院、北京大学干细胞中心、首都医科大学宣武医院共同支持建立。目前，北京干细胞库库容达1000株，包括人、小鼠、大鼠、猴子的胚胎干细胞系和不同发育潜能的iPS细胞系，以及其他不同疾病模型的iPS细胞系，另外还自主建立和创造了不同物种不同来源的成体干细胞系。并先后向相关科研单位提供了200余次细胞系，服务科研引进了先进的ISO和GMP管理方法，并已建立基因操作技术、干细胞鉴定、临床级人胚胎干细胞系培养体系等技术平台。

除此之外，我国还有南方干细胞库、中国科学院干细胞库和华东干细胞库。南方干细胞库成立于2008年6月，主管机构为中国科学院广州生物医药与健康研究院分子医学中心，并由中山大学、中山大学第二附属医院和广州医学院第三附属医院共同支持。南方干细胞库侧重在疾病干细胞建系和hpESCs建系，和北方干细胞库联合共同构建孤雌干细胞建系的技术平台。中国科学院干细胞库成立于2007年1月。主管机构为中科院上海生命科学研究院。由中科院上海生命科学研究院和中科院上海生科院生物化学与细胞生物学研究所共同支持建立。中国科学院干细胞库旨在建立、收集、鉴定、储藏和供应干细胞并提供干细胞研究相关的技术和材料，促进中国干细胞资源（特别是人类胚胎干细胞资源）的共享，为中国干细胞研究的发展和国际交流提供支持。华东干细胞库由同济大学建立，作为全国干细胞库的组成部分和管理中心，是为华东地区为主的干细胞研究科学家提供干细胞材料和技术服务的干细胞技术平台，同时负责国家干细胞资源库网站和中心数据库及整个干细胞库运行工作的管理和协调。华东干细胞库侧重建立临床级人胚胎干细胞系和无动物成分人胚胎干细胞系，提供各种经过干细胞库鉴定和标准化的干细胞材料，包括研究级的各种干细胞、临床级人胚胎干细胞、无动物成分人胚胎干细胞、人孤雌胚胎干细胞（hpESC）及个别疾病干细胞等，并提供胚胎干细胞相关的技术咨询、技术培训、干细胞系鉴定等服务。

2. 干细胞数据库的发展和现状

为了便于各国间的干细胞研究人员的交流合作，互惠互利，减少浪费，同时保证研究中使用的干细胞的高质量，国际上需要建立一种平台或者数据库，汇总有关干细胞的各种信息。到目前为止，国际上有四个主要的多能干细胞数据库、分别是欧洲人类胚胎干细胞数据库（hESCReg）、马萨诸塞州医科大学（UMASS）的国际干细胞数据库、国际干细胞研究协会（ISSCR）

的人胚胎干细胞来源数据库，以及美国 NIH 的“人类多能干细胞数据库”。

(1) hESCReg 的建立是在第六次欧洲研究和技术发展的构建计划中确立的。其登记的主要信息有细胞来源、培养方法、基因和蛋白的鉴定检测结果等信息并提供正在进行的与多能干细胞相关的研究项目的信息概况。到 2009 年 7 月，该数据库已经促成了世界范围内 22 个国家的 66 个细胞供应单位的交流与合作。统计了 593 个干细胞系的信息，其中 219 个来源于欧洲，374 个来源于欧洲以外的国家。hESCReg 中来源于 UK 干细胞库并可用于发放的有 49 个细胞系，可用于研究的有 180 个细胞系（140 来源于欧洲），经过了基因修饰的有 53 个细胞系（大部分有先天基因缺陷），还有 17 个 iPS 细胞系。

(2) UMASS 国际干细胞数据库于 2008 年启动，由马萨诸塞州生命科学中心资助，是提供包含已公布的和通过认证但未公布的所有与人胚胎干细胞和其他多能干细胞的相关信息的数据库。这个数据库接收国内干细胞库、国际干细胞库及其他研究学会的干细胞信息。与其他资料库不同的是，该库中的细胞系的信息与图书馆中与之相关的研究性文章相关联。自建立以来，该库已有超过 1375 种的多能干细胞系的信息，包括 1143 种人胚胎干细胞系和 232 种 iPS 细胞。

(3) ISSCR 的人胚胎干细胞来源库接收并校对与人类胚胎干细胞来源及与伦理相关的文件信息等，准许各地的干细胞研究的监管机构和资助方进行相关查询，从而减轻监管机构、调查机构和研究机构的负担。ISSCR 呼吁各实验室和研究机构提交所研究细胞系的来源和监管材料，促进国际科学界干细胞研究的互惠互利。

(4) 美国 NIH 的人类多能干细胞数据库。NIH 干细胞组在布什时期的研究对象仅为干细胞研究被禁之前保存的 21 种人胚胎干细胞，但是在干细胞研究解禁后，由 NIH 进行资助研究新的细胞系数量急剧增加。为了统计对比 NIH 资助研究的干细胞系（包括人类胚胎干细胞、成体干细胞和 iPS），该数据库成立，目前已累计登记了 147 种干细胞信息。该库中的信息包括细胞系的来源信息、研究人员联系方式及其他鉴定信息。

3. 造血干细胞库的发展及现状

造血干细胞库按照干细胞来源不同可分为两类：脐带血造血干细胞库和骨髓造血干细胞库。其中骨髓造血干细胞库为“造血干细胞捐献者资料库”，因为骨髓库并没有进行实物储存，仅作为资料库储存了捐献者的资料。

（1）脐带血造血干细胞库的发展及现状

美国纽约血液中心（NYBC）于1992年9月创建了世界第一个公共脐血库。自1994年Kurtzberg报道了首例非血缘关系供体脐带血造血干细胞移植成功案例后，世界许多国家都相继建立了脐血库。除美国之外，欧洲发展的尤为迅速，英国、法国、意大利、德国、西班牙、荷兰、比利时、丹麦、芬兰均已建立脐血库；亚洲的日本、新加坡、曼谷、印尼的脐血库也随之建立；同时以色列、澳大利亚、巴西、波兰、瑞士、捷克、阿根廷、古巴、墨西哥也着手建设。迄今为止，全世界有40多个国家设立了各种性质的脐带血库超过250家，非血缘关系脐血干细胞的移植及应用超过30 000例，自体或血缘关系脐血干细胞的成功移植案例也逐年上升。这些脐带血库中只有少数是国家或学术机构出资设立的“公共库”，即我们所说的单纯公共/非血缘关系脐带血造血干细胞库。大部分脐带血库都有偿提供自体/有血缘关系造血干细胞的储存服务。

目前，脐带血移植数量最多、发展最快的国家为日本。由11家公共脐带血库组成的日本脐带血库联盟（JCBBN），到目前共有库存脐血30 000余份，截至2011年年底，该联盟已向临床提供8144份脐带血，实施移植8072例。2010年和2011年，连续2年脐血移植数超过1000例，且呈逐年增加趋势，目前，日本每年的脐血移植例数接近其国内造血干细胞移植总数的50％。

在我国，卫生部批准的具有运营资质的脐带血干细胞库有7家，分别是北京脐带血造血干细胞库、天津脐带血造血干细胞库、山东脐带血造血干细胞库、上海脐带血造血干细胞库、浙江脐带血造血干细胞库、四川脐带血造血干细胞库和广东脐带血造血干细胞库。其中北京市脐带血造血干细胞库是已建成的脐血库中规模最大的，库容量可达50万份。这7家脐血库除进行自体储存以外，还建立了相应的公共库，属于特殊血站。除了由卫生部批准的脐血库以外，全国由各种不同的生物公司也分别开展了脐带血造血干细胞的自体储存业务，如江苏北科生物公司运营的北科干细胞库、博雅干细胞库等。

（2）骨髓库的发展及现状

截至2012年4月，世界范围内已至少有49个国家建立了66个骨髓库，志愿捐献者达到1895万多人。其中最大的为美国骨髓库（NMDP），1987年成立，至今已有950多万的志愿者，捐献方式有骨髓捐献和外周血造血干细胞捐献，每年的移植量为5500多例，截至目前，累计移植量超过50 000例。其次为德国骨髓库，有450多万的志愿者，每年有3000多例移植。中国台湾慈济骨髓库成立于1993年，截至2009年7月，志愿者人数超过32万，移植案例1948例。有些骨髓库的建立是为了消除跨国查询、捐献和移植的障碍，如世界骨髓库和欧洲骨髓库。到2012年4月，世界骨髓库包含了49个国家的66个骨髓库和30个国家的44个脐带血库。欧洲骨髓库位于荷兰，截至2007年，库存达到370万。

我国的骨髓库为中国造血干细胞捐献者资料库，前身是1992年卫生部批准建立的“中国非血缘关系骨髓移植供者资料检索库”，2001年中国红十字会重新启动了建设资料库的工作。至2011年，全国共建立31个省级分库，可用于为患者检索HLA配型的资料145万人份，已有2500多位志愿者为患者捐献了造血干细胞。

4. 其他成体干细胞库的发展及现状

自1993年以来，不断有研究证实间充质干细胞具有向各个不同组织分化的潜能。在这些研究成果的基础上，科学家们预言了间充质干细胞再生医学领域的治疗潜力。受到脐带血造血干细胞库建立的启发，很多国家已经建立了间充质干细胞库。但是由于国际尚没有针对该种干细胞的规定或者认证机构，所以间充质干细胞库的建设都处在初级阶段，还没有发展为成熟的产业。近几年来，脐带来源的间充质干细胞所受关注最多，脐带间充质干细胞库建立的呼声也最高。已有少量的单纯的脐带间充质干细胞库成立了，如天津昂赛、青岛奥克等。除此之外，很多综合干细胞库也开展脐带间充质干细胞的储存，如印度的Reliance Life Sciences公司、台湾讯联生物科技公司、江苏北科干细胞库、博雅干细胞库。

除了脐带间充质干细胞库，牙髓干细胞库、胎盘干细胞库和羊膜干细胞库等也相继成立。牙髓干细胞库以乳牙牙髓干细胞库为主。美国BioEden公司在得克萨斯州创立“乳牙银行”（Baby Tooth Cell Bank）并在英国（面向欧洲）和泰国（面向东南亚）建立了国际实验室，以构建乳牙牙髓干细胞储存库。日本广岛大学于2005年建立了Three Brackets研究所，这是日本第一家牙齿银行（Tooth Bank），并于2008年与台北医学大学实验室合作建立台湾第一家牙髓干细胞库，其中就包括乳牙牙髓干细胞；随后，在2007年，名古屋大学也建立起类似的实验室。在北欧挪威，Norwegian牙齿银行已经收集超过10万颗乳牙样本，并且建立宣教的机构以普及干细胞储存意识。除了单纯的牙髓干细胞库外，更多的乳牙牙髓干细胞的储存由综合的干细胞库进行，如台湾讯联生物科技公司、Lifecell公司等（霍永标和凌均棨，

2011)。目前认为，胎盘干细胞包括胎盘间质干细胞和胎盘造血干细胞，一般需要将两类细胞分开储存。国际上鲜见有成熟独立的胎盘干细胞库成立的报道，国内的胎盘干细胞库主要有汉氏联合。羊膜干细胞库冻存从羊水中分离的干细胞，世界第一家羊膜干细胞库由总部位于意大利的 Biocell center 公司于 2008 年建立。

三、干细胞库的监管

在干细胞库发展的早期，国际上没有统一的专门针对干细胞储存的规定或立法，一般都参照 ISSCR 和美国国家科学院的相关标准。但是由于全球甚至各国国内对于干细胞相关研究仍没有达成共识，因此各个干细胞库有不同的执行标准，不利于干细胞研究人员的交流与合作，2007 年国际干细胞论坛（ISCF）发起了国际干细胞储存倡议（ISCBI），目的是：①建立一套指南，将干细胞从储存到检测的过程标准化；②建立国际干细胞储存和研究的可靠的伦理结构；③促进国际间细胞系的交换。当前世界对干细胞库监管最为系统成熟的国家和地区是美国和欧盟。在过去的几年里，全世界的干细胞库均呈现迅猛发展的态势，在美国，仅脐带血库就有近 70 家。面对新兴技术的快速发展，FDA 监管机构的行动显得慌乱和滞后。

1. 美国的干细胞库监管

在美国，干细胞库由 FDA 依据美国联邦法规第 21 章第 1271 条款“人类细胞，组织和细胞组织相关产品”进行监管。其设置和运营必须获得 FDA 的批准，并接受定期审核。1997 年，FDA 制定了新的针对人类细胞和组织产品（包括造血干/祖细胞）的规章制度，随后又陆续公布了三个正式规程，共同构成了联邦法规 21 章 1271 款。2001 年 1 月 19 日，FDA 公布了第一个正式规程：“人类细胞、组织，及细胞和组织相关产品：机构注册和清单”，要求相关机构注册并列出产品清单。2004 年 5 月 25 日，FDA 发布了第二个正式规程：“人类细胞、组织，及细胞和组织相关产品的供者资格确定”，要求以相关传染病筛查和检测的结果来确认供者资格。2004 年 11 月 24 日，FDA 公布了第三个正式规程：“人类细胞、组织，及细胞和组织相关产品生产的优良操作规范（cGTP)”，对细胞、组织产品的生产方法、生产机构和控制进行监管，包括但不限于采集、供者筛选、供者检测、处理、保存、标识、包装和分发。2005 年 5 月 25 日，这三个法规正式生效，之后又陆续进行了修订。

FDA 最终形成了完整的监管体系，涵盖了干细胞库和实验室必须遵从的特别程序方法。而且，干细胞库必须向 FDA 上报干细胞不良反应，并接受 FDA 的审查。如果同时进行基因治疗和干细胞治疗，干细胞库和临床机构还需获得生物制品评价与研究中心（CBER）的批准。针对脐带血库，FDA 分别于 2009 年和 2011 年发布了最终版的“工业指南：用于特定适应证造血重建的经最低限度处理的异基因胎盘/脐带血”和“FDA 员工和工业指南：用于特定适应证造血重建的经最低限度处理的异基因胎盘/脐带血的新药申请”，规定了异基因脐带血库的建立和批准要求，并明确要求异基因脐带血产品需按新药进行申请。纽约血液中心的脐带血产品“Hemacord”2011 年 11 月 10 日获得美国 FDA 批准，这是首个获批的脐带血产品。

FDA 对干细胞库的监管主要关注三个方面：①控制干细胞供者和受者间传染病传播的风险；②通过 GMP，减少细胞或组织产品的污染风险；③细胞和组织产品安全性和有效性的证据。FDA 对组织和细胞库的审核是不定时的且不提前通知。审核会提取样本和审核、复印记录。如有不符合，会开具观察项要求整改。FDA 会要求机构召回或销毁问题产品。其他更严格的措施包括停业、起诉和罚款。现在已经有超过 2000 个组织或细胞机构在 FDA 注册，这包括向美国提供细胞或组织的国外机构。2009 年，FDA 审核了 260 家组织和细胞库，对其中的 50 家开具了整改通知。2009 年，一家名叫 VistaCord 的干细胞库被 FDA 关停，原因是与顾客和员工相关的健康、卫生和安全存在严重缺陷。FDA 同时要求其将储存的脐带血转移至有资质的合格脐带血库。2010 年 2 月，另一家名叫“新生儿血液银行”（Newborn Blood Banking）的脐带血库被责令停止营业，原因是其未能按照 FDA 要求提供充分的脐带血产品安全保证。除了 FDA 的监管，美国一些州对干细胞库还有自己的执业许可要求，如纽约州要求无论是脐带血还是脐带储存均需获得特别许可，而新泽西、马里兰、伊利诺伊和加利福尼亚等州的特别许可则主要是针对脐带血库。

在致力于干细胞研究和产品开发的广大科学界和行业专家的协助下，FDA 对干细胞库的监管水平正在不断提升。未来，FDA 可能会聘请第三方的专业协会来进行审核。2011 年，FDA 发布了《面向 21 世纪公共健康挑战的 FDA 优先战略》，文中提出，今后会加强 FDA 与科学界、干细胞产业界的对话和教育交流。这种交流将会促进对法规的理解和保证干细胞产业的利益，使 FDA 和相关利益方同时受益。具体措施包括由 FDA 出面组织短期和长期项目，如研讨会、网络讨论和制定指南等。FDA 和

NIH及美国国家标准技术研究院（NIST）之间的合作，亦有利于监管的完善。

2. 欧盟的干细胞库监管

干细胞库在欧盟国家需要遵从的法规为2004年3月31日欧洲议会和理事会发布的第2004/23/EC号指令——“人类组织和细胞捐献、采集、检测、处理、保存、储存和分发的质量和安全标准”。该法规于2006年正式实施，为配合实施，欧洲议会和理事会又于2006年2月8日发布了第2006/17/EC号委员会指令——“关于人类组织和细胞的捐献、采集和检测技术要求”，于2006年10月24日发布第2006/86/EC号委员会指令——“关于人类组织和细胞的编码、处理、保存、存储和分发的可追溯要求、严重不良反应事件告知和技术要求”。

按照2004/23/EC号指令第6款的规定，干细胞库的所有活动必须经行政管理当局认证、指定、授权或批准。第2004/23/EC号指令要求干细胞库每2年至少接受审核一次，且每4年至少有一次全面体系审核。如果干细胞库自上次现场审核以后没有显著的改变，也可仅进行相关文字材料的审核。同时，为指导各成员国的干细胞库监管，欧盟委员会制定了针对行政主管部门的操作手册《组织和细胞采集以及组织库的审核》。其内容包括审核方职责、审核人员资质要求、审核类型、审核安排和审核方法和过程等。其中，审核类型包括全面系统审核、主题审核、文件审核、检测实验室审核、受委托方审核，以及成员国之间的联合审核等。全面系统审核至少每4年一次，涵盖机构全部过程和活动；主题审核指针对一个或几个方面的专题现场审核，如针对质量管理体系、组织和细胞处理过程的审核等。今后欧盟对干细胞产品的管理会向药品管理靠拢，对于GMP的要求会更加严格。

欧盟的成员国也有其相应的监管规定。英国干细胞库隶属于英国国家生物制品检定所（NIBSC），职责为确保储存在库的干细胞系（包括成人、胎儿和胚胎干细胞）质量受控，可满足治疗和研究的目的。在英国，干细胞库需要获得人体组织监管局（HTA）的执业许可；同时还需遵从GMP要求，接受药品和健康产品管理局（MHRA）的监管。由指导委员会监督干细胞库，以确保其遵守相关的执业规程。MHRA依照英国卫生部（Department of Health）的组织库执业规程（A code of practice for tissue banks providing tissues of human origin for therapeutic purposes）对干细胞库进行认证，但该认证并非强制性的。由于监管严格，而且较早建立了大型国家干细胞库，私立干细胞库在英国相对较少。法国从 1999 年开始颁布法令对组织和细胞库进行监管，并针对采集和生产发布了多个推荐性的操作指南。自那之后，法国的组织和细胞库的数量显著减少（由 1994 年的 226 个减少到现在的 44 家）。组织和细胞库的建立必须向法国政府申请，并经历长达 18 个月的审核和批准过程。对于向法国提供细胞和组织产品的机构，同样需要接受相关的审核。法国政府的审核每两年一次。

3. 其他国家和地区的干细胞库监管

新加坡唯一的公共脐带血库由新加坡卫生部设立。自体脐带血库设立需获得新加坡卫生部的临床实验室执业许可，有效期两年。干细胞库在其他多数国家往往缺少政府监管，有些干细胞库为了获得公众信任，则宣称自己遵从美国 FDA 和美国血库协会 AABB 的标准。但由于缺乏当地政府的定期审查，其执行相关标准的水平难以保证。

四、干细胞库的认证

目前，国际上对干细胞库的认证主要针对成体干细胞。最为普遍接受和认同的是 AABB 和国际脐带血联盟-细胞治疗认证委员会（NetCord-FACT）的认证。

AABB 将干细胞库划归细胞治疗产品服务，其认证分为三类：脐带血机构、造血干细胞机构和体细胞机构，均遵从 AABB 的《细胞治疗产品服务标准》（第 6 版）。截至 2012 年 1 月，通过 AABB 认证的脐带血机构有 68 家，遍布欧洲、美洲和亚洲；造血干细胞机构有 96 家，以美国临床医疗机构为主；体细胞机构 6 家，美国 3 家，印度 1 家，中国内地和台湾地区各 1 家。中国江苏北科干细胞库同时获得了 AABB 的脐带血机构和体细胞机构认证。

FACT 的认证分为细胞治疗机构和脐带血库两种。细胞治疗机构主要指开展临床治疗的医疗机构，同时包括部分细胞产品（不含脐带血）处理和制备机构。截至 2012 年 1 月，通过 FACT 认证的细胞治疗机构有 186 家，分布在澳大利亚、新西兰、加拿大和美国 4 国；脐带血库有 32 家，分布在欧洲、亚洲、北美洲的 15 个国家，包括 7 家自体脐带血库。FACT 的现行标准为《FACT-JACIE 细胞治疗产品的收集、处理和应用国际标准》（*FACT-JACIE International Standards for Cellular Therapy Product Collection, Processing and Administration*）和《NetCord-FACT 脐带血采集、储存和应用发放国际标准》(*NetCord-FACT International Standards for Cord Blood Collection, Banking, and Release for Administration*)(第5版)。

五、干细胞库的发展趋势

随着美国杰龙(Geron)生物医药公司人胚胎干细胞用于脊髓损伤治疗的(Ⅰ期)临床安全性试验的开展,干细胞研究已经稳步进入临床转化阶段。2010年底至2011年,FDA又批准了美国先进细胞技术公司另外2个干细胞实验(人胚胎干细胞治疗斯特格症和老年黄斑变性的临床试验)。自iPS细胞被发现以来,干细胞的研究项目呈指数增加。实际上,iPS细胞已成为用于细胞产品和细胞治疗发展的珍贵材料,如干细胞作为药物的研究已超出传统领域(Vogel,2010)。可以预见,世界对干细胞的研究投入将会不断增加。

干细胞库提供了跨国获得各种高质量的符合伦理来源的各种级别的干细胞的途径,是保证基础和转化研究的非常重要的生物资源。经济合作与发展组织(OECD)预言,再生医学和干细胞的发展将引导生物经济的发展。在2009年,时代杂志将“生物库”列入“改变世界的十大想法”之一(Park,2009)。此外,作为对未来疾病治疗的储备,各种有治疗潜力的干细胞的自体保存已经发展成具有商业前景的行业。

而干细胞库的发展趋势则为联合和统一。未来,全世界的干细胞资源将可以共享并按统一标准流通和使用。用于临床的干细胞产品则会越来越趋向于按照药品和GMP的要求进行管理。

第二节　中国干细胞库发展的关键问题与方向

一、法规问题

干细胞库的审批与监管:除了脐带血库外,中国并无明确的干细胞库审批和监管规定。

干细胞库的标准化:经过20年的发展,人们对脐带血库有了一定共识并形成了一些约定俗成的标准操作,但其他干细胞库,包括间充质干细胞库,无论是国际还是国内,均没有公认的操作指南。其产品和检测标准的差异性均很大,不利于其临床效果的评价和后续分析。

二、技术问题

干细胞库的技术问题可概括为安全性和有效性两个方面。安全性主要指病原微生物和干细胞成瘤性的相关检测，可以借鉴血液检验和临床检验的成熟经验；有效性则主要指干细胞活性和功能的保持与检测。研究和开发效果更好的细胞分离和冻存方法无疑是干细胞库的研究重点。好的分离和冻存方法可最大限度地减少有效细胞成分的损失，并保持良好的细胞功能活性。分离方法越简单越好，以最大限度地减少细胞在体外的受影响风险。而冷冻保存则需针对不同干细胞采取特异性和个体化的技术和方法。干细胞的冷冻最好采用程控降温仪进行，应确定每一种干细胞适宜的降温速率，并选择适宜的冷冻保护剂种类和浓度。同时亦需考虑干细胞解冻复苏后保护剂的清除及保护剂对临床输注的影响。当前常用冷冻保护剂，如二甲基亚砜（DMSO）的毒性作用日益受到重视，开发毒副作用轻微的新型冷冻保护剂也颇为重要。冷冻过程中的其他一些细节问题，如保护剂的添加方式，解冻复苏方法及解冻复苏后的处理等过程对干细胞的活性均可能产生大的影响。干细胞冷冻后的存放过程，重点需防止任何可能的温度波动。对于干细胞有效性的检测，好的检测方法除了能准确反映细胞的实际情况，更重要的是易于推广和标准化，从而便于临床的选择和判断。

干细胞要真正进入临床或在生命科学发展中发挥更大作用，还有建立符合临床标准的人胚胎干细胞系、利用体细胞核转移技术建立人胚胎干细胞系、建立疾病干细胞系和利用基因修饰技术对人胚胎干细胞进行基因改造等一系列关键技术有待解决。另外由于干细胞实验涉及了繁琐复杂实验技术和操作流程，限制了很多实验室科研的进展，部分实验室的资源不能得到很好的共享，出现了大量的重复操作和资源浪费现象。

三、目标与建设标准

联合国内外干细胞研究的主要力量，优势集成，技术互补，围绕建立临床级干细胞系及其相关关键技术和临床级别干细胞资源库这一关键问题，建立、完善和发展相关技术，自主创造和收集多种干细胞资源，完善干细胞资源库的软件管理和硬件水平，期望建立不同级别的临床应用的胚胎干细胞系和成体干细胞系，完善临床级别干细胞系的标准和应用规范，开展依托于细胞模型资源的药物筛选等工作。研究建立体外规模化、自动化扩增的成熟技术工艺和生产方法。

推动干细胞和干细胞技术在我国生命科学研究中的广泛应用，促进发育与生殖等生命学科的发展。大力提高我国干细胞相关研究的国际学术地位，积极参与国际干细胞和干细胞库组织，在国际上制订有关干细胞问题的规则和标准时为我国争取话语权以保证国家的利益。同时，培养一批高水平研究人才，开展高水平的原创性研究。

干细胞库建设应制定国家标准，并与国际标准接轨。配备干细胞库运行必需的科研工作者、专职技术人员、管理人员；搭建国家干细胞库综合信息管理软件平台，与干细胞库网站对接，实现细胞、试剂等所有资源的信息化、网络化管理。

建立完善包括细胞建系、培养及生物安全性检测的临床级标准，建立符合临床级标准并可推向国际共享的干细胞资源库。

定期向国内外科研及临床单位提供技术服务和支持，在服务上采取灵活多样的模式，以满足不同机构的需求。针对干细胞领域研究前沿，组织技术培训，带动我国干细胞研究整体发展。

积极参与国际干细胞研究和干细胞库组织/机构的活动，学习国际干细胞库的先进管理经验和理念，积极承担可能的工作和服务，为我国干细胞研究争取话语权。

第十二章 组织工程

第一节 组织工程的概念和发展

“组织工程”一词首先由 Wolter 于 1984 年提出，用来描述植入人体内的 PMMA 骨替代材料表面形成的内皮样结构。将软骨细胞种植于可降解生物材料聚羟基乙醇（polyglatic acid，PGA）形成软骨组织、肝细胞接种于中空纤维以替代部分肝组织工程的研究，被认为是组织工程研究的最初尝试。组织工程这一名称由美国国家科学基金会于 1987 年正式确定，此后组织工程也首次以一门学科的形式得到权威性的确立。

组织工程是应用生命科学与工程学的原理与方法，研究开发用于修复、维护、促进人体各种组织或器官损伤后的功能和形态的生物替代物的一门学科。它能以少量种子细胞经过体外扩增后与生物材料结合，修复较大的组织或器官缺损，重建生理功能，是符合创建修复原则的生理性修复技术。我国国家食品药品监督管理局发布的中华人民共和国组织医药行业标准（YY/T 0606.3-2007）对组织工程学的定义为：一门将生命科学和工程学的原理与技术相结合，发展具有生物活性功能的替代物或移植物，用于修复、改善、再生组织或器官结构与功能的交叉学科。组织工程的提出、建立和发展，改变了传统“以创伤修复创伤”的治疗模式，为最终实现无损伤修复创伤和真正意义上的结构、形态与功能重建开辟了新的途径。

组织工程概念的提出至今已有 30 年，回顾 20 多年的发展历程，种子细胞、三维支架材料、生物活性因子、组织构建、体内植入等方面已取得很大进展，并展现了非常好的产业化前景。应用组织工程技术构建组织工程化组织至今主要经历了三个发展阶段：20 世纪 80 年代末至 20 世纪 90 年代中期的第一阶段，主要进行了工程化组织构建的初步探索，证明了应用组织工程技术能够形成具有一定结构与形态的组织。至 20 世纪 90 年代中期，主要在免疫功能缺陷的裸鼠体内构建组织工程化组织，在此阶段成功构建了骨、软骨、肌腱等组织。但是，在裸鼠体内的组织学研究，不能全面反映机体与细胞、生物材料及组织工程化组织之间的相互作用，因此，组织工程的研究成果向临床应用过渡，必须先实现在具有完全免疫功能的哺乳动物体内构建组织工程化组织，修复组织缺损，重建组织功能，此即组织工程学发展的第二阶段。此阶段的大部分研究集中于 20 世纪 90 年代末期，几乎进行了所有组织器官组织工程构建的尝试，为临床应用积累了丰富的实际参数并奠定了理论基础。随着二十几年的飞速发展，目前组织工程已经进入了其发展最为重要的第三阶段，即组织工程临床应用与初步产业化阶段。

第二节　组织工程研究的现状

组织工程是在多学科交融渗透的基础上发展起来的新兴学科，在世界范围内经过十余年的研究，目前组织工程研究已经涉及生命科学的几乎所有相关研究领域，得到了各国政府科研基金的重点资助，已成为世界各国在生物科技领域产业化发展方面展开竞争的重点。组织工程产品所蕴涵的巨大应用前景，也促使企业界投入巨额资金进行组织工程的研究。来自于政府的科研基金与企业的研发投入，推动了组织工程研究与产业化的稳定发展，国际组织工程的产业化发展总体规模得以保持稳定。目前，以组织工程为核心的生物科技公司数量不断增加，截至 2002 年年底，世界范围内共有 89 家大的生物技术公司致力于组织工程的研发。从 20 世纪 90 年代初至今，投入到组织工程研发的资金总额已经达到 45 亿美元，年增长率为 11%，虽然组织工程的研究与开发目前尚处于初始阶段，但其相关产品或初级产品已经进入市场。据欧盟调查，全球组织工程市场目前约有 250 亿美元，年增长率为 12%，美国市场有 100 亿美元，约占全球的 1/4。因此，组织工程的研究必将促进相关高技术的产业的交叉、渗透和发展，同时，还可以演化或衍生出新的高技术产业。

我国是一个人口大国，每年由于炎症、溃疡、外伤、烧伤、肿瘤术后及先天畸形等原因造成的器官缺损与异常人群非常之大，组织工程产品在我国的需求将远远超过其他国家。我国组织工程学研究起步稍晚，但在我国各级政府的高度重视、扶持与引导下，在国家“973”计划、“863”计划、国家自然科学基金等重点资助下，从无到有，逐步发展壮大起来。1994年，上海市科委将组织工程研究作为重点资助方向，组织工程重大研究项目正式立项，标志着中国组织共研究正式起步。1997年，组织工程课题在国家自然科学基金正式立项，同年，上海成立我国第一个组织工程实验室——上海组织工程研究重点实验室。1998年，国家“973”重点基础研究计划正式将“组织工程的基本科学问题”研究课题立项，上海第二医科大学①、四川大学华西医学院、天津大学、中国科学院力学研究所与中国科学院化学研究所为项目共同发起单位，该项目的确立标志着国家已将组织工程的研究列为高新技术领域的重点发展项目。从2002年的“十五”到2012年“十二五”，国家“863”高技术研究发展计划对“组织工程研究关键技术与产品开发”进行了持续资助，投资超过亿元。标志着国家将组织工程作为生物领域的国家性产业发展方向。

组织工程的最终目的是应用构建的组织修复体内缺损。目前，动物实验的研究已经在结构性组织，如骨、软骨、皮肤、肌腱、角膜、血管等组织的缺损修复中获得了成功，但在功能性组织/器官的研究相对滞后。近年来，组织工程皮肤、组织工程化软骨、骨在临床应用中的成功进一步证实了组织工程技术的应用前景。其中，组织工程皮肤是组织工程领域中研究较早、较为深入的一个方向。我国的第一个组织工程产品——组织工程皮肤（安体肤）于2007通过了国家CFDA的评审，获准上市。该产品历经10年研发，对中国组织工程产品研发和产业化，以及相关政策的制定起到了巨大的推动作用，在中国组织工程领域具有里程碑的意义。

目前，应用组织工程技术构建骨、软骨、表皮、角膜、神经等相对单一组织已较成熟，但组织工程化器官的研究仍无突破性进展，其主要原因在于器官结构和功能的复杂性。器官中含有不同的细胞，如何将不同的种子细胞严格按照正常的解剖结构在生物材料上有序排列与组装，并在组织形成过程中维持这种有序结构的难度极大，现有的技术手段尚无法解决，这是组织工程面临的巨大挑战。组织工程面临的另一个挑战在于产生血管化组织。组织的血管化可用于新生恢复血流供应，以此满足构建带有血液供应的人工组织的需要，从而适应临床上具有一定厚度的组织修复需求。

---

① 2005年与上海交通大学合并，更名为上海交通大学医学院。

下面我们将从组织工程皮肤、软骨、骨、肌腱、角膜及组织工程化器官、生物材料、组织工程产品的标准化等不同领域阐述组织工程研究发展的现状。

一、组织工程皮肤的研究

由于严重烧（创）伤、软组织创伤、肿瘤切除术后，以及先天性巨大痣、静脉溃疡、糖尿病足部溃疡等慢性疾病等常造成皮肤的广泛缺损，严重影响了患者的生活质量。在临床上，自体或异体皮肤移植是目前治疗皮肤溃疡（缺损）的标准疗法，在条件允许的情况下极大地挽救了患者的生命。但对于大面积皮肤缺损患者，仍存在供区不足及造成机体新的损伤等缺陷。因此，寻找一种理想的皮肤代用品一直是临床上一个急需解决的难题。

组织工程化皮肤研究的最终目标是构建出功能、外形与自体皮肤相同或相似的永久性皮肤替代物。尽管目前已有许多具有与正常皮肤相似的结构及屏障功能的组织工程化皮肤应用于临床，但仍然存在若干重要问题有待深入探讨和完善。

（1）组织工程皮肤与正常人皮肤仍有差距。目前上市的组织工程皮肤产品还只是起到及时覆盖皮肤缺损创面、减少创面收缩、减少瘢痕增生和加速创面愈合的救治目的，其所具有的外形、韧性和机械性能等明显低于天然正常皮肤，没有正常皮肤的毛囊、血管、汗腺及黑色素细胞等成分。更重要的是，组织工程皮肤的屏障、免疫、物质交换及能量交换等功能，与正常皮肤有较大差距。

（2）组织工程目前还不能解决所有的临床皮肤缺损问题。由于存在移植失败等风险，组织工程皮肤的使用有着严格的适应证限制。我国国家食品药品监督管理局同样也对上市的组织工程皮肤（如安体肤）的临床适应证进行了严格限定。也就是说，组织工程皮肤目前只用于“救命”，它可以封闭创面，隔离细菌，方便伤口的愈合。目前的手段更侧重于解决皮肤缺损后的组织修复，尚无法研发出带有人体毛囊、汗腺及色素的真正皮肤，不适于大面积深Ⅲ度烧伤患者的救治。而且，如果一旦发生移植后的排异反应，仍需尽快进行自体皮肤移植。

（3）组织工程皮肤研究的深度还不够。皮肤是经过千百万年的进化发育而成的，只有在深入研究皮肤及其附属器细胞的发育、分化、成熟，以及上皮-间质、细胞-细胞、细胞-基质间相互作用机制的基础上，方能在体外培育出与天然皮肤相媲美的组织工程皮肤。这种皮肤不仅要能够有效封闭皮肤创面缺损，加速创面愈合，还具有正常皮肤的附属器官，具有正常的色泽，能分泌汗液和生长毛发，而且可以促进皮肤移植后的快速血管化，提高移植成功率等，并且使用简便、安全。

二、组织工程软骨的研究

软骨缺损是临床常见的疑难病症之一，我国每年因软骨缺损而需进行软骨移植手术的患者超过 2000 万人次。由于软骨的再生能力低，难以自行修复，目前临床上多采用自体或异体软骨移植、软骨膜或骨膜移植、软骨细胞移植等方法进行修复，但均因取材局限、免疫排斥等导致治疗效果欠佳。利用组织工程的方法再造软骨，为软骨缺损的临床修复提供了新的思路与途径。软骨组成单一，结构简单，无血管神经等结构，是应用组织工程技术最早构建的工程化组织。曹谊林教授等于 1997 年在裸鼠体内制备了具有皮肤覆盖的人耳郭形状的软骨，向人们展示了组织工程研究与应用的广泛前景，被誉为我国组织工程发展史上的一个里程碑。

目前，应用组织工程的原理采用自体软骨细胞移植修复单个关节软骨缺损技术已经比较成熟，但是临床上大量患者由于各种关节炎症造成的广泛性软骨损伤，应用组织工程技术修复这类软骨损伤是一项巨大的挑战。在我国，多家医疗机构开展了组织工程修复软骨缺损的临床研究，但仍缺乏大样本及长期随访研究，对临床应用发生的不良反应亦鲜有报道，对治疗效果的评估尚无统一的客观标准，许多关键问题仍有待于进一步的研究。①种子细胞是限制软骨组织工程走向临床应用的最主要障碍之一。目前的研究多集中在延缓细胞老化及干细胞软骨定向诱导等方面。除此以外，随着现代免疫学的发展，通用型种子细胞的研究也成为将来发展的重点之一。②仿生化、智能化软骨组织工程生物材料的制备还有待于进一步加强。软骨种子细胞研究的飞速发展也对体外软骨构建与生物材料研究提出了更高的要求，适用于软骨构建的支架材料的研究和开发越来越受到重视。③组织工程软骨临床应用所面临的伦理及安全性问题还没有解决。组织工程化软骨在种子细胞培养和组织构建时需使用血清和大量的细胞因子，尚存在一些医学伦理问题有待解决。另外，目前尚无临床应用实验后的长期随访结果，组织工程化组织在体内的长期存在，是否会导致不利的后果仍存在一定的疑问。

三、组织工程骨的研究

因先天畸形、外伤、感染或肿瘤等原因造成的骨缺损是骨科常见疾病。目前，针对骨缺损的治疗主要包括自体骨移植、异体骨移植及人工合成的骨替代材料修复。自体骨移植是临床上治疗骨缺损最常用的方法，但是来源少，且易破坏供区的正常骨结构。异种或同种异体骨移植具有免疫原性，易引发机体排异反应及病原体污染。常用的人工合成的骨替代材料具有暂时填充支持的作用，但骨诱导能力较差，不能形成完全的骨组织。组织工程化骨与其他骨移植相比其优势在于：①需要的供体组织少，供给来源不受限制，供体损伤小；②无抗原性或抗原性小；③可根据修复缺损的需要将植入物制成精确的三维形状；④可利用仿生设计技术，设计出与天然骨相似的组织工程化人工骨，为大段或较大范围的骨缺损的修复提供新的途径；⑤组织工程化人工骨具有生命力，是一种活骨移植，可缩短骨缺损的修复时间并使骨缺损的修复质量提高。

在种子细胞研究中，成骨细胞和不同来源的干细胞，如外周血单核细胞、脐血间充质干细胞、脂肪间充质干细胞、胚胎干细胞、iPS 细胞等是主要的研究方向。其中自体体细胞来源的 iPS 细胞是目前的研究热点。从临床适用的角度看，如何能在尽可能短的时间内分离培养出大量纯的干细胞，并且成骨诱导后能够稳定表达成骨细胞表型是现阶段主要解决的问题。在支架材料的研究方面，模仿天然骨的成分及结构特征，运用仿生学原理和纳米自组装技术，研制新一代具有特定功能的智能化仿生支架材料是当今骨组织工程学研究的前沿课题。此外，多种生长因子，如骨形态发生蛋白（BMPs）、转化生长因子-β（TGF-β）、类胰岛素生长因子（IGF）、血小板衍生生长因子（PDGF）等能够促进骨形成、吸收与重建。应用基因转移技术使种子细胞持续分泌骨诱导因子能够显著提高组织工程骨的骨重建能力，但若临床应用，仍需对其安全性进行评价。此外，组织工程骨的血管化是体内组织工程骨成活的关键，也是骨组织工程从基础研究向临床应用过渡的关键。目前促进血管化的方法主要是细胞复合培养、促血管化生长因子的应用和显微外科手段，但是究竟采用何种方法能取得最佳的修复效果还不确定。

四、组织工程肌腱的研究

严重的骨与关节损伤常伴随肌腱与韧带损伤或缺失，肌腱的自我修复能力较差，自体或同种异体肌腱是最好的移植替代材料。但由于来源有限或免疫排斥等原因，肌腱移植常受到限制。组织工程化人工肌腱修复缺损肌腱，与传统方法相比具有显著优势：①所形成的肌腱组织有活力和功能，可对肌腱缺损进行形态修复和功能重建，并达到永久性替代的目的；②以相对少量的肌腱细胞经体外培养扩增后，修复严重的肌腱缺损；③按缺损肌腱形态任意塑形，达到形态修复。最早的有关肌腱组织工程构建的报道见于1994年，曹谊林等用酶消化分离新生牛肩部的肌腱细胞，与条索状未编织的聚羟基乙酸（PGA）网状支架形成复合物，在体外培养1周后，植入裸鼠皮下构建出与正常肌腱相似的组织，为组织工程肌腱的构建迈出了重要的第一步。但到目前为止，尚无真正的组织工程肌腱产品上市和相关的临床应用。

种子细胞的来源一直是阻碍组织工程肌腱发展的主要因素之一。胚胎干细胞、骨髓基质干细胞（BMSC）、肌腱干/祖细胞（TSPC）、皮肤成纤维细胞及基因修饰的BMSC作为肌腱种子细胞已经成为研究的热点，对其体外扩增培养、定向分化效率及相关伦理学的进一步研究和论证将是未来研究的重点。肌腱的发生和形成始终处于力学环境中，生物力学因素对肌腱构建的影响越来越受到重视。现有的研究显示，生物力学刺激能够明显改善构建组织的结构和力学特性，使其更接近和适应体内环境。除此以外，组织工程肌腱的体外构建，即体外构建出用于体内移植的生物组织而不是细胞-材料复合物也将成为新兴的研究热点。这一领域的进展对组织工程化肌腱的移植和修复有着重大的意义。

五、组织工程心肌和瓣膜的研究

心肌不同于血管、皮肤等组织，没有可用来替换的组织或生物材料，当前心血管再生医学组织工程领域面临的最大挑战是如何再造临床可用的组织工程化心肌组织。理想的组织工程心肌组织应该具备：有收缩性；电生理的稳定性；机械活动有力且有弹性；血管化或者至少在移植后很快血管化；无免疫原性。近年来，随着组织工程技术、干细胞及生物材料等技术和领域的快速发展，使得在体内外构建组织工程化心肌组织成为可能。但目前的研究多限制在利用骨骼肌细胞、骨髓干细胞、胚胎干细胞等的移植来修复心肌缺损。

未来心肌组织工程研究将主要集中在以下几个方面：①如何利用干细胞技术和最新研究成果为再造心肌提供充分的种子细胞来源；②摸索并掌握如何使具有免疫排斥反应的种子细胞逃避免疫系统攻击的有效方法；③研制性能更为优良的新一代细胞支架材料，尤其是具有细胞外基质功能的仿生型支架材料；④为再造心肌组织施加适当的力学刺激，进而促进再造心肌具有更为符合生理状态的节律性收缩特性；⑤通过在细胞-支架材料内复合促血管生成的各种生长因子，来加速再造心肌的血管化，进而复制出具有大体积的心肌组织；⑥新型生物反应器的研制也是未来心肌组织工程研究的主要方向之一。

六、组织工程血管的研究

人工血管在临床的应用已取得显著效果，但因其无内皮细胞或内皮细胞功能缺失，常导致小口径血管移植及儿童血管移植失败。血管组织工程是利用血管壁的正常细胞和生物可降解材料制备、重建和再生血管的科学，是解决上述问题的理想途径。理想的组织工程血管需要具备以下特点：具有或模拟体内血管壁外膜、中膜和内膜三层结构；具有生物相容性，不易产生血栓，不易发生免疫排斥；具有生物学特性，如对药物刺激有舒缩反应；具有血管的力学特性，并能承受一定的压力。

以宿主成体细胞作为种子细胞构建组织工程血管存在细胞黏附和增殖能力弱及细胞易衰老的问题，血管内皮祖细胞、胚胎干细胞的应用为血管组织工程中发展开辟了新的道路，但血管内皮祖细胞的分离、富集、扩增及ESCs的定向分化、伦理学等问题都是血管组织工程进一步发展亟待解决的问题。血管支架是发展组织工程血管的重要部分，多种生物材料被用作三维支架的基本材料，如胶原、甲壳素、透明质酸盐等细胞外基质的天然生物材料和聚乳酸（PLA)、聚羟基乙酸（PGA）等人工材料。当前利用两者的复合材料作为支架，极大的综合了两者的优点，在血管组织构建研究中取得较好的效果。此外构建组织工程血管的另一个难点是内皮细胞、平滑肌细胞、成纤维细胞及细胞外基质之间在体内或体外的相互作用不明确，难以设计出组织工程血管构建的理想模型。从基因和分子水平阐明他们之间的相互关系和机制，将有利于促进组织工程血管的研究。

七、组织工程神经的研究

周围神经缺损修复过程复杂、神经再生速度缓慢、自体神经移植来源有限、异体神经移植存在排斥反应等均制约神经功能恢复。组织工程神经作为神经移植替代物已成为神经缺损修复领域的重要研究课。构建组织工程神经的三要素是种子细胞、支架和神经营养因子。种子细胞来源依然是制约组织工程神经发展的瓶颈。胶质细胞、成体干细胞、胚胎干细胞、iPS细胞等具有类似功能的细胞在组织工程中的应用可能是解决这一问题的出路。常用的神经支架有自体移植物和生物工程材料。自体组织移植较生物工程材料具有更好的组织相容性，毒性更低，不足在于会导致供体部位功能缺失。该领域的研究热点主要集中在血管或肌肉与胶质细胞的联合移植，以提高神经的修复能力。生物工程材料的研究进展较快，几种相关产品已经商品化或正在进行临床研究。将来研究重点主要集中在导管材料选择、表面形态修饰及细胞外基质和神经营养因子的联合应用等方面。神经营养因子有保护受损神经元、促进种子细胞或自身修复细胞增殖、调节细胞功能等作用，人工神经移植物附加因子后修复神经缺损距离可得到延长。有效剂量神经营养因子的持续给药是成功关键，目前常通过构建给药系统，采用缓释技术来局部应用神经营养因子。但因子的选择、固定工艺和缓释技术、释放动力学及其与再生的关系等问题还有待研究。除此以外，如何将细胞治疗、神经营养因子治疗和神经导管桥接治疗三者有机结合是我们应该思考的问题。

八、组织工程角膜的研究

由于眼的免疫赦免和角膜的无血管特性，角膜移植的成功率优于其他器官和组织的移植。角膜包含三层结构，分别是上皮细胞层、基质层和内皮细胞层。其中基质层又分为前弹力膜、固有层和后弹力膜。理想的组织工程化角膜应该是以可降解材料为支架，种子细胞在材料表面及内部进行三维生长，并分化成多层细胞，形成类似于供体角膜的含有活性细胞的组织工程眼角膜。

构建组织工程角膜常用的种子细胞有角膜缘干细胞、角膜细胞、内皮细胞及表皮干细胞。利用自身或同种异体角膜表皮干细胞重建眼表的研究已经相对成熟，现有的用于药品检测的含有细胞的活性人工角膜 EpiOcularTM 即是将表皮干细胞接种在支架材料上模拟在体眼角膜。此外，组织工程化角膜构建的关键还要求同时具备良好的生物相容性及角膜特有的透明、屈光等特性的支架材料。当前应用较多的材料包括胶原、高分子材料、羊膜及异种角膜基质等。具有良好生物相容性，降解速率与植入角膜细胞形成组织器官的速率相匹配，且可诱导自体多种角膜细胞生长的角膜支架材料将成为研究的重点。中国海洋大学以深海鱼皮胶原蛋白为支架研发的组织工程人眼角膜，已于 2013 年进入临床试验阶段。

从临床应用的角度看，分别构建组织工程化角膜上皮、基质或内皮组织满足不同患者的需求，也是发展的方向。以组织工程化角膜为模型进行相关的基础研究，如角膜对损伤愈合的应答反应、糖尿病患者角膜上皮基底膜和整合素的改变等，将成为未来研究的一个重要方向。

九、组织工程牙及牙周的研究

利用干细胞和组织工程技术实现牙及牙周组织的再生及修复已成为国际口腔医学研究的热点。组织工程化牙齿是打破以往口腔科治疗牙齿疾病的框架，以生物技术取代传统的修复技术，让缺牙患者长出具有完整功能的新牙齿而不是简单的补缺或修复。牙齿再生将成为人类解决牙齿缺失的终极梦想。目前，牙再生主要包括两种方式，一是按照发育生物学的基本原理，将牙间充质细胞与牙上皮细胞体外重组培养，使诱导形成新牙的过程重复牙齿发育的组织形态学过程。另一种方法是采用传统组织工程学的方法，将种子细胞与预先设计好的具有完整牙形态的生物支架复合，以期形成与正常牙齿结构、外形和功能相似的组织工程牙。目前的研究显示，利用牙齿干细胞构建具有牙本质、牙骨质及牙周膜复合体的功能性生物牙或是基于细胞重组的全牙再生策略都是可行的，但目前还没有相关临床研究的报道。此外，利用非牙源性干细胞替代神经嵴来源的牙源性细胞构建组织工程化牙齿的可行性研究，为从成年机体中寻找牙齿再生种子细胞奠定了基础。

构建具有功能性的牙周关系的生物活性牙根，即生物牙根，也是牙齿组织工程研究的热点。牙根再生相对于全牙再生可以暂时避免控制牙齿外形和牙齿萌出的技术难题，且其具有牙周膜及牙本质结构，能解决种植义齿中金属异物和缺乏生物活性的缺陷，在牙齿组织工程研究中具有独特的优势，是全牙再生的一个过渡阶段。对牙根发育、萌出机制及多种牙齿形成细胞分化机制的进一步研究，可为人工调控细胞分化，构建生物牙根提供新的思路，是将来重点研究的方向之一。

牙周病的治疗一直是口腔临床研究的重点和难点之一。细胞膜片工程是近年来发展的一种适合牙周组织再生和修复的牙周构建模式。如何简化细胞膜片的制备方法，提高组织修复能力是将来发展的方向。此外，基于干细胞（牙周膜干细胞、间充质干细胞等）的牙周组织缺损修复是有希望进入临床应用的新型治疗手段，但在种子细胞的选择，修复功能评价及如何综合利用多种生长因子促进牙周组织再生的等方面需要进一步研究和论证。

十、实质器官组织工程的研究

人类对组织器官的再生一直都怀有极大的兴趣，“人体配件工厂”是人类千百年来的最大梦想之一。消化系统和泌尿系统器官组织工程研究是近年来发展较快的领域。消化系统，特别是肝、肠、胰腺等组织工程器官的构建有所发展。肝脏由于其自身的复杂性，目前构建完全的组织工程肝还不可能。生物型人工肝是研究最多的肝组织工程替代产品，主要指以人工培养的肝细胞为基础构建的体外生物反应系统，它不仅具有肝的特异性解毒功能，还能够参与能量代谢，进行生物转化及分泌多种促肝细胞生长的活性物质，具有相当诱人的前景。但如何大规模生产功能性的人肝细胞，以及发展更有效的生物相容性反应器，把不同的组合系统化，以满足临床需求是亟待解决的问题。随着干细胞技术和器官脱细胞化研究的发展，以胚胎干细胞、iPS细胞等作为种子细胞制备和构建组织工程肝的研究逐渐开展，以此为基础的肝组织工程也将成为将来发展的重点方向。

泌尿系统组织工程研究基本涵盖了泌尿生殖器官的各个方面，包括肾、膀胱、尿道、输尿管、睾丸、阴茎等，其良好的组织相容性和细胞结构还原性及由此导致的修复脏器生理功能重建的可靠性是以往其他技术无法比拟的。但组织工程技术在泌尿系统的研究多数集中在实验室和动物模型研究阶段，临床应用多局限在输尿管和尿道的修复，大范围的临床试验研究其功能替代是将来发展的重点。此外，泌尿系组织是一个排泄性的腔道体系，细胞的生长环境和其他组织细胞不同。移植后支架及材料上的细胞将受到压力和张力的作用，阐明在这种状态下细胞的生长代谢情况如何，移植后细胞的功能如何等都是泌尿系统组织工程研究者需要做的。

十一、组织工程相关生物材料的研究

作为细胞、组织或器官再生的支架和模板，生物材料在组织工程研究中起着不可或缺的重要作用。支架与模板材料为细胞的增殖提供了赖以附着的物质基础，同时支持和促进细胞与组织的生长、调控和诱导细胞与组织分化等，并可控制组织工程化组织或器官在宏观上按要求的形状再生。鉴于组织工程的生物材料直接与细胞、组织和宿主的生理系统相接触，因此对生物材料的要求除必须具备物理机械性能、化学稳定性、无毒性和易加工成型性以外，还需要具备生物相容性和医用功能性。

当前组织工程相关生物材料研究已经成为全球生物材料领域研究的焦点。我国对开展生物材料研究一直给予高度重视，在《国家中长期科学和技术发展规划纲要（2006—2020年）》中，生物技术和新材料技术被列为国家未来10年重点发展的八大前沿技术，“人口与健康”是未来国家中长期科技发展的重点布局，而“发展先进医疗设备与生物材料”又是“人口与健康”涵盖的五项基本主题之一。20世纪80年代以来，我国政府分别以国家自然科学基金、“863”计划、“973”计划、国家科技支撑计划、国际科技合作专项、国家高技术产业化专项、火炬计划等国家级专项资金方式，对生物材料基础研究给予了连续支持。其中，“863”计划布局了十个领域，将新材料列为优先发展领域之一。新材料技术领域将生物材料作为涉及国计民生和经济可持续发展的新材料增长点予以重点支持，突破现代生物医用和仿生材料设计、评价、表征与先进制备加工技术，发展结构性人体和生物部件，开发仿生和智能生物材料和器官。重点开展新型组织修复材料、人造器官、组织工程材料、药物缓释材料、再生医学用生物活性材料、血液相容材料、仿生和智能预防和药物制造工业。

当代生物材料的发展不仅强调材料自身理化性能和生物安全性、可靠性的完善，而且更强调赋予其生物结构和生物功能，以使其在体内调动并发挥机体自我修复和完善的能力，重建或康复受损的人体组织或器官。在未来的组织工程研究中，分子设计学、仿生设计学、纳米技术、基因转染和转基因技术及快速成型技术等将越来越广泛的应用于生物支架材料的研发。但是迄今为止还没有理想的组织工程支架和基体材料及组织工程化组织器官产品，许多问题还需要探索和解决，如细胞与支架材料的相互作用机制及其对形成组织工程化组织的影响尚待升入研究；纳米支架材料的许多理论还不够成熟，纳米支架材料的合成方法和在体内的降解速率，以及机械强度和可塑性等方面仍存在许多问题。

十二、组织工程产品的标准化研究

组织工程医疗产品（tissue engineered medical product，TEMP）临床应用的安全性评价与标准化研究是组织工程临床应用和产业化必经的重要阶段，及早地开展标准化研究将使组织工程研究系统化和为其确立严格的发展指南。目前，从总体上看国内外对组织工程产品尚无完善的、整体的管理办法及评价方法，严重制约了组织工程产品的临床应用与产业化发展。

我国组织工程研究和发展十分迅速，产业化已经提上日程，TEMP的相应工作亟待展开。目前，TEMP按带细胞医疗器械由国家食品药品监督管理局医疗器械司受理、审批，并由中国药品生物制品检定研究院进行检测和评价。在国家“863”课题的资助下，中国药品生物制品检定所制定了一系列组织工程医疗产品标准。目前，八项组织工程医疗产品标准获得了国家食品药品监督管理局批准：YY/T 0606. 3-2007 组织工程医疗产品第三部分：通用分类；YY/T 0606. 4-2007 组织工程医疗产品第四部分：皮肤替代品（物）的术语与分类；YY/T 0606. 5-2007 组织工程医疗产品第五部分：基质及支架的性能和测试；YY/T 0606. 8-2008 组织工程医疗产品第九部分：海藻酸钠；YY /T 0606. 9-2007 组织工程医疗产品第九部分：透明质酸钠；YY /T 0606. 10-2008 组织工程医疗产品第十部分：修复或再生关节软骨植入物体内评价指南；YY /

T0606. 12-2008组织工程医疗产品第十二部分:细胞、组织、器官加工处理指南；YY /T 0606. 13-2008组织工程医疗产品第十三部分：细胞自动计数法。正在起草的组织工程相关标准包括：医用Ⅰ型胶原蛋白；组织工程医疗产品用壳聚糖；组织工程医疗产品保存指南；组织工程医疗产品外源性因子评价指南；活细胞/组织海藻酸钠凝胶固定或微囊化指南；支架孔隙结构评价指南；细胞黏附试验指南；免疫毒性评价指南等。这些标准的研究对促进组织工程医疗产品的发展具有促进作用，也为组织工程产品的管理提供了技术支持。

第三节　组织工程研究中的重要科学问题

组织工程研究的核心是种子细胞、生物材料及组织工程化组织的构建，组织工程研究的重要科学问题也主要集中在这三个方面。

(1) 细胞是组织工程研究的基础，种子细胞的来源一直是制约组织工程发展的瓶颈，如何进一步拓展种子细胞来源进行组织构建，已经成为国际组织工程发展的焦点问题。干细胞的研究和发展为寻求种子细胞的来源带来了转机。成体干细胞（如骨髓基质干细胞、脂肪干细胞、神经干细胞等）在组织工程领域中的广泛研究与应用，代表了现阶段组织工程种子细胞的主要方向。胚胎干细胞是种子细胞的另一重要来源，具有体外无限增殖的能力和分化全能性，但应用胚胎干细胞尚存在伦理道德上的争议，这一问题的解决将使胚胎干细胞成为未来组织工程重要的种子细胞来源。然而，组织工程技术修复组织缺损不能仅局限个体化治疗模式，应用诱导分化胚胎干细胞植入体内同样面临免疫排斥问题，进一步走向规模化治疗是组织工程未来的发展方向。探索同种异体干细胞或通用型种子细胞应用的可行性，将是解决组织工程种子细胞来源问题的重要途径。

(2) 在生物材料方面，已经从单纯研究材料的组成、降解、相容性，发展到制备有机与无机结合、天然与合成的复合型材料。通过整合缓释的生长因子或相关基因到材料中以形成具有生物诱导活性的生物材料，使种子细胞能够在更接近于体内环境的生物材料上增殖、分泌基质并最终形成相应的组织，是生物材料研究的重要方向。实现对材料的组成、表面微观结构、表面生物活性等精细结构或表面特性的精确控制，系统性分析与研究生物材料与种子细胞间的相互作用，阐明生物材料的精细结构或表面特性影响细胞分化、增殖、组织形成等生物过程的作用机制，将有助于研制具有特定表面活性与空间结构及特定组织诱导活性的职能型生物材料。

(3) 通过模拟体内环境，体外构建组织工程化组织，是近年来组织工程发展的新趋势。生物反应器通过模拟组织内环境可在体外进行组织构建，它的发明与应用在组织工程化组织体外构建中起到了关键作用。组织内环境不仅包括了各种不同的细胞因子、组织特异性细胞外基质及邻近细胞间的相互作用，同时还包含了因组织所处生理部位不同而经受的各种物理学刺激（如力、光线、渗透压等）。不同的组织在正常发育过程中都经历了由前体细胞向终末细胞分化的过程，在细胞形态结构、基因表达时序上都有各自的变化规律，而这些规律的调控主要是由细胞所处的局部组织微环境所决定的。总体上讲，体内组织特异性微环境不但决定了组织局部干细胞的分化命运，同时也维持了成熟细胞的分化状态。生物力学也是内环境的重要组成部分，直接影响着组织的形成。组织内环境对组织形成作用机制的阐明，将有助于优化组织构建条件，通过进一步在体外模拟体内微环境，观察组织工程化组织在体外的形成和成熟过程，丰富和完善体外组织构建技术。

第四节 组织工程研究的研究方向和重点项目建议

组织工程领域正在飞速发展，为了使研发活动达到最优化，最大程度的推动组织工程研究的发展，需要适时地对此领域的发展方向进行评估。在国际上，关于组织工程和再生医学的两份重要计划文件于近年发表。一份是2007年美国多联邦机构参与组织工程科学联合工作组发表的《推动组织科学和工程：多机构参与的战略规划》，计划中提出了该领域的4个重要目标，分别是理解和控制细胞应激、明确生物材料的功能和组织基质环境的关系、开发启动相关工具和推动大规模生产和产业化。同时还提出了8个具有战略优先权的工作。另外一份计划是《组织工程的战略性指导》，该计划提出了14个必须优先执行的工作，并希望通过这些工作的完成帮助组织工程在2021年前取得临床的成功。计划指出对血管化、胚胎干细胞、分子生物学、系统生物学等工具的了解在组织工程技术发展中具有主导作用，同时指出血管化是生长良好工程组织的关键。

我国的组织工程发展经过近20年，在种子细胞、生物材料、组织构建及组织工程皮肤、骨、软骨、肌腱、角膜、神经等研究均已取得不同程度的进展，其中组织工程皮肤、软骨、角膜等已形成产品或处于临床研究阶段。研究人员开始着眼于组织工程膀胱、气管、食管、小肠等空腔脏器，以及结构和功能更为复杂的肝、肾、胰腺等实质脏器的研究。人体组织器官再造的研究如果要实现从结构性组织向复杂组织器官的跨越，需要我们探索新的科学问题，建立新的技术平台，提出新的解决方案，需要更大范围内进行多学科交叉与融合。我们需要依靠信息技术、微制造技术、微流体技术等新兴科技手段来实现器官的再造。因此，从结构类组织的研究向内脏器官组织工程研究的发展，即内脏器官的组织工程研究应该成为该领域研究的中、长期目标方向。具体内容如下。

（1）种子细胞来源及规模化生产：重点发展工程化种子细胞系的建立、种子细胞的批量培养及组织工程化组织的大规模体外构建；个性化、能够模拟出体内环境的生物反应器的研发；ES 细胞形成组织的微环境、定向分化的调控机制及其最终的功能状态和结局的研究；异种细胞的免疫排斥反应及动物源病毒清除的研究；iPS 细胞作为组织工程种子细胞的诱导分化及安全性评价；细胞体外培养与应力的关系等。

（2）结构性组织工程产品功能的完善及血管化的研究。

（3）开展组织工程膀胱、气管、食管、小肠等空腔脏器，以及结构和功能更为复杂的肝、肾、胰腺等实质脏器的构建。

（4）研究开发新一代组织支架材料，研究新的可诱导干细胞在体外再生组织的无毒可降解材料。用物理、化学和生物方法及基因工程手段改造和修饰原有材料，发展三维细胞培养系统，研究材料与细胞之间的相互作用，摸索促进组织再生和重建的规律，研究干细胞体外定向分化过程中材料的作用，研制选择通透性和表面改性的膜材，提高材料的性能，发展具有更佳诱导作用的智能高分子材料。

（5）进一步开展组织工程构建中的基础科学问题研究，探寻在组织工程化组织形成和转归过程中的影响因素与调控机制，如组织工程化组织体内的形成过程和机制、组织微环境对组织工程化组织形成的影响、生物学对组织工程化组织形成的调控、生物材料特性对细胞增殖、分化和组织形成的影响等。

（6）开展组织工程产品安全性评价及标准制定。制定详尽的安全性评价标准，并从临床前、临床研究、上市后监管三个阶段进行管理和评价。

第十三章 基因治疗

第一节 基因治疗的发展历史与现状

一、全球基因治疗发展概况

1943 年美国学者 Avery 等证明 DNA 是生命的遗传物质，1953 年 2 月 28 日，生物学家詹姆斯·沃森和弗朗西斯·克里克一起发现了 DNA 双螺旋分子结构，成为 20 世纪人类探知生命奥秘的重大突破，开创了生命科学的新纪元。从此，生命科学的研究进入了一个崭新的领域。基因治疗或基因疗法是从 20 世纪 80 年代发展起来的最具革命性的医疗技术，它是随着 DNA 重组技术和分子克隆技术发展起来的，如今，基因治疗的发展成为基因生物技术的重要里程碑。

基因治疗是以改变人的遗传物质为基础的生物医学治疗手段，它通过基因水平的操作和介入干预疾病的发生、发展和进程，与现有的其他治疗方法和策略相比，其优势在于可直接利用人们在分子水平对疾病的病因、发病机制的新发现、新认识及分子生物学领域的新技术，针对性地修复甚至置换致病基因或纠正基因表达调控异常。基因治疗是人类疾病治疗史上的一次革命，是当今生物医学发展最重要的里程碑之一，同时也对传统制药业产生深远影响和冲击，同时也必将成为 21 世纪医药产业的重要组成部分。

基因治疗的靶细胞主要分为两大类：体细胞和生殖细胞，目前开展的基因治疗只限于体细胞。生殖细胞的基因治疗是将正常基因直接引入生殖细胞，以纠正缺陷基因。这样，不仅可使遗传疾病在当代得到治疗，而且还能将新基因传给患者后代，使遗传病得到根治，但生殖细胞的基因治疗涉及问题较多，技术也较复杂，因可能引起后代遗传变异，受到伦理和技术上的限制。因此，目前更多的是采用体细胞基因治疗，这类体细胞应该是在体内能保持相当长的寿命或者具有分裂能力的细胞，这样才能使被转入的基因能有效地、长期地发挥“治疗”作用。因此，干细胞、前体细胞都是理想的转基因治疗靶细胞。以目前的观点看，骨髓细胞是能满足以上标准的靶细胞，而骨髓的抽取、体外培养、再植入等所涉及的技术都已成熟；另一方面，骨髓细胞还是许多组织细胞（如单核巨噬细胞）的前体。因此，不仅一些涉及血液系统的疾病，如腺苷脱氨酶（ADA）缺乏症、珠蛋白生成障碍性贫血、镰状细胞贫血、慢性肉芽肿病（CGD）等以骨髓细胞作为靶细胞，一些非血液系统疾病如苯丙酮尿症、溶酶体储积病等也都以此作为靶细胞。除了骨髓以外，肝细胞、神经细胞、内皮细胞、肌细胞也可作为靶细胞来研究或实施基因治疗。

早在 1968 年，美国科学家迈克尔·布莱泽在国际著名杂志《新英格兰医学杂志》（*The New England Journal of Medicine*）上发表了《改变基因缺损：医疗美好前景》的文章，首次在医学界提出了基因疗法的概念。直到 1989 年美国才批准了世界上第一个基因治疗临床试验方案，当然这不是一个真正意义上的基因治疗，而是用一个示踪基因构建一个表达载体，研究该示踪基因在人体内的分布和表达情况。到了 1990 年，美国 NIH 的 Freuch Anderson 博士开始了世界上第一个真正意义上的基因治疗临床试验，这是人类第一个对遗传病进行体细胞基因治疗的方案，所治疗的疾病是由于腺苷脱氨酶（ADA）缺乏导致的严重复合免疫缺陷综合征（SCID）。通过腺反转录病毒重组载体将正常腺苷脱氨酶（ADA）基因转入患儿的白细胞，将该细胞在体外扩增后用静脉输注的方法进行基因治疗，该疗法获得了初步的临床成功并观察到了明显的疗效，致使世界各国都掀起了基因治疗的研究热潮。1991 年美国政府投入 5800 万美金用于基因治疗研究，而在这之前的四年时间里美国政府每年对基因治疗的投入达到了 1500 万～4000 万美金。1999 年法国巴黎内克尔儿童医院利用基因治疗使数名患有 X-性联遗传型重症联合免疫缺陷（X-linked severe combined immunodeficiency，SCID，又称“气泡男孩症”）的婴儿恢复了正常的免疫功能，取得了基因治疗临床试验开展以来最大的成功。2010 年 7 月 22 日《新英格兰医学杂志》发表了专题文章对该疗法进行了总结（Hacein-Bey-Abina et al.，2010），法国巴黎内克尔儿童医院的研究人员从 1999 年开始，对平均 7 个月大的 9 名男婴实施基因治疗，在 9 年后，1 名男孩因患白血病死去，现在这 8 名男孩的淋巴细胞水平都达到了正常并存活。但这种疗法的最大不良反应就是可能导致白血病，幸存 8 人中有 3 人患有白血病。基因疗法在治疗“气泡男孩症”方面已取得了临床上的成功，但安全性问题依然亟待解决 。

2004 年 1 月，深圳赛百诺基因技术有限公司将世界上第一个基因治疗产品“今又生”正式推向市场，这是全球基因治疗产业化发展的里程碑。2008 年在英国和美国开展的两项独立的 *RPE*65 基因治疗 Leber's 先天性黑蒙症的Ⅰ期临床试验结果表明，该基因疗法可以显著改善先天性黑蒙症和其他视网膜病变所致的盲目患者的视力，结果还表明如对年轻患者使用更大的剂量会取得更好的治疗效果，以上两项独立研究同期发表在《新英格兰医学杂志》上（Maguire et al.，2008）。2009 年艾滋病的基因治疗临床试验也取得了重大进展，有报道发现给患者输注 *OZ*1 基因修饰的自体 $CD34^+$ 干细胞，可阻止艾滋病病毒的繁殖和感染其他细胞，并使患者的免疫系统逐渐恢复并对艾滋病病毒产生免疫，初步的临床试验结果证明该基因治疗方案是安全、有效的，结果发表在国际权威杂志《自然·医学杂志》（*Nature Medicine*）（Mitsuyasu et al.，2009）。2009 年，来自法国、德国和美国的研究人员利用基因治疗 X-连锁性肾上腺脑白质营养不良症（ALD），取得了重大突破，它们利用慢病毒载体将 *ABCD*1 基因导入到造血干细胞内，然后给肾上腺脑白质营养不良症患者移植 *ABCD*1 基因修饰的造血干细胞，临床试验发现治疗 2 年之后患者体内仍然可以检测到正常野生型的 ALD 蛋白表达，令人鼓舞的是，患者的症状也得到了明显改善，该临床试验研究结果发表在 2009 年 11 月《科学》杂志上（Cartier et al.，2009）。基因治疗新技术除了治疗致命性脑病外，在遗传性失明和免疫系统失调疾病等的治疗方面也取得了进展，基因治疗进入了新的发展阶段。这些重大的基因治疗技术的突破使得基因治疗新手段入选《科学》杂志 2009 年度十大突破之一，《科学》杂志发表了专栏综述文章“基因疗法的回归”（*A Comeback for Gene Therapy*）。

2011 年初，《柳叶刀·神经病学》（*Lancet Neurology*）杂志上的一份研究报道称，一项帕金森病的基因治疗试验改善了部分患者的运动障碍，直到目前还没有出现任何的安全问题，这是科学家们针对帕金森病展开的第一个双盲临床试验，显示了基因治疗在神经系统变性疾病中的应用潜力（Rascol et al.，2011）。2011 年 1 月，《自然·评论药物发现》（*Nature Reviews Drug Discovery*）杂志报道了国际生物医药巨头安进（Amgen）公司以 10 亿美元的价格收购了专业的基因治疗公司——BioVex 公司，而 BioVex 公司的主打产品为 GM-CSF 修饰的疱疹病毒产品（OncoVEX-GM-CSF），显示了基因治疗正受到了国际大的制药公司的青睐，目前该产品正在进行Ⅲ期的临床试验研究，取得了较好的临床治疗效果，未来2～3年内很有可能获批上市。欧洲Ark公司研制的基因治疗制剂——ADV-TK（商品名Cerepro®）在法国和芬兰被批准有条件上市，用于恶性脑胶质瘤术后辅助治疗，Ⅱ期临床试验结果显示经过ADV-TK治疗的患者生存期明显延长，同时对前列腺癌患者的Ⅱ期临床研究显示ADV-TK联合放疗较单纯放疗显示更好的临床疗效，目前该产品已经进入了Ⅲ期临床研究阶段。我国学者自主研发的ADV-TK已经完成了Ⅱ期临床研究，结果显示ADV-TK基因治疗制剂对肝癌、难治复发性头颈癌都具有显著疗效，患者治疗耐受性较好，主要的不良反应程度较轻微，特别是对肝癌肝移植后患者的治疗效果更显著，ADV-TK治疗组患者3年生存率为69.6%，对照组为19.9%，主要的临床试验结果发表在《临床癌症研究》(*Clinical Cancer Research*）杂志上，并成为该杂志亮点文章（Li et al.，2007)。目前该产品正在开展肝癌、脑胶质瘤的Ⅲ期临床试验。近几年来基因治疗取得的多项技术突破显示出基因治疗将迎来产业化发展的重要时期，未来3～5年将会有多个基因治疗产品在美国、欧洲、中国等国家批准上市，用于恶性肿瘤、遗传性疾病等的治疗。

回顾基因治疗的发展历程可以发现经过20多年的发展，基因治疗的对象已从最初的单基因遗传病扩展到恶性肿瘤、心血管疾病、感染性疾病等人类重大疾病。目前全世界每年用于基因治疗的总投入为10亿～20亿美元，主要集中在美国，其次是欧洲，中国对基因治疗的投入也非常大，每年的投资也已上亿元。从1989年批准了世界上首例基因治疗临床试验以来，全球基因治疗临床试验处于平稳发展态势，从1993年开始，基因治疗临床试验处于快速发展阶段，从1997年开始，每年全球批准的基因治疗临床试验方案为70～120项，截止到2012年1月（数据来自www.wiley.co.uk/genmed/clinicial)，全世界共批准了1786项基因治疗的临床试验方案，每年全球批准的基因治疗临床试验方案如图13-1所示。

在这1786项的基因治疗临床试验方案中，大多数在美洲国家（总计1166项，占总数的65.3%）和欧洲（总计507项，占总数的28.4%）开展，亚洲、澳洲、非洲等占较小的份额，如图13-2所示。

目前世界各国都非常重视基因治疗的发展，美国、英国、法国、德国、澳大利亚、法国、日本、中国等国政府都投入大量的经费用于基因治疗技术和产品的研发，都希望占领未来基因治疗的制高点。基因治疗技术和临床试验最发达的是美国（占了全球基因治疗临床试验的64%)，其次是欧洲（英国、德国、法国等)、澳大利亚、日本等发达国家，中国这几年基因临床试验发展迅速，已经有 23 个治疗方案处于不同的临床试验阶段，但占全球的份额非常小，仅占全球总数的 1.3%。图 13-3 是全球基因治疗临床试验国家分布图。

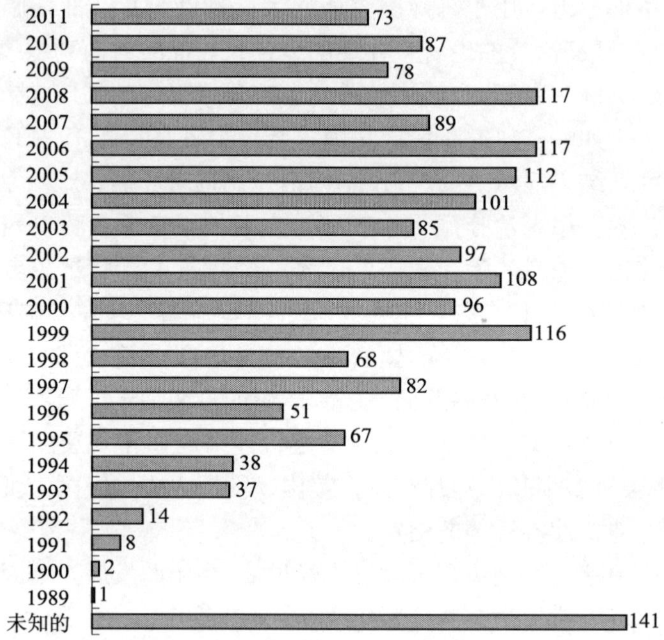

图 13-1 全球每年获批的基因治疗临床试验方案数量（1989～2011 年）

图片来源：The Journal of Gane Medicine. @2012 John Wiley and Sons LId www. wiley. co. uk/genmed/clinical

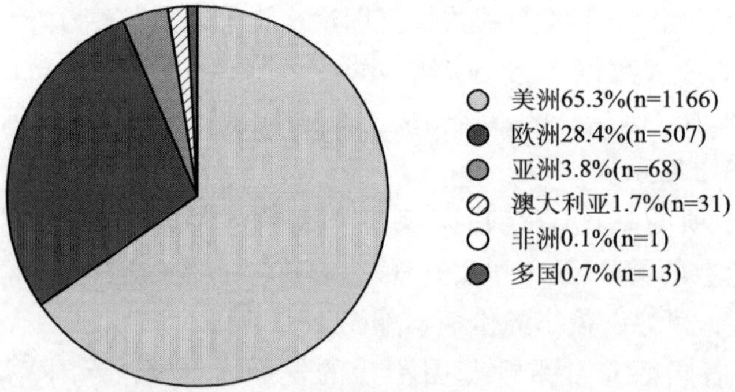

图 13-2 截止到 2012 年 1 月，各洲获批的基因治疗临床试验方案分布情况

图片来源：www. wiley. co. uk/genmed/clinical

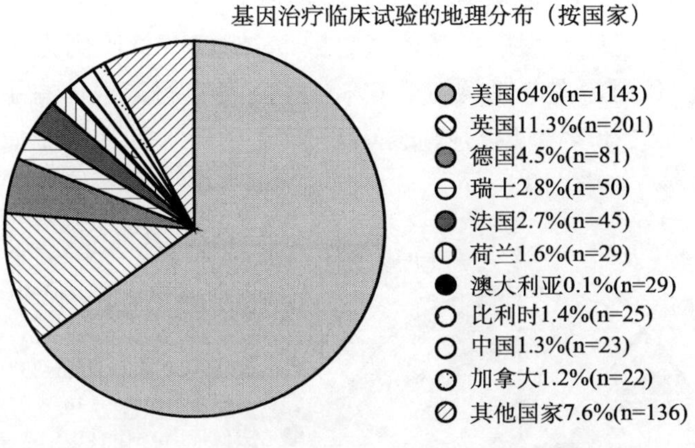

图 13-3　截止到 2012 年 1 月各个国家开展的基因治疗临床试验方案分布情况

图片来源：www. wiley. co. uk/genmed/clinical

如果按照基因治疗所针对的疾病划分，从图 13-4 统计数据可以发现，大多数的基因治疗是针对各种恶性肿瘤进行治疗，总计有 1155 例针对各种恶性肿瘤的基因治疗临床试验方案，占总数的 64.7%，其次是针对单基因疾病（总数 151 例，占总比例为 8.5%）、心血管疾病（总数 150 例，占总比例为 8.4%）、感染性疾病（总数 142 例，占总比例为 8%）等。

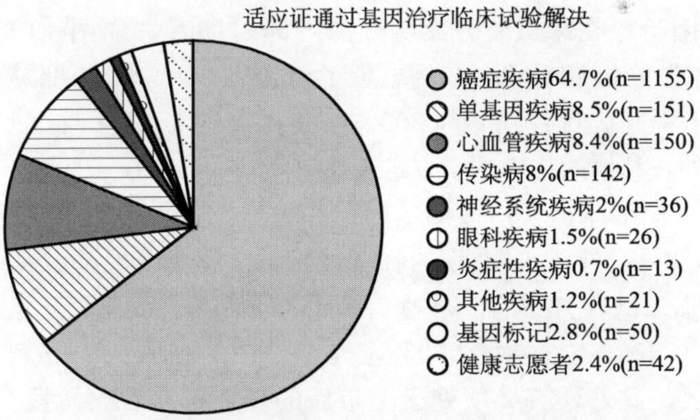

图 13-4　基因治疗临床试验方案所针对的病种分布情况

图片来源：www. wiley. co. uk/genmed/clinical

按照基因导入的载体和导入方式划分，目前基因治疗主要使用各类病毒载体作为基因导入系统，占了总数的近 70%的份额，包括腺病毒载体（总数 424 例，占总比例为 23.3%）、反转录病毒载体（总数 365 例，占总比例为 20%）、牛痘病毒载体（总数 146 例，占总比例为 8%）、腺相关病毒载体

(总数 86 例，占总比例为 4.7%)、痘病毒载体（总数 95 例，占总比例为 5.2%）疱疹病毒载体、痘病毒载体（总数 58 例，占总比例为 3.2%)、慢病毒载体（总数 48 例，占总比例为 2.6%）等。而非病毒载体占了基因治疗临床试验总数的大约 30%，包括裸质粒 DNA 直接导入可利用脂质体等非病毒载体进行导入等，如图 13-5 所示。

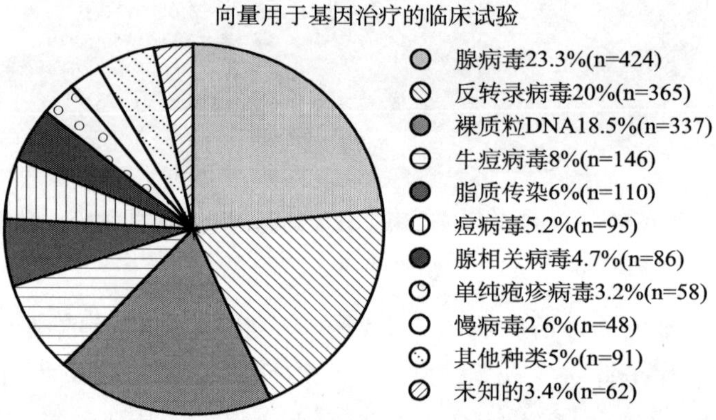

图 13-5 基因治疗临床试验方案所使用的基因导入方式

图片来源：www. wiley. co. uk/genmed/clinical

按照基因治疗临床试验方案所处的不同时期看，如图 13-6 所示。除了我国已经批准重组腺病毒-p53 抗癌注射液（2004 年获批新药证书）和 H101 基因工程腺病毒注射液（2005 年获批新药证书）两个基因治疗产品上市销售以外，其他的临床试验方案还处于不同的临床试验阶段。从图 13-6 可以看出处于Ⅰ期临床试验阶段的基因治疗方案占了大多数，总计有 1076 项，占总数的 60.2%，处于Ⅰ/Ⅱ期的临床试验方案有 333 项，占总数的 18.6%，处于Ⅱ期的临床试验方案有 294 项，占总数的 16.5%，处于Ⅱ/Ⅲ期的临床试验方案有 16 项，占总数的 0.9%，处于Ⅲ期的临床试验方案有 63 项，占总数的 3.5%，此外还有 2 项处于上市后的Ⅳ期临床观察阶段。从这些统计结果可以看出，目前全世界已有数十个基因治疗临床试验方案处于Ⅲ期临床试验阶段，部分基因治疗临床试验方案取得了很好的临床治疗效果。

随着基因的靶向表达、调控、输送、规模化生产等关键技术的不断突破，未来 5～10 年应该是全球基因治疗临床应用的重要时期，将会有一批具有重要影响的基因治疗产品用于重大疾病的治疗。这些都标志着基因治疗在国际上受到广泛重视，许多关键技术已经或正在取得突破，即将形成新的产业，届时将

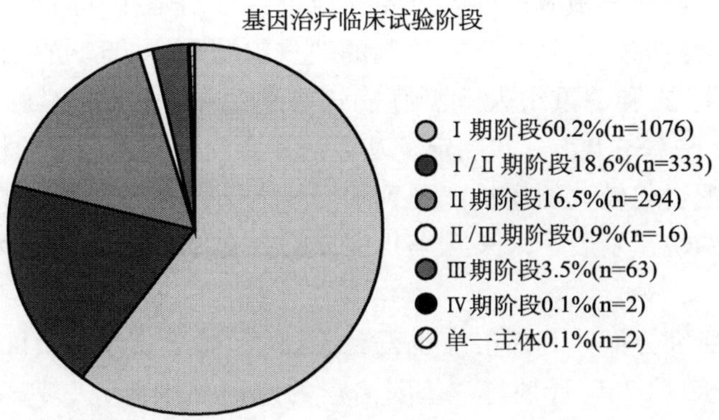

图 13-6 基因治疗临床试验方案所处的不同时期

图片来源：www. wiley. co. uk/genmed/clinical

会像抗体、重组蛋白药物一样产生一个年产值超过百亿美元的巨大治疗市场。

二、我国基因治疗的发展概述

我国基因治疗基础研究和临床试验开展得较早，起点较高，早在 20 世纪 70 年代，中国医学科学院的吴旻院士就提出未来可通过基因治疗的方式对遗传性疾病进行治疗，1985 年他再次撰文指出基因治疗的重要目标是肿瘤的治疗。我国也是世界上较早开展基因治疗研究和基因治疗临床试验的国家，基因治疗基础研究和临床试验基本与世界同步，复旦大学遗传研究所从 1987 年就开展了血友病 B 的基因治疗研究，1991 年我国科学家进行了世界上首例血友病 B 的基因治疗临床试验，先后已有 4 名血友病患者接受了基因治疗，患者治疗后体内 IX 因子浓度上升，出血症状减轻，取得了安全有效的治疗效果，这项研究居世界先进水平，这也是我国第一个基因治疗临床试验方案，之后我国针对单基因遗传病、恶性肿瘤、心血管疾病、神经性疾病、艾滋病等多种人类重大疾病展开了基因治疗基础和临床试验研究。

我国从“八五”到“十二五”期间都一直非常重视基因治疗基础研究、关键技术的开发及临床试验方案的研究，20 余年来，我国基因治疗研究在国家“863”高技术计划、国家“973”基础研究计划、国家重大新药创制等科技计划的大力资助下，从基因治疗的基础研究、临床试验到临床应用都取得了可喜的成绩，培养了一大批从事基因治疗的优秀人才，有十多个国家重点实验室和国家工程中心，多家大型的研究型医院，以及十多家颇具研发实力的生物医药公司从事基因治疗技术和临床治疗方案研发工作，在国际基因治疗研究、临床试验等领域占据了重要的地位，特别是在基因治疗临床应用方面我国走在世界前列，我国自主研制的“重组腺病毒-p53 抗癌注射液”（商品名“今又生”）和“重组人 5 型腺病毒注射液——H101”（商品名“安柯瑞”）在全世界率先上市，并制定了基因治疗产品和临床应用的相关的国际标准，在国际上引起较大的反响，受到国际学术界的广泛关注和高度评价。随着基因治疗的快速发展，未来几年我国还将有几个基因治疗药物进入临床应用阶段。

在基础研究方面，基因治疗也得到了国家“973”计划项目的重点资助。2004 年，国家“973”计划将“基因治疗的应用基础研究”列入了重点资助项目，该项目由四川大学生物治疗国家重点实验室牵头承担，包括了国内 20 多家在基因治疗研究领域颇具实力的研究单位，主要针对基因治疗所需的高效、安全、靶向导入系统（包括病毒和非病毒导入系统），基因定点整合和原位修复，治疗基因靶向性、选择性表达等基因治疗所涉及的重大科学问题进行联合研究。基础研究的突破，推动了我国基因治疗药物的发展，已获得基因治疗新药临床试验批文 5 项，还有 10 多项很有应用前景的基因治疗候选新药正在临床试验申报中或在进行中试生产和安全性评价，有望为肿瘤、遗传性疾病、感染性疾病等重大疾病的治疗提供有效的基因治疗药物。该项目的实施推动了我国基因治疗研究的迅速发展，奠定了我国基因治疗研究在国际上的地位。后续基因治疗基础研究围绕基因治疗靶向性这个核心和瓶颈问题，从基因导入系统、定点整合、原位修复、选择表达调控、基因沉默等关键科学问题和重要环节入手，更加深入地开展研究，并将可能取得的技术突破应用于肿瘤、心血管疾病、遗传病、艾滋病等重大疾病的治疗研究中，为我国基因治疗的基础研究和临床实践提供理论及关键技术支撑。

我国“863 高技术计划”和国家重大科技专项计划都非常重视基因关键技术、重点产品和临床治疗方案的研发。在“十五”期间，国家“863”计划共资助了 22 项基因治疗相关课题，总经费超过 1000 万元，涉及恶性肿瘤、心血管疾病、糖尿病、自身免疫性疾病、帕金森病等重大疾病的治疗及重组病毒载体的规模化生产、基因定点修复、RNA 干扰、基因治疗动物模型的制备等基因治疗关键技术的研发。在“十一五”期间，国家“863”计划专门设立了“重大疾病的基因治疗”和“生物治疗关键技术及规模化制备”重点项目，总资助经费 6000 万元，参加单位包括国内 20 多家从事基因治疗研究及产品开发的优势单位，主要从事恶性肿瘤、心血管疾病、遗传性疾病基因治疗重点产品的研发及基因治疗表达载体，以及导入系统的规模化制备、基因治疗新靶点研究、基因治疗疾病动物模型研究、基因的定点重组和原位修复等多项基因治疗关键技术研究，经过该项目的研究，已经储备了一大批具有自主知识产权、优秀的技术和项目，多个自主研发的基因治疗产品处于不同的临床试验阶段。在“十二五”期间，国家“863”计划设立了“基因治疗关键技术及产品研发”主题项目，参加单位包括10多家国内从事基因治疗研究的优势单位，该项目针对恶性肿瘤、心血管疾病、遗传性疾病等重大疾病重点开展基因治疗的临床试验方案、临床前研究、关键技术等研究，根据项目不同的成熟度，不同的治疗技术和不同的治疗病种设立了10个相互联系、互有不同的研发重点课题，希望通过该项目的实施，重点开展3～5个基因治疗产品的Ⅲ期临床试验研究，完成1～2个基因治疗产品的全部临床试验并进入临床治疗阶段，并在肝癌、头颈部肿瘤的治疗方面取得重点突破。此外，国家新药创制重大科技专项、国家传染病重大科技专项、国家自然科学基金等项目也对基因治疗关键技术和重点产品进行了重点资助。

经过20多年的发展，我国基因治疗取得了多项重要的进展，部分处于国际领先地位。我国已经储备了一大批优秀的基因治疗技术和项目，截止到2012年6月，我国已经有18个基因治疗制剂或临床试验方案批准上市或进入了临床试验阶段，其中8个基因治疗产品已经进入Ⅱ期和Ⅲ期临床试验阶段，另外还有40～50项创新的基因治疗方案处于临床前研究阶段，数百个项目处于实验室研究阶段，这些项目大多数都具有原始创新性，具有自主的知识产权，并申请了相关的专利进行保护。例如，我国研制“ADV-TK基因治疗制剂”是目前世界上新一代的、具有我国自主知识产权的基因治疗制剂，对肝癌、脑胶质瘤等多种恶性肿瘤具有良好的治疗前景，目前已完成Ⅱ期临床试验，正在进行Ⅲ期临床试验阶段。我国自主研制的KH901是新一代用于治疗肿瘤的工程化溶瘤腺病毒，它能选择性地在肿瘤细胞中复制，具有靶向性溶瘤及有效刺激机体免疫系统，诱导持久抗肿瘤免疫双重治疗作用，目前已完成Ⅱ期临床试验，即将进入Ⅲ期临床试验阶段。我国学者针对肿瘤血管内皮抑素——endostatin开发的抗肿瘤血管基因治疗产品正在进行Ⅱ/Ⅲ期临床试验研究。我国在心血管基因治疗方面也取得了重要进展，我国学者开展了重组人肝细胞生长因子——Ad-HGF基因治疗缺血性心脏病的临床试验研究，Ⅰ期临床试验结果表明重组腺病毒-肝细胞生长因子注射液（Ad-HGF）是一种疗效明显并低毒的基因治疗制剂，该产品正在开展Ⅱ期临床试验研究。我国在遗传性疾病基因治疗方面开展了富有成效的研发工作，复旦大学从1987年就开展了血友病B的基因治疗研究，1991年他们进行了世界上首次血友病 B 的基因治疗特殊临床试验，2003 年以来，他们利用 AAV-hFIX 肌内注射治疗 B 型血友病，Ⅰ期临床试验证明 AAV-hFIX 治疗 B 型血友病安全、有效。我国已经建立了基因治疗病毒载体大规模制备、质粒 DNA 大规模制备、基因治疗导入技术、基因治疗制品质量控制等重大技术平台，为基因治疗研发和临床应用奠定了坚实的基础。目前，我国基因治疗技术产业已初具规模，并呈现出良好的发展态势，在发展中国家和亚洲国家中处于领先地位。我国很多生物治疗制剂已经进入了中试生产阶段，并有很好的技术平台、人才优势，这些都标志着我国的基因治疗在国际上有重要的影响，是我国在国际上具有优势地位的疾病治疗领域之一。表 13-1 显示了我国已上市和进入临床试验阶段的基因治疗产品。

表 13-1　我国已上市和进入临床试验阶段的基因治疗产品（截至 2012 年 6 月）

序号	产品名称	商品名	研发机构或生产厂家	所处的状态	适应证
1	重组腺病毒-p53 抗癌注射液	今又生	深圳赛百诺基因技术有限公司	上市销售	头颈部肿瘤
2	H101 基因工程腺病毒注射液	安柯瑞	上海三维生物技术有限公司	上市销售	鼻咽癌、肺癌
3	重组腺病毒载体介导的单纯疱疹病毒胸苷激酶基因制剂		华中科技大学、深圳市天达康基因工程有限公司	Ⅲ期临床试验	肝癌、胶质瘤等
4	重组人内皮抑素腺病毒注射液（E10A）		中山大学、广州达博生物科技	Ⅲ期临床试验	头颈部肿瘤
5	肿瘤选择性溶瘤重组腺病毒（KH901）		成都康弘生物科技有限公司	Ⅱ期临床试验	头颈部肿瘤
6	重组腺病毒-肝细胞生长因子注射液（Ad-HGF）		军事医学科学院辐射与放射医学研究所、武汉人福药业	Ⅱ期临床试验	缺血性心脏病
7	血管靶向性基因治疗——EDS01		四川大学、成都恩多斯	Ⅱ期临床试验	头颈部肿瘤
8	溶瘤性重组腺病毒注射液（H103）		上海三维生物技术有限公司	Ⅱ期临床试验	肿瘤
9	重组人白介素 2 腺病毒抗癌注射液		成都华神集团	Ⅱ期临床试验	肿瘤
10	重组人 GM-CSF 单纯疱疹病毒注射液（OrienX010）		北京奥源和力生物技术有限公司	Ⅰ期临床试验	多种肿瘤
11	肿瘤靶向性重组腺病毒注射液（H102）		上海三维生物技术有限公司	Ⅰ期临床试验	肿瘤
12	重组人 γ-干扰素腺病毒（Ad-rhIFNγ）		中山大学、广州达博生物	Ⅰ期临床试验	肿瘤

续表

序号	产品名称	商品名	研发机构或生产厂家	所处的状态	适应证
13	携带人野生型 p53、GM-CSF 和 B7-1 基因的重组腺病毒（BB-102）注射液		军事医学科学院放射与辐射医学研究所	Ⅰ期临床试验	头颈部肿瘤
14	重组 AAV-2/人凝血因子 IX 注射液		复旦大学	Ⅰ期临床试验	血友病 B
15	重组人 EGF-P64K/Mont 肿瘤治疗性疫苗		百泰生物药业公司	Ⅰ期临床试验	多种肿瘤
16	白细胞介素 2 基因工程胃癌瘤苗		第二军医大学	Ⅰ期临床试验	胃癌
17	第一代 TK 基因治疗制剂		上海交通大学、	Ⅰ期临床试验	脑胶质瘤
18	多基因共转导自体骨髓间充质干细胞制剂		北京大学	特殊临床试验	肌萎缩侧索硬化症

第二节　基因治疗研究的热点及重要科学问题

全球基因治疗研究经历了几十年的发展，相关的技术已经趋于成熟，部分重点产品也已经实现了产业化，因此未来几年是基因治疗技术发展的重点时期。

目前，基因治疗大多数采用腺病毒、腺相关病毒、反转录病毒、疱疹病毒、慢病毒、痘病毒、质粒 DNA 等作为载体。一般遗传性疾病的基因治疗多采用腺相关病毒、反转录病毒作为载体，由于反转录病毒具有潜在的致癌风险，现在使用较少。腺病毒使用后容易产生抗体，最终导致疗效下降。质粒 DNA 作为载体也面临基因转染效率低，难以靶向性导入等问题。为了提高基因治疗的疗效，全世界科学家对载体进行不断改进，希望能研发出安全、高效、靶向性好的表达载体并用于基因治疗的临床试验，最近几年来，已经有针对肿瘤、心血管疾病、遗传性疾病等重大疾病治疗的部分基因治疗临床试验显示出了很好的治疗前景，如治疗前列腺癌的 GM-CSF 基因修饰的肿瘤疫苗已经进入Ⅲ期临床试验，治疗后的患者症状得到了完全或部分缓解，并延长了生存期。用两个前列腺特异性抗原（PSA）启动子/增强子分别控制复制型腺病毒的 E1A 和 E1B 区的复制型腺病毒基因治疗产品 CV787 靶向治疗前列腺癌已经进入了Ⅰ期临床试验阶段，显示出了安全、有效的应用前景。2008 年在英国和美国开展的两项独立的 *RPE*65 基因治疗 Leber's 先天性黑矇病的Ⅰ期临床试验结果表明，该基因疗法可以显著改善先天性黑蒙和其他视网膜病变所致的盲目患者的视力，结果还表明如对年轻患者使用更大的剂量会取得更好的治疗效果，以上两项独立研究于2008年同期发表在国际权威杂志《新英格兰医学杂志》上。基因治疗心血管疾病的临床试验也取得了重要进展，研究人员对心力衰竭患者进行了SERCA2a基因治疗的Ⅰ期临床试验研究，明显改善和恢复了心力衰竭患者的心脏功能，并且表现出较好的安全性。

回顾基因治疗发展历史和现状，不难发现基因治疗的靶向性始终是基因治疗的重要问题，目前国内外大多数的基因治疗方案缺乏靶向性，使得治疗基因导入到有效治疗部位的效率低下，最终导致治疗效果不理想，有的甚至会产生很大的毒副作用，如目前利用重组腺病毒载体治疗肿瘤大多数只能注射到肿瘤局部，若要静脉注射，病毒颗粒很快从血流中被清除，且主要聚集在肝和肾等器官，真正到达肿瘤组织的治疗基因很少，治疗效果不理想，且增加了不良反应。目前，针对遗传性疾病的基因治疗方案大多采用反转录病毒载体，其插入或整合到染色体上的位置是随机的，有引起插入突变及细胞恶性转化的潜在危险，如法国巴黎Necker儿童医院进行的重症联合免疫缺陷病（SCID）基因治疗临床试验中，虽然9例患者中有8例治疗后获得了成功，但随后发现有3例出现了T淋巴细胞白血病样症状。目前，大多数基因治疗方案所导入的治疗基因在体内表达不可调控，而且表达量较低，如用凝血因子Ⅸ基因治疗血友病B，在患者体内凝血因子Ⅸ表达量只能达到正常人的5%，若能达到10%，则治疗效果会大大提高。很多导入的基因需要调控其表达，如采用基因治疗策略导入一个胰岛素基因在患者体内分泌胰岛素是可以做到的，但要做到受到体内血糖浓度和激素的调控分泌表达很难。以上所列举的基因治疗靶向性问题代表了当前基因治疗领域的关键科学问题，靶向性差已成为制约基因治疗发展的瓶颈问题，也是大多数基因治疗疗效有待提高的关键。目前全世界范围内的科学家都在不同层面上对基因治疗的靶向性问题进行深入的研究。包括目的基因的靶向导入、表达调控的靶向调节、定点整合与原位修复等不同的关键环节。一旦基因治疗的靶向性问题获得突破，基因治疗将迎来其发展的第二个高潮，预计将会有若干个基因治疗药物上市。

基因治疗的靶向性，是指在基因治疗过程中，将治疗基因导入特定的靶细胞、组织或器官内，而不影响其他正常的细胞、组织或器官的功能，这对于基因治疗是非常重要的。达到基因治疗靶向性的主要策略有治疗基因转移的靶向性、治疗基因表达调控的靶向性、治疗基因整合的靶向性、病变基因的原位修复等。

目前，用于基因转移的病毒载体有反转录病毒（retrovirus）、腺病毒（adenovirus）、腺病毒相关病毒（adeno-associated virus，AAV）、单纯疱疹病毒（herpes simplex virus，HSV）、痘病毒（poxvirus）等，但它们对细胞的感染均无选择性，因此对病毒载体进行改造增加其感染的特异性是目前重要研究方向之一，主要可以通过受体与配体，以及抗原与抗体结合等的特异性来设计和改造载体，以达到靶向性基因转移的目的。

用于基因转移的非病毒载体有脂质体（阳离子脂质体、中性脂质体）、聚阳离子的高分子材料（聚乙烯亚胺、聚酰胺树枝状高分子等）、壳聚糖和一些可以生物降解的高分子材料，如聚赖氨酸、聚乳酸、聚乙烯醇及其嵌段或接枝共聚物等，它们分别以纳米粒、微球、囊泡、胶束等形式包覆DNA，输送到体内后释放。但非病毒载体目前存在的最大问题是转染效率低、靶向性差，因此对非病毒载体进行靶向性改造，以增强治疗基因在靶组织和细胞的特异性输送是基因治疗非病毒载体改造的重要发展方向，目前主要是通过对配体进行修饰来提高非病毒载体的靶向性，将能与靶器官/组织、靶细胞特异结合的配体连接至非病毒载体传递系统上，从而将治疗性基因进行靶向输送，以提高靶器官的药物浓度。此外，运用特定的基因表达调控元件，或借助于体内体外的物理化学诱导因素，使目的基因特异地在效应细胞中表达，也是实现基因治疗靶向性的方法之一。许多肿瘤都有其自身特异性的标志物，即肿瘤相关抗原。将治疗基因置于这类抗原的顺式调控元件（如启动子、增强子）的调控之下，可以使目的基因在相应的肿瘤细胞中获得高表达，正常细胞由于缺乏与该顺式调控元件相应的转录激活因子等原因而不表达该基因。常用的这类顺式元件包括甲胎蛋白AFP启动子、癌胚抗原CEA启动子、前列腺特异抗原PSA启动子、乳清酸性蛋白WAP及MMTV等基因的启动子、端粒酶启动子等。美国的Calydon制药公司用两个前列腺特异性抗原（PSA）启动子/增强子分别控制复制型腺病毒的E1A和E1B区的复制型腺病毒基因治疗产品CV787靶向治疗前列腺癌已经进入了Ⅰ期临床试验阶段，显示出了安全、有效的应用前景。我国自主研制的新一代用于治疗肿瘤的工程化溶瘤腺病毒，使用mhTERT启动子控制溶瘤腺病毒的复制，并使它能选择性地在肿瘤细胞中复制，具有靶向性溶瘤作用，同时它还携带GM-CSF治疗基因，能有效刺激机体免疫系统，诱导产生持久的针对肿瘤细胞的特异免疫反应，目前该产品正在进行Ⅱ期临床试验。

基因治疗理想的情况是能在原位修复病变的基因，目前较成熟的技术是同源重组，但其复杂的操作体系及极低的修复效率限制了其在基因治疗中的应用。寡核苷酸介导的原位修复同样效率较低，但操作相对简单，如果能够提高修复效率其应用前景会很好。定点整合起源于生物系统的共生或寄生关系，这种长期进化所建立的关系决定了定点整合对宿主基因组的破坏性较小。使用天然和改建的定点整合系统进行基因治疗正用于遗传病的基因治疗研究。RNA 干扰和 microRNA 等新型的靶向基因沉默技术在重大疾病的治疗方面也显示了非常好的应用前景。RNA 干扰技术是生物领域的重大技术突破，问世短短的十余年时间已经取得了很大进展，被广泛用于基因功能研究、药物靶点筛选与鉴定，药物开发与疾病治疗等领域，全世界每年发布的研究论文数千篇，并有近 20 个针对遗传性疾病、病毒感染性疾病、肿瘤等的 RNA 干扰治疗药物进入临床研究阶段，其中治疗视网膜黄斑变性的 RNA 干扰药物——Bevasiranib 已经处于Ⅲ期临床试验阶段，显示出了很好的应用前景。

第三节　基因治疗与再生医学的关系及基因治疗未来需求和重点发展项目建议

一、基因治疗未来的需求

随着我国经济快速发展，人民生活水平不断提高，不良生活方式的持续放大，以及社会老龄化进程加速，我国疾病谱也发生了巨大变化，多数传染性疾病得到了有效控制，而慢性疾病如心血管病、癌症已成为严重威胁人类健康的主要疾病。

世界卫生组织在 2005 年的统计数据显示，全世界每年有 760 万人死于癌症，并呈逐年迅速上升趋势，如果不加以控制的话，2015 年将有 900 万人死于癌症，2030 年将上升至 1140 万人。2008 年 WHO 公布的数据显示，我国已成为世界第二大癌症高发国，每年新增 220 万名癌症患者，约占全球癌症患者总数的 20%，其中肝癌、胃癌和肺癌成为主要的健康杀手，预计到 2020 年我国每年新发的癌症患者约 300 万，且发病率呈明显上升和年轻化趋势，肿瘤已经成为导致我国城乡居民死亡的首要原因。目前，我国每年用于肿瘤的治疗费用高达上百亿元人民币，已经成为患者沉重的经济负担。随着人们生活水平的提高，膳食结构和生活方式的改变，心血管系统疾病成为老年人最常见的一类疾病，严重威胁了人类生命健康，其患病率和死亡率均占各类疾病之首，被誉为“21 世纪生命的第一杀手”。据统计，全世界有缺血性心肌病患者 5800 万人，其中 700 万患者死亡，依据卫生部流行病学调查，我国缺血性心脏病患者已超过2000万人，每年新发病人数大约有100万人，这些疾病还没有有效的治疗方法，且发病率、死亡率呈快速上升和年轻化趋势，已成为严重影响我国人民健康和制约经济发展的潜在危险因素之一。全世界艾滋病的感染者超过3000万，我国自从1985年发现第一例艾滋病毒感染者后，艾滋病开始在我国流行，吸毒和不安全性行为等加速了病毒传播，导致我国艾滋病毒感染率急剧上升，成为全球艾滋病毒感染率上升速度较快的国家之一，我国艾滋病感染者已经超过100万人，形势非常严峻。目前，全世界有超过5000种遗传性疾病，大多数缺乏有效的治疗手段，据统计，每100名婴儿中就有1名先天具有某种遗传缺陷。大多数遗传疾病发生在肝（肝有许多重要的酶类在体内复杂的代谢过程中起催化作用）和造血器官（骨髓）。为了有效地治疗恶性肿瘤、遗传性疾病、心血管疾病、艾滋病等重大疾病，急需发展新的治疗手段，而基因治疗是新近发展起来的一种新的疾病治疗手段，可能从根本上治疗这些疾病，因此，基因治疗技术未来的发展前景非常广阔。

二、我国基因治疗重点发展项目建议

加强基因治疗产品的临床试验的研究，重点推动几个已经进入Ⅱ期、Ⅲ期临床试验的重点产品的临床试验研究，加快基因治疗成果的临床转化和产业化，预计在肝癌、头颈部肿瘤、缺血性心脏病等重大疾病的治疗领域将取得重点突破。

开展基因治疗产品的临床前安全性评价研究、药理学研究、药代动力学等研究，推动基因治疗产品的转化及临床应用。

加强基因治疗的靶向性关键技术研究，重点开发基因的靶向导入和靶向表达调控关键技术，包括靶向的阳离子脂质体、阳离子多聚物研究，重组病毒载体的靶向性改造等关键技术研究，进一步提高基因治疗的疗效，降低毒副作用。

加强基因治疗临床给药关键技术研究，特别是基因治疗的静脉、全身给药系统研究，加速肿瘤、心血管疾病基因治疗的临床试验应用步伐。

加强对基因治疗产品的中试生产关键技术研究，重点是建立重组AAV、重组疱疹病毒、重组痘病毒、重组质粒DNA、阳离子脂质体等的中试生产工艺及相关的质量控制研究，推动相关产品的研发和产业化步伐。

开展具有自主知识产权、创新性强、临床应用前景好的基因治疗产品的临床前研究，为我国基因治疗的可持续发展储备项目。

加强基因治疗产品的重点研发基地及临床转化平台的建设，在我国建立几个国家级、大型、综合性的基因治疗产品研究、临床转化及人才培养基地，加快我国基因治疗的临床应用速度，增强我国基因治疗的国际竞争力。

第四节　我国发展基因治疗的政策建议

由于基因治疗是一种新兴的疾病治疗手段，是一个新崛起的产业，所以就目前情况来看，国家对基因治疗的支持力度仍显不足。这个不足是多方面的也是综合性的，包括相关的政策法规滞后，资金投入力度较小，缺乏有效的风险投资机制，上、下游技术发展不协调，整个生物技术产业转化能力较差等多方面的问题。因而，对于今后我国基因治疗临床转化和产业化的考虑，应该建立在全局的基础上，以下是针对我国基因治疗未来发展的一些思考。

一、加大对基因治疗的政策扶持和资金投入

我国可以参考美国 FDA 的做法，科学地、有效地加快我国基因治疗研究、开发和临床转化。我国有望在基因治疗产业化领域与世界竞争。美国将基因治疗作为一个技术平台、一个产业和经济增长点，正在进行大力扶持并迅速发展。我国的生物技术落后于美国，若单从时间的角度看，基因工程药物产业，基因开发产业和基因治疗产业分别比美国落后了约 10 年、7 年和 4 年。美国 90 年代初成立了 9 大基因开发公司，并以 1300 万～9000 万美元的价格出售了几十种基因。虽然我国基因工程药物产业和基因开发产业明显落后，但是，只要科学家、企业和政府三者形成密切的互动关系，并给予相关的政策支持，加大对基因治疗的投资力度，我国有望在基因治疗产业化领域与世界发达国家竞争。

二、加大基因治疗的临床转化和产业化进程

由于我国多数从事基因治疗研究和开发的大学、研究所、公司所研究的基因治疗技术还处于基础研究及技术探索阶段，即使有些基因治疗产品进入了临床试验阶段，但由于基因治疗是高科技、高投入、高风险行业，前期投入大，在现有的国际环境及现有的国内药物审批制度下，基因治疗未来的发展前景还不明朗，蕴含着较大的商业风险。此外，由于多数研究单位和研究机构只有研发能力，而无营销、产业化能力，所以往往有些有较好市场前景

的研究项目难以转化和产业化。所以，政府应多给予更多的政策扶持，在我国多培植一批像清华源兴基因技术有限公司、深圳赛百诺基因技术有限公司、上海三维生物技术有限公司、康弘生物科技有限公司等有国际竞争力的基因治疗专业公司，共同推动我国基因治疗产品良性发展。

三、加强对基因治疗安全性管理

经 20 多年的发展，虽然全球的基因治疗研究取得了多项重要的技术突破，但在技术方面、伦理道德方面及安全性方面仍然面临着众多困扰。基因治疗最大的困难是安全、有效的基因载体的选择，目前广泛选用的病毒载体存在免疫排斥和无法定向等不足，限制了基因治疗的发展。

1999 年 9 月，*Nature* 杂志公布的首例基因治疗失败的事件令世界舆论哗然。美国亚利桑那州一名 18 岁的鸟氨酸氨甲酰基转移酶（OTC）部分缺失症患者，在宾夕法尼亚大学接受基因治疗 4 天后，因发热、凝血障碍而死亡。从此基因疗法安全性成为公众最为关注的问题。2001 年法国 3 位儿童利用反转录病毒基因治疗 SCID 而患上类似白血病症状，据了解是携带治疗基因的反转录病毒载体插入了人体染色体不合适的位置上引起的，这再次引起人们对基因治疗安全性产生怀疑，也是对基因治疗的重大打击，所以未来如何改造基因治疗载体，特别是解决反转录病毒的安全性问题，使之更为安全而有效将成为未来基因治疗研究和临床试验的一大热点问题。2003 年美国 FDA 暂时停止了所有的反转录病毒载体在血液干细胞中开展的基因治疗临床试验。所以我国也应加强对基因治疗临床试验安全性的监管力度，选择更为安全、可靠的基因表达载体和基因导入系统，使基因治疗成为一种安全、有效地治疗手段。

四、严格新药审批制度，加快新药审批速度

在美国，新药审批很严格，临床试验提案或草案必须由科学家协会至少两个评审部门通过并由协会批准。草案还必须由美国 NIH 的 DNA 重组顾问委员会（RAC）批准，并由学会会长签字认可，所有草案还必须经美国食品药品监督管理局批准。

美国 FDA 和 NIH 对治疗严重威胁人类健康和生命的疾病，如恶性肿瘤、AIDS 和心血管病等新药设立“快速通道”（fast track），并制定了详细的指导原则。“快速通道”的目的是促进和加快有治疗严重威胁人类生命和健康的疾病潜力，并证明具有医疗需求的药物（fast track products）的开发和评审。

我国也应制定一个切实可行的“快速通道”指导原则，实现生物制药及其基因治疗在“快速通道”上运转。2003 年，我国对重症急性呼吸综合征（SARS）药物就采取了“快速通道”审批制度，在抗击 SARS 传播和治疗方面发挥了重要作用。所以我国也可建立类似美国的新药“快速通道”审批机制，加强对新药审批的宏观调控，修改有关法规，在严格执行新药审批的制度的同时，加快新药审批的速度。

五、逐步建立风险投资机制

鉴于基因治疗产品开发投入高、风险性大、产品开发周期较长等特点，国家对生物技术产业发展要制定一系列的优惠和扶植政策，鼓励创办生物技术高科技企业，吸引各类高科技企业的积极参与，以形成国家、地方、企业、个人等多渠道的融资体系，并逐步过渡到企业成为生物技术产品开发的投资主体。目前我国私人企业风险意识还较差、投资能力也较低，难以成为投资主体，在这种情况下，国家应该继续加大投资力度，争取赶上国际生物技术发展的浪潮，在基因治疗这一高科技领域占有一席之地。另外，针对目前国内缺乏完善的科技风险投资机制，开发、转化资金严重短缺的局面。国家可考虑设立生物技术产业发展风险投资基金，鼓励和引导科研人员与市场相结合，直接参与市场竞争。以合资或科技入股的方式将高新技术研究成果推向市场，逐渐形成一批由科技人员参与或创办的高新技术新兴产业，有力地促进科研成果转化，加速基因治疗的产业化。

六、重视源头创新，加强知识产权的保护意识

重视源头创新、申请专利、保护知识产权是高新技术顺利转化成生产力、实现产业化的首要保证。我国目前虽然在基因治疗产业化上取得了一些优势，但具有独立自主的知识产权的产品较少。而没有独立自主知识产权的企业将会在未来的市场竞争中失去发展优势和主动权，而最终被市场所淘汰。同时也无法与国外企业争夺市场，这势必严重影响我国在该领域的发展。另一方面，我国对知识产权的保护力度也不够，尽管我国已经加强了对知识产权的立法，但尚未有效地贯彻执行。这极大地阻碍了新产品和新技术向商品转化，并且降低了研制者的积极性。

综上所述，我国基因治疗处于快速发展时期，多项关键技术正在取得突破，已经储备了一批优秀的项目，并有很好的技术平台、人才优势，产业发展也已粗具规模，这些都标志着我国的基因治疗在国际上有重要的影响，如

果未来重大疾病的基因治疗能够得到国家持续的重点资助，政策倾斜，相信将会研发出多种基因治疗的新技术和新产品，并在恶性肿瘤、心血管疾病、遗传性疾病等难治性的重大疾病治疗上得以应用，为基因治疗药物的开发和临床治疗提供技术支撑和理论基础，将能明显增强我国重大疾病基因治疗整体创新能力和国际竞争能力。培养并造就一支高水平、稳定的基因治疗研究和开发队伍，也将推动我国基因治疗新兴产业的发展。

第十四章 异种器官移植

随着同种异体器官移植免疫排斥难题的解决，骨髓、胰岛、肝、肾、肺，心脏移植已经成为挽救患者生命的重要手段。我国每年约有 150 万的人需要器官移植，但仅 1 万人能够接受移植手术。由于我国器官捐献体系不够健全，供体器官来源问题更加凸显。

组织工程和干细胞技术是有希望解决这一矛盾的重要手段之一。除此之外，以猪为供体的异种器官移植的可行性逐渐被认可。随着基因敲除、敲入和体细胞克隆技术的发展，对供体猪进行改造，以克服异种移植免疫排斥反应的对策已具实用性。由于一些组织器官自身的特殊性，如角膜、关节软骨免疫原性相对较弱，红细胞、胰岛细胞具备体外抗原处理的可操作性，这些特殊组织或细胞目前已具备应用前景。异种器官移植已成为解决同种异体移植器官短缺问题的主要发展方向之一。

第一节 异种器官移植的研究历史和发展现状

综合伦理、器官特性及大小、供体动物繁育的时间及数量，生化指标及安全性等方面问题，目前国际上公认的异种器官供者是猪。而猪器官移植用于人体的主要问题有以下几方面。

一、超急性和急性排斥反应

1. 超急性排斥反应

猪体细胞表面存在 α-半乳糖苷（α-Gal）抗原，该抗原人体不存在，所以

人体存在抗 α-Gal 天然抗体。抗体介导的补体反应是引起异种器官超急性排斥反应的主要原因，也是克服异种器官移植超急性排斥反应要解决的主要问题。这一问题可通过敲除猪的 α1，3-半乳糖基转移酶基因解决。目前国内外科学家已通过体细胞克隆手段获得了 α-半乳糖转移酶缺失的体细胞克隆猪，基本解决了猪组织、器官的超急性排斥反应问题；除此之外，Gal 抗原水解酶是去除 α-Gal 抗原的另一种方法，该方法比较适合于处理细胞表面的 Gal 抗原。

2. 急性排斥反应

猪器官植入人体后激活人类体液和细胞免疫反应，以及凝血反应导致急性排斥反应的发生，这是目前国际异种移植界正在着手解决的主要问题。在 α1，3-半乳糖基转移酶基因敲除猪的基础上转入几种不同功能的人类基因（抗补体、抗凝血、抑制异种抗原和宿主免疫反应，保护猪血管内皮细胞等）是克服这一问题主要策略。一些特殊的免疫抑制剂如抗人 CD154 抗体，在大动物实验中有明显的效果。最近，美国 Revivicor 公司和匹兹堡大学合作，利用过表达人类补体调节蛋白 *hCD*46 基因的转基因猪进行的胰岛移植试验展示了令人鼓舞的成果。该胰岛在灵长类动物体内存活的时间超过 1 年以上并完全治愈了实验猴的糖尿病。

二、无特定病原体猪的培育

无特定病原体猪（specific pathogen free，SPF）是指从出生到育成都无特定病原微生物疾病和寄生虫性疾病的猪，猪群呈现明显的健康状态，这是器官安全移植的重要保证。SPF 猪在种猪育种、仔猪繁殖及成猪饲养、育肥等各个环节都需要在特定的无特异病原菌的环境下进行，并且具有严格的操作程序和质量控制。我国已有 SPF 猪的培育场所，但还需与国际接轨，建立猪各类特定病原微生物的检测方法及标准。

三、猪内源性反转录病毒

潜在的致病性。目前研究的结果显示猪内源性反转录病毒（porcine endogenous retrovirus，PERV）在灵长类动物中传播的危险性很小，而且这一问题可通过严格筛查、基因干扰和药物等手段解决。

近年国内外在该领域的重大研究进展，使得异种器官移植走向临床成为可能。一些特殊组织细胞如胰岛、皮肤已达到进入人体临床试验的要求。异种移植的主要发展方向为：①进一步改进转基因敲除猪，以克服急性和慢性排斥反应；②利用干细胞技术，使猪产生特定的人源化器官，以从根本上解决异种排斥反应；③深入异种免疫排斥反应研究，包括免疫调节、免疫耐受及新型的免疫抑制剂等基础研究。基础研究的突破将大大推动异种移植研究的进展，使得心脏、肝、肾和肺等大型异种器官能够更早地进入临床试验。

第二节　异种器官移植涉及的排斥反应及解决策略

猪的细胞、组织、器官进入人体后，将迅速引发一系列天然和获得性免疫反应及继发的凝血反应，包括超急性排斥反应（hyperacute rejection，HAR），急性血管性排斥反应（acute vascular rejection，AVR）或延缓性异种移植物排斥反应（delayed xenograft rejection，DXR）、急性细胞性排斥反应（acute cellular rejection，ACR）及慢性排斥反应。

异种移植的 HAR 与同种移植中 ABO 血型不合所致 HAR 类似。HAR 反应非常强烈，可导致血管内皮被补体成分溶解或破坏，使血管完整性破坏，进而导致水肿和出血，并累及下层组织。此外，凝血通路被激活，导致纤维蛋白单体沉淀、微血栓形成，在数分钟至数小时内导致血管内凝血、器官梗死。HAR 发生的机制为：人血清内预存大量的天然抗体与猪细胞表面的 Galα1，3-Gal（α-Gal）抗原结合后引发补体的瀑布式反应。人体内约 1%的循环 IgG 是抗 α-Gal 抗原的天然抗体。HAR 反应的严重程度取决于抗原和抗体结合及补体系统的激活。消除或抑制这些因素中的任意一个环节均可减弱 HAR。根据 HAR 的发生机制，可以从三个角度来考虑克服 HAR：①通过血浆置换、器官吸附、免疫层析或静脉注入寡聚糖等方法清除人体内预存抗体；②通过注射补体调节蛋白在猪细胞内高表达人的补体调节蛋白（complement regulatory proteins，CRPs）或衰变加速因子 CD55（human decay-accelerating factor，hDAF），采用补体抑制剂、单克隆抗体及蛇毒因子等方法抑制补体反应；③通过基因工程的方法敲除 α1，3-半乳糖基转移酶基因以清除猪细胞表面的 α-Gal 异种抗原。前两种方法只暂时解除排斥反应，而清除猪细胞表面 α-Gal 抗原则是最有效的方法，可从根本上消除 HAR。AVR 常见于近缘器官移植或控制了 HAR 的远缘移植，可在恢复血流灌注后 24 小时内发生，导致移植物在术后数天至数周后被排斥。主要因为受体继发产生的抗体与 α-Gal 靶抗原以外的异种抗原结合，致内皮细胞持续活化而诱导前凝血酶类、炎性分子表达和移植物内微血管血栓形成，并伴天然抗凝物质表达下降和活性降低。与 HAR 相比，AVR 是较慢的非补体依赖的过程。转录因子 NF-KB 在 AVR 的发展中起着至关重要的作用。研究表明，向细胞导入 NF-KB 的天然抑制因子 IKB 和 p65RHD 可以抑制内皮细胞的活化。另外，与细胞凋亡相关的基因，如 *A20*、*bcl-2*、*bcl-XL* 也可阻止通过 NF-KB 转录因子而引起的内皮细胞活化。还有资料表明，人腺病毒 *E1A* 基因也可以抑制 NF-KB 的激活。这些基因及人源的抗补体、抗凝血基因可能是克服异种器官移植中 AVR 的途径之一。ACR 主要由 T 细胞介导，通过间接和直接两种途径对猪的主要组织相容性复合体（major histocompatibility complex，MHC）抗原进行识别，经常与 AVR 伴随出现。其识别机制可能为：T 细胞直接识别猪内皮表面与人 MHCⅡ分子更相似的猪 MHC 抗原，CD4 分子能增强其作用，而 CD2/LFA-1、CD28/B7 及白细胞介素-22（IL-22）则参与刺激信号传递；与内皮非 MHC 抗原或受体作用即间接识别途径。抑制猪细胞表面 MHC 的合成或通过有效的免疫抑制剂遏制 T 细胞激活中的协同刺激信号可能有助于抑制 ACR。慢性排斥反应类似于同种器官移植的慢性排斥反应，应用临床常用的免疫抑制剂应该能有效地控制慢性排斥反应。

在猪到人的异种移植中，猪细胞表面的异种抗原，包括 α-Gal 抗原、猪体内的神经节苷脂抗原、猪组织相容性复合体（MHC）、黏附分子及其他一些细胞表面糖蛋白，均参与了免疫反应。其中，α-Gal 抗原是主要的异种抗原，90%以上的 HAR 由其所致，另外 α-Gal 抗原还参与 AVR、NK 细胞介导的细胞毒作用。因此，清除猪细胞表面的 α-Gal 抗原对实现猪到人之间的异种移植有重要意义。猪细胞表面的 α-Gal 表位本质是一组糖蛋白或糖脂类物质，具有独特的线性Ⅱ型寡糖结构：Galα1，3Galβ1，4GlcNAc-R。α-Gal 表位由 α1，3-半乳糖转移酶（α1，3-galactosyltransferase，GGTA1 /α1，3GT）催化合成。猪的 *GGTA1* 基因位于染色体 1q2. 10～q2. 11，编码含 371 个氨基酸的蛋白质。除了人类、猿、旧大陆猴不表达有活性的 GGTA1，细胞表面不存在 α-Gal 抗原外，几乎其他所有哺乳动物细胞表面均表达此抗原。在结构上，除了在倒数第二位半乳糖上缺少一个由 α1，2 键连接的岩藻糖，GGTA1 合成的 Galα1，3-Gal 结构与人类的 B 血型抗原非常相似。

目前清除猪细胞表面 α-Gal 抗原的策略主要有三种：直接从细胞表面清除（酶解作用去除）；转基因（转入 α-半乳糖苷酶基因或 GGTA1 的竞争酶基因）及敲除基因（敲除 *GGTA1* 基因）。前两者只能部分或暂时清除异种移植物表面的 α-Gal 抗原，残余的 α-Gal 分子仍可能激发补体的级联反应，导致移植物受损。而敲除猪 *GGTA*1 基因，则可彻底去除供者器官表面的 α-Gal 表位，提供了解决这个问题的最佳方案。除了 Revivicor 公司以外，美国、德国、澳大利亚、日本、中国的几个研究小组先后得到了 GT-KO 猪，并在此基础上进行进一步基因修饰。

第三节　其他与异种器官移植相关问题

1997 年英国 Rosolin 研究所与 PPL 治疗公司合作宣布了克隆羊“多莉”的诞生，它是世界上首次利用高度分化的体细胞（乳腺上皮细胞）为核供体进行核移植培养出的哺乳动物，相对于动物克隆技术而言，哺乳动物体细胞克隆是又一次技术的突破。自“多莉”诞生后，体细胞克隆技术发展迅速。2000 年，位于美国弗吉尼亚的 PPL 治疗公司的美国分公司（Revivicor 公司的前身）成功地克隆了世界上第一批克隆猪，打开了建立基因敲除猪的大门，同时也使高效地建立转基因猪成为可能，具有用于异种移植的基因改造猪研发的雄厚基础和实力。

除异种移植所带来的免疫排斥问题之外，猪内源性反转录病毒（PERV）的感染是当前国际上比较关注的热点问题。内源性反转录病毒是指以前病毒 DNA 形式整合进宿主细胞基因组中，并随细胞染色体复制而复制的反转录病毒。经分析不同的猪种和细胞株显示有 30～50 个 PERVs，以前病毒的形式弥散地整合进入猪的基因组中。大多数前病毒都不完整，是由于其编码序列因突变或缺失而断裂成一个或多个开放读码框架（ORFs），仅少数完整的全长 PERVs 能产生有感染性的病毒。尽管在所有猪品系中均发现了 PERVs 的存在，但是在天然宿主体内没有发现其致病的迹象。因为在人源细胞中很难存活，所以它们产生病变效应的可能性极小，尽管如此，PERVs 仍存在反转录病毒一样潜在致病性。PERVs 所带来的另一种风险是 PERVs 与人内源性病毒重组，可能产生新病毒和新的病原效应。人基因组中包含 HERVs 相关的 γ 和 β 反转录病毒序列。理论上，在有效感染导致人内源性反转录病毒（HERV）和 PERVs 转录子共包装形成反转录病毒粒子时期，PERVs 和 HERVs 可发生重组。事实上，至今还没有实验证据证实体外发生这种重组的可能性。但 PERVs 和 HERVs 的重组仍是新的杂交内源性病毒产生的潜在风险，作为一种可能的致病原因，应该从猪的选种、基因干预及药物治疗等方面重视、解决这一问题。

第四节　国内外异种器官移植的现状及今后发展方向

在*GGTA*1基因敲除（GT-KO）猪问世后，美国麻省总医院进行了GT-KO猪的肾或心脏移植到狒狒的临床前实验，采用一种以抗人CD154单抗为基础的免疫抑制方案，成功克服了HAR，移植心存活率显著延长（2～6个月，平均78天）；猪肾与血管化胸腺组织同时移植时，AVR显著延迟及减轻，移植肾最长存活83天。过去10年，美国匹兹堡大学和Revivicor公司合作，在GT-KO猪的基础上进行了一系列的转基因修饰，加入了不同功能的人体基因包括抑制补体反应的*CD*46基因、*DAF*基因；抑制凝血反应的CD39、血栓调节酶（thrombomodulin，TM）、组织因子抑制蛋白（tissue factor pathway inhibitor，TFPI）等基因；抑制猪MHC Ⅱ类抗原产生的*DNCIITA*基因；以及抑制宿主T细胞反应的*CTL*4-*Ig*基因。这些基因改造猪在体外实验或灵长类的动物试验中取得了比较理想的结果。其中*hCD*46基因的转基因猪的胰岛在灵长类动物体内存活的时间超过1年以上并完全治愈了实验猴的糖尿病，已达到了美国FDA进入临床试验的要求。Revivicor的GT敲除*hCD*46转基因猪在美国、德国多个实验室进行了心、肾、肝到狒狒的移植试验，其中异种心脏异位移植能在狒狒上存活半年以上。目前，这些最新的基因改造猪，已被引入国内进行克隆繁殖，并在此基础上进一步进行基因修饰，产生新一代的转基因敲除猪。这使得我国在用于异种移植的转基因敲除猪构建上处于国际先进水平，使得早日开展异种移植的大动物试验成为可能。

国内的异种移植研究相对滞后，农业科学院畜牧所的潘登科课题组在2011年建立了国内第一批GT-KO的纯系五指山小型猪。目前，我国已成功构建了表达人DAF的转基因猪，并建立了家系；在猪到灵长类（猕猴）的心脏和肾移植模型中，采用高效价的免疫抑制剂和抗血小板制剂，使猪心在猕猴体内存活半个月以上。国内一些学者也尝试用转基因猪的肝体外暂时替代患者病肝来抢救暴发性肝衰竭的患者，用HLA-G转基因猪的胰岛细胞治疗糖尿病的研究，为异种移植早日进入临床奠定了基础。烧伤患者皮肤移植过程中，需要同种异体皮肤覆盖，并在网状异体皮肤中种植自体皮肤，在自体皮肤存活生长过程中，起覆盖作用的异体皮肤因免疫排斥作用而逐渐坏死并被自体皮肤取代。CFDA已经批准了几种经过不同方式处理、免疫原性降低了的猪皮辅料。如前所述，猪体细胞表面主要的异种抗原是 Gal 抗原，而 α-半乳糖苷酶可特异性降解糖链末端的 Gal。利用这一原理，国外研究小组已经开始了使用 α-半乳糖苷酶处理后的猪皮代替同种异体皮肤，用于烧伤创面的覆盖和植皮过程。除此之外，α-半乳糖苷酶处理的猪心瓣膜、心包膜、韧带等也已申请专利。今后的趋势是利用 GT 敲除猪的瓣膜、心包膜、肌腱、韧带、骨骼、小肠黏膜提取物产品来代替先有的从野生型猪制备的产品。

第五节　异种移植今后的发展方向

1. 进一步改进现有的基因改造猪

在 GT 敲除 *hCD46* 转基因猪的基础上，转入一些特定的人基因以克服急性和慢性排斥反应。这些基因包括 ：①抑制凝血反应的 *CD39*、血栓调节酶或组织因子抑制蛋白等基因；②抑制猪 MHC Ⅱ类抗原产生的 *DN-CIITA* 基因；③抑制宿主 T 淋巴细胞反应的 *CTL4-Ig* 基因；④保护异种器官内皮细胞的 *A20* 或 *HO-1* 基因；⑤抑制补体反应及宿主免疫反应的 *DAF*、*CD59* 基因。使得大型异种器官如心、肝、肾和肺能够达到进入临床试验的要求。

2. 建立狒狒养殖基地

狒狒是国际上常用的作为异种大器官移植受体，但中国不产狒狒，国内十几家灵长类养殖中心没有繁殖狒狒。建立狒狒养殖基地并提供充足的狒狒，是开展主要器官（心脏、肺、肾、肝）异种移植大动物实验的基本条件，需尽早实施。

3. 建立并维持 SPF 猪培育中心，为临床试验做准备

SPF 或 DPF（无特定病原体级实验动物房）是培育转基因猪异种器官并移植于人的前提。为了保证没有任何猪源性病原体（猪内源性反转录病毒除外）进入人体，美国 FDA 规定所有用于临床试验的转基因猪必须在 SPF 猪舍中繁殖两代。猪的性成熟为 8 个月，孕期约为 4 个月。因此，转基因猪需要在 SPF 环境养育至少 2 年的时间才能用于临床试验。我国现在已有几个接近于 SPF 的猪舍运行并不如意。国家应该支持 SPF 超洁净猪舍的建设，并以科研经费的形式来支持 SPF 超洁净猪舍的运行。如果克服 SPF 超洁净猪舍这个瓶颈难题，预期异种胰岛、角膜、皮肤等可以很快地进入临床试验阶段。

同时要界定器官供体猪需要检测的病毒及细菌的种类，制定出供体猪病毒、细菌和支原体检测标准和检测方法。形成异种组织器官移植中涉及的生物安全性和转基因安全性评价标准和办法。

在达到SFP饲养的条件下，预期利用现有的基因改造猪可望进行下列组织器官的临床试验。

（1）利用基因改造猪的过渡肝缓解肝衰竭引起的肝性脑病。以猪肝为过渡肝进行辅助性肝移植，可以帮助急性肝衰竭的患者平稳渡过肝衰竭期，挽救患者的生命。迄今为止世界范围共有报道7例野生型猪辅助性肝移植，一定程度上挽救了患者的生命。基因改造猪的使用，将会取得比野生型猪肝更好的效果，有望延长过渡肝及患者的存活时间。

（2）基因改造猪的胰岛移植治疗1型和2型糖尿病。*hCD*46基因的转基因猪的胰岛在灵长类动物体内存活的时间超过1年以上并完全治愈了试验猴的糖尿病，已达到了美国FDA进入临床试验的要求。

（3）基因改造猪的皮肤作为长期有效覆盖皮肤的研究。由于异体皮来源日益困难，临床上也使用异种皮肤如猪皮。有活性的猪皮覆盖后一般在7～10天内被排斥，使用无活性的猪皮虽然可以延长排斥时间，但存在创面基底部位血管不易长入和局部占位较严重等缺点，无法应用于临床。因此，基因改造猪做皮肤供体，有望能显著地延长移植排斥时间，解决异体皮来源不足的难题。

（4）基因改造猪的角膜移植在临床试验中的研究。角膜移植的免疫排斥反应很弱，如现有的GT敲除CD46转基因猪的角膜到猴的移植成功，将很快可以开展临床试验。

（5）基因改造猪的骨、软骨用于骨及整形移植修复的应用研究。在骨组织中，Gal抗原主要存在于骨细胞和哈弗管表面，因而*GGTA*1基因敲除猪可以在保留骨细胞及骨基质成分的基础上最大限度地去除异种骨的抗原性。有望成为一种理想的生物活性植骨材料，也有望成为理想的软骨来源。

4. 推动异种免疫基础研究及新型异种免疫抑制剂的研发

筛选出新型的、安全的、有效的抗移植排斥反应抑制剂是要解决的核心问题之一。移植排斥的免疫学机制属特异性免疫应答，引起移植排斥的主要原因是宿主免疫细胞受到供体组织相容性抗原的刺激。在猪到猴的异种移植研究中发现，CD154抗体在抑制异种免疫排斥反应、延长异种器官存活时间上起了非常关键的作用。由于目前已开发的人源化CD154抗体具有引起血小板凝集的不良反应，尚不能应用于临床，因此，需开发低不良反应的人源化CD154 抗体。近期的研究显示，器官移植术后细胞因子谱系由 Th1 型向 Th2 型转化可以导致移植免疫耐受。在发生耐受的个体，也发现 Th2 型反应占明显优势。使颇具破坏性的 Th1 型反应向无害的 Th2 型反应发生偏移，是诱导免疫耐受的新思路。另外，将本身与免疫排斥功能负相关的因子（如 TGF-β1）和具有抑制异体移植排斥功能的细胞因子组成融合蛋白，或设计与免疫排斥反应正相关的细胞因子（IL-2、IL-15）拮抗剂，或研制与免疫排斥反应正相关因子（CD154、LFA-1）的低不良反应的人源化抗体，将有望成为新一代的高效免疫抑制剂。同时在异种免疫耐受，免疫调控机制方面的任何研究进展，也将大大降低异种器官的排斥，延长其生存时间。

5. 开展人源化器官猪的研究

最近，Kobayashi 等在 *Cell* 上报道将大鼠的 iPS 细胞植入 *Pdx*1 敲除的小鼠胚胎的囊胚腔中后，这些胚胎发育形成的小鼠体内生长出了几乎完全来源于大鼠细胞的正常的胰腺。这些来源于异种细胞的胰腺所经历的发育过程和所行使的生理功能几乎无异于内源的正常胰腺，能挽救本来出生后死亡的小鼠健康地存活到成体。显而易见，用同样的策略下一步若能实现在大动物（如猪）体内生长出人的近乎正常的胰腺、肝、肾或心脏等器官，则可真正获得可供移植的人胰岛 β 细胞等功能性细胞及各类人源化器官。这样不但从根本上解决了异种器官的免疫排斥反应，移植的器官的生理及代谢功能也将和同种器官毫无差别，是最理想的器官来源。

第十五章
转 化 医 学

第一节　转化医学发展的历史与现状

一、转化医学发展的背景

转化医学的概念提出由来已久。近十余年来，医学领域，其发展理念日益引起广泛重视。它试图在基础研究与临床医疗之间建立更为直接、有效的联系，从而推动基础研究成果向临床应用快速转化和反馈。转化医学概念的提出主要基于以下几个因素。

1. 基础研究与临床应用脱节

20 世纪基础科学研究取得巨大成功，尤其是 20 世纪 70 年代以来分子生物学的发展使人们对疾病的发病机制有了更深刻的认识，人们开始相信一些如心脑血管疾病、遗传病、癌症等顽固疾病有望较快被克服，但结果却并不理想。基础研究的进步并没有给我们带来诊断、治疗和预防方面太多质的变化。1971 年至今，美国用于肿瘤防治方面的研究经费多达 2000 亿美元，但却只“收获”了 156 万篇与肿瘤相关的研究论文，肿瘤导致的死亡率没有发生根本性的变化。2003～2006 年，美国 NIH 花了 15 亿美元用于基因治疗研究，这项巨额的投资换来了 25 000 篇研究论文，但基因治疗至今仅有几项基因治疗药物上市，如欧洲的 Glybera，中国的 Ad-P_{53}（今又生）和 H101。根据美国 NIH 官方网站数据显示，美国政府对基础研究的资金支持从 1970 到 2005 年增加了 7 倍，对医药研发的投入也逐年增长，但是与此形成鲜明反差的是每年研制出的新药数量却呈缓慢下降趋势。针对基础与临床研究的鸿沟逐渐加大，1992 年在 *Science* 杂志的论文标题中首次出现“从实验室到病床（Bench to Bedside）”。1996 年，在《柳叶刀》杂志的论文标题中第一次出现了“转化医学”。2003 年美国 NIH 的院长埃利亚斯·泽毫尼（Elias Zerhouni）在 *Science* 杂志上从政府层面全面阐述了将基础研究成果转化为临床治疗手段这一转化医学概念，从而引起美国和世界范围对转化理念的进一步重视。

2. 基础科学研究积累大量数据需要解析

美国于 1990 年 10 月启动“人类基因组计划”（HGP），2003 年 4 月完成人类基因组测序。但是，测序完成后人们期望了解自身秘密的愿望并没有实现。基因组学、蛋白质组学等各种组学的发展积累了大量的数据。但如何将大量的数据转化为解决医疗问题的有用信息成为亟待解决的难题。这个难题的破解需要生命科学、数学、计算机科学和医学领域专家的有效合作与交流，科学研究需要从微观走向宏观，医学研究模式的变革需求为转化医学的提出和发展提供了契机。

3. 疾病谱的转变使多学科的合作成为必然

随着历史的变迁，疾病谱也发生了重大变化。影响人类健康的主要疾病已从过去的天花、疟疾等急性疾病向心脑血管疾病、癌症等慢性疾病转变。致病因素不再是某种单纯的致病原，而是涉及环境、年龄、遗传、病理生理等综合的复杂因素。传统的单因素研究方法已无法满足这些慢性病的防治需求，采用多因素研究模型，加强基础和临床等多学科的合作研究显得愈发重要。此外，由于遗传背景的差异及疾病的特异性，对同种疾病用同样方法治疗所取得的疗效和产生的不良反应也不一样。于患者的遗传、分子生物学特征和疾病基本特征进行分子分型，以此为基础，进而合理选择治疗方法，实施个体化的治疗将成为未来医学发展的目标，而这将依赖于转化医学发展的深度和广度。

二、转化医学的概念

对于转化医学的解释，不同的人有着不同的认识。对于医药企业来说，他们认为转化医学就是将基础研究成果转化为新的药品、设备或治疗方案。此时就产生：基础医学——基础研究与临床间的转化——新药或新的诊断、防治方法。对于卫生研究人员和公共卫生调查人员来说，转化医学意味着研究成果转化为政府和临床应用的防治政策和方法，而转化的成功又是下一阶段研究的开始。转化医学主要是衔接基础与临床，并加速这种循环。当然很大比例上需要借助医药企业的作用，以实现转化研究成果的产业化推广。但是这还只是整个循环周期的一半，还需要患者在医院或者社区治疗中的反馈，还需要从临床到基础的进一步转化。转化医学实际上是基础医学与临床应用间的双向转化过程，是基础医学与临床应用之间的桥梁，是循环式的科学体系。即基础研究的新成果及时转化到临床应用领域（包括医疗、预防、康复等多个方面），为疾病的诊断和治疗提供更先进的措施和方法，并在临床应用中及时反馈、修正，找出新的科学问题，再进一步转入相应的深入研究。

三、转化医学发展现状

近十年来，转化医学逐渐受到世界各国的重视。美国是转化医学领域的先行者，2003 年由 NIH 院长泽豪尼（Zerhouni）博士组织研讨并提出了 NIH 的 21 世纪“工作路线图”，包括三个核心领域：探索并重新认识新的科研思路和途径；培养和建立一个新的、为未来医学发展的研究团队；重新设计临床研究事业。由 NIH 下属的国家研究资源中心（NCRR）负责管理和实施这一路线图。2006 年，NIH 设置临床与转化科学基金（CTAS），旨在改善国家的生物医学研究状况、加速实验室成果转化、有效缩短疾病治疗手段开发时间、鼓励相关单位参与临床研究、对临床和转化研究人员实施培训。到 2011 年，美国通过严格评估与筛选，每年投入 5 亿美元，先后成立了由美国政府支持的 60 个转化医学中心。在 NIH 的资助下美国的许多高等院校积极从事转化研究，2008 年哈佛大学医学院获得 NIH 高达 1.175 亿美元的 5 年期资助。它不仅是迄今 NIH 一次性资助高校发展转化医学的最大一笔款项，而且还是在美国金融危机最严峻的形势下给予的全额资助。除了建立转化医学中心，美国也开始注重鼓励学科交叉及培养多栖医学人才。目前，哈佛医学院每年有 18%左右的临床专业学生接受与其他学院合作的联合学位项目，如 MD-PhD、MD-MPH（医学博士-公共卫生硕士）、MD-MBA（医学博士-工商管理硕士）及 MD-MPP（医学博士-公共政策硕士）项目等。

不仅在美国，转化研究在其他发达国家也广泛开展。1993 年，法国卫生部门设立临床研究中心（ Clinical Investigation Centers，CICs)，各种临床研究平台相继成立。CICs 的研究活动与大学医院研究项目密切相关，同时为本地临床和基础研究团队提供服务，它鼓励所有研究者使用与中心密切相关的研究设备，充分满足临床专业研究的需求。CICs 极大促进了法国临床研究工作的开展。

英国政府于 2007 年成立了健康研究战略协调办公室（The Office for Strategic Coordination of Heath Research，OSCHR），整合医学研究理事会（MRC）和国家健康研究所（NIHR）的研究资源，构建英国健康研究新策略，确定 MRC、NIHR 的研究主题和优先研究领域，并成立了转化医学委员会（TMB），致力于将基础研究新发现转化为新的治疗方法并服务于临床实践的战略研究工作。在 TMB 的组织下，英国构建了临床研究机构领域战略协调论坛；启动了药物发现与早期研制、诊断学、方法学、实验医学、大规模临床试验和卫生技术评估等领域新规划；资助治疗路径创新研究，改变了该研究原有资金短缺的局面。

除了大型研究中心等实体机构的建立外，以转化医学为主题的国际研讨会、核心期刊等都为转化医学研究成果提供越来越多的交流平台。2009 年，《科学·转化医学》（*Science Translational Medicine*）、《美国转化研究杂志》（*The American Journal of Translational Research*）同时创刊，与几年前先后创刊的《转化医学杂志》（*Journal of T ranslational Medicine*），《转化研究》（*Translational Research*），《临床与转化科学》（*Clinical and Translational Science*）等国际性专业杂志构成了转化医学的信息网络中枢。作为《科学》的子刊，《科学·转化医学》（*Science Translational Medicine*）还设立了最佳转化医学奖，临床转化奖等奖项，鼓励更多的学者从事转化医学研究。

我国的转化医学研究起步相对较晚，但正在努力追赶世界的步伐。目前，国内已经相继在医院、医学院、科学院层面建立了一批以转化医学研究为主旨的研究中心。截至 2011 年年底，我国已成立 50 余家转化医学中心，但还没有一家是“国家级”的。其宗旨在于通过先进理念的引入加速我国转化医学的普及和发展。另外，一系列以转化医学为主题的国际会议逐渐增多，国际交流日益深入。从 2007 年开始相继召开了数届国际转化医学大会，在上海、广州等地也先后召开了不同专业领域的转化医学大会。卫生部也对国内各级医疗机构和科研院所开展临床转化研究持积极支持的态度。但是，国内转化医学研究还存在地区间发展不平衡，较发达城市发展较早、较快，而在一些欠发达省份，由于其基础研究和临床研究水平相对低下，很难建立比较高效的转化医学研究体系。

第二节　再生医学临床转化与产业化现状

再生医学是通过研究和利用人体自身的再生功能，帮助损伤的器官、组织恢复甚至更新的一门科学，被广泛认为是治疗严重创伤、心血管疾病、脑卒中、糖尿病、阿尔茨海默病、骨关节疾病等重大疾病最有潜力的方向之一。其医学意义和经济效益已引起世界范围的高度重视。近几年人们在干细胞发育的基础理论方面进行了深入研究，尤其是决定干细胞命运的分化机制，以及细胞在保持和获得干性分子机制方面取得了突破进展。而近年来兴起的表观遗传学研究为阐明细胞分化命运的决定因素开辟了新的途径。我国在干细胞研究领域也取得了重要的科研成果。在对传统的胚胎干细胞和成体干细胞研究的基础上，有学者提出了亚全能干细胞的概念，为恶性血液病、心血管疾病、糖尿病、肝衰竭等多种严重疾病拓展了治疗途径。目前，我国已有超过 10 个实验室宣布获得了具有自主知识产权的人胚胎干细胞系；在国际上率先获得了人孤雌胚胎干细胞系；建立了成熟的恒河猴与入核移植技术体系和 iPS 细胞体系。与干细胞同步发展的组织工程技术，在经历了组织构建可行性的初步探索和在免疫功能缺陷的裸鼠体内构建各类组织工程化组织两个阶段后，已逐步进入第三个阶段，即在具有全免疫功能的哺乳动物体内构建组织工程化组织、修复缺损、重建器官功能。同时组织工程技术也在不断更新，如生物反应器技术已从简单扩增细胞到可以提供各种刺激信号；组织工程的设计和制作越来越多的依赖于计算机辅助技术等。另外，对于生物材料的研发也已进入基于细胞分子水平的新时期，将过去生物活性和可降解两个分离的概念结合起来，在可降解材料上进行分子修饰，引起细胞整合素的相互作用，诱导细胞增殖、分化，以及细胞外基质的合成与组装，从而启动机体的再生系统。最为典型的例子就是纳米技术的引进，应用仿生学原理和纳米自组装技术制备有机和无机纳米复合材料，并将多肽、生长因子和基因等特定分子识别信号固定在材料表面，研制有特定结构和功能的仿生智能基质材料。此外，通过纳米技术研制纳米载药系统及非病毒基因转染载体以用于生长因子、免疫抑制剂等的靶向性控释，也是近年来研究的热点。

与再生医学基础研究的累累硕果相比，再生医学的转化进程可谓喜忧参半。喜的是人们已经逐渐重视再生医学研究成果的临床转化，截至目前已用于临床的细胞移植有：MSCs 用于促进骨再生及改善肢体、心肌血循环；神经干细胞，SC，嗅鞘细胞移植用于促进中枢及周围神经再生；肌干细胞移植用于促进肌组织再生、延缓肌萎缩，以及治疗压力性尿失禁；软骨细胞移植用于促进关节软骨修复；胰岛细胞移植治疗糖尿病；肝细胞、肝干细胞移植治疗肝衰竭等。而干细胞对糖尿病、帕金森病、阿尔茨海默病、角膜病和白血病等多种疾病的治疗在动物实验层面已基本完成，部分进入人体临床试验。而通过组织工程技术也已构建了人体几乎所有的重要组织，甚至还有肾、肝、心脏等重要器官的初步构建。但是在产业化进程中暴露出的基础向临床转化效率低、效果差等问题却远远大于所取得的成绩。细胞治疗尽管进行得如火如荼，但截至目前，效果真正明确的仍是20世纪50年代再生医学诞生前就开展的骨髓移植治疗恶性血液病。历经几十年，仍没有第二种细胞治疗成为常规的疾病治疗手段。组织工程面临同样的窘境，除了一些新研发的生物材料用于临床以外，在众多的构建体中，仅有组织工程皮肤和组织工程骨、软骨真正形成产品上市，但也仅仅是众多医疗手段中的点缀而已，远没有成为治疗中的主流。其全球市场份额也非常小，组织工程皮肤仅2千万美元，组织工程软骨也不过4千万美元，与上百亿美元的研究投资形成了巨大反差。美国最早最大的两家组织工程皮肤生产商 Organogenesis Inc. 和 Advanced Tissue Science 已申请破产保护，一些主要的组织工程产品如 Cell Active Skin、Epidex、Bioseeds 和 Melanoseed 也因严重亏损而停产。

我国因为拥有着良好的条件而有望在再生医学领域走在世界前列：①再生医学是一个相对较新的领域，我国和其他国家有着相近的起跑线；②我国在干细胞和组织工程领域已取得了一些有国际影响的成就；③由于没有西方国家宗教等方面的不利影响，在我国发展再生医学有着特殊的优势。但我国的再生医学在临床转化过程中仍存在诸多关键问题亟待解决。

首先，在一些与转化相关的基本问题上尚未达成共识。我们尚未形成统一、成熟的干细胞分离、提纯和扩增平台；没有公认的操作规范；我们甚至不能回答哪种分离方式最好、纯化到什么程度才能用于移植、扩增后的干细胞用于治疗的合格标准是什么、细胞在工程化基质中如何实现功能、移植操作由谁完成，以及如何评定治疗效果等问题。其次，基础向临床转化效率不高、效果不确定，这也是全球再生医学产业面临的问题。我国组织工程相关课题虽已申请国内专利100多项，国际专利几十项，但直到2007年才获得了SFDA颁发的第一个组织工程产品注册证书，离真正的产业化仍有较大距离。第三，成果转化缺乏必要的相关产品标准和安全性评价体系保护，相关规定与法律约束仍不完善，组织工程产品转化的实际操作尚缺乏法律约束。

产业化进程的受阻，使转化研究的重要性愈加突出。通过转化研究理顺基础研究向临床应用过渡的中间环节，有望加速医学与理工技术紧密结合和知识产权的商业化，同时刺激新教育模式产生，将以往独立的各学科整合到同一个基础研究和临床学科中去，促进多学科交叉研究策略和教育平台的建立，以适应近代科学三个“I”的发展趋势——Interdisciplinary（学科交叉）、Integration（整合与集成）和 Innovation（创新与改革），有助于培养新一代具有转化医学理念和能力的研究工作者和医疗工作者，最终促进再生医学的临床转化和产业化进程。

第三节　转化医学研究热点及重要科学问题

目前转化医学研究主要关注于：①肿瘤、心脑血管疾病等重要组织器官疾病的诊断和治疗；②生物标志物的鉴定和识别，为疾病早期诊断、药物研发、个体化治疗提供靶标；③再生医学研究；④动物模型研究等。

一、肿瘤、心脑血管疾病等重要组织器官疾病的诊断和治疗

肿瘤、心脑血管疾病是国际转化医学关注的重点领域。恶性肿瘤和心脑血管病及糖尿病等大多数慢性病是多病因疾病，其发病机制复杂、疾病异质性很大。因此，对这些疾病不能采用单一方法进行疾病诊治，而需要整合生物学、生物信息学、计算机科学、临床医学甚至社会心理学等多学科研究人员的研究，才能揭示环境、生活方式、遗传等因素对癌症发生的相互作用，从而做到有效诊治。没有转化研究体系的介入很难在上述疾病的治疗中取得突破性进展。目前，肿瘤领域转化研究重点在于肿瘤的早期诊断、靶向治疗及个性化治疗。在诊断方面，转化医学研究主要关注改善现有生物标志物的敏感性、特异性，筛选出新的诊断标志物，开发新的诊断方法，提高早期诊断率，建立疾病的风险评估策略。治疗方面，主要目标是实现疾病的靶向治疗和个体化治疗，针对肿瘤血管生成各个环节来开发的靶向治疗研究、建立基于肿瘤分子分型的个体化治疗方案，如靶向影响肿瘤血管的生成、肿瘤的免疫治疗及靶向抑制肿瘤细胞生长因子受体等；心脑血管领域重点关注心肌梗死、心力衰竭及冠状动脉疾病和阿尔茨海默病等。

二、生物标志物的鉴定与应用

随着基因组学、蛋白组学及代谢组学的发展，对生物标志物的鉴定和识别，为疾病早期诊断、药物研发、个体化治疗提供靶标是当前转化医学研究的热点。生物标志物是一类可供客观测定和评价的某种特征性生化指标，通常是特殊的小分子、蛋白质或核酸序列，通过对它们的测定可以获知机体当前所处的生物学状态或进程。转化医学致力于通过整合分子生物学和生物信息学数据，研究发现可诊断和监测疾病的生物标志物，反馈到临床进行验证，获得肯定后开发出新的诊断技术或干预靶点。转化医学对药物研发研究的热点主要集中于分子靶向药物和生物大分子药物研究这两个方面。疾病发生分子机制的阐明为分子靶向药物的研发提供了更多的可作用分子靶点，分子靶向药物将成为未来药物的发展方向，肿瘤单抗药物、酪氨酸激酶抑制剂小分子药物、组蛋白脱乙酰基酶抑制剂等均已成功应用于临床。另外，基础医学深入揭示了生物大分子的结构和功能的奥秘，因而出现了大批的生物大分子药物，能更自然地在体内发挥生理功能，比化学药物具有更好的靶向识别特性和更低的毒副作用。然而，根据美国 FDA 的资料，临床前作用良好的新药，只有 30%能通过Ⅲ期临床试验。更多的药物由于药物的毒性、体内分布等种种原因，没有体现出比现有药物更好的疗效而遭淘汰。为了降低新药开发的巨大风险，就需要转化医学的研究，比较动物实验与人体临床研究的差异，加快新药的研发速度。

三、再生医学转化研究

再生医学是一门研究如何促进组织、器官创伤或缺损的生理性修复，以及如何进行组织、器官再生与功能重建的学科，即任何与再生修复有关的内容都可以包含在再生医学范畴内，它的研究内容涉及组织工程、细胞与分子生物学、发育生物学、材料学、生物力学及计算机科学等诸多领域，由于涉及范围广、学科跨度大，因此始终是转化医学研究关注的重点。自 20 世纪末干细胞技术取得突破性进展以来，基于干细胞的高度复制、增殖和多向分化潜能，相关研究已成为生命科学和医学界研究的热点。目前，部分干细胞研究已从产生概念、走进实验室并逐渐转化成现实，如骨髓移植是干细胞在临床中最为成功的应用，利用干细胞治疗角膜病变、糖尿病、帕金森病、阿尔茨海默病、骨骼-肌肉系统疾病、脑梗死、心肌梗死、肿瘤等的研究也已有报道，目前干细胞治疗的临床转化侧重于解决和筛选适宜的移植细胞，建立相关疾病动物模型与评价、细胞移植途径优化与剂量确定、移植后在体示踪技术、安全性及有效性指标检测等技术平台，探索干细胞治疗有效性的机制研究，提高移植细胞效率，完成相关产品的临床前研究，建立免疫排斥反应防治等关键技术研究，制定相关临床准入标准，以及实现干细胞临床规模生产研究。除了干细胞临床转化相关研究外，新材料体内应用相关技术及临床验证研究，将CAD/CAM、快速原型技术等先进工程技术应用于个体化材料设计修复研究，以及干细胞富集技术临床应用研究等都是目前再生医学临床转化研究的热点。

四、动物模型开发研究

人类疾病动物模型是指生物医学研究过程中所建立起来的具有人类疾病模拟表现的动物实验对象及相关实验材料，建立实验动物和其他非人类动物模型进行生物过程研究、分析疾病发病原因，是疾病治疗方法应用于临床的前提和关键。国外高度重视疾病动物模型研究，如在《NCCR 2009－2013年战略计划》中，疾病动物模型研究是其重要内容，重点支持开发一系列非人类动物模型和研究资源，包括灵长类动物、啮齿类动物、斑马鱼、线虫和细胞模型。此外，利用转基因技术建立人类疾病的各种转基因动物模型是国外动物模型研究的重点。目前，转基因动物模型主要用于疾病发病机制的研究和检测新的治疗方案并进行药效评价、药物筛选。虽然转基因动物模型具有传统动物模型无法比拟的优点，但现已建立的疾病转基因动物模型存在着疾病转基因动物模型品系过少、转基因动物模型“失真”及转基因动物技术难度大等缺点，人类疾病转基因动物模型仍需进行多方位的完善和改进。

第四节　未来需求和重点发展项目建议

1. 面向健康需求确定优先领域，建立符合国情的转化医学研究平台

我们的基础研究和临床医疗体系与美国不一样。我们没有NIH这样的国家级机构，因此更应该充分利用现有条件，积极整合优势资源，形成有效的基础研究转化平台。例如，中国医学科学院有20个研究所、7家临床研究中心、4个临床学院，拥有一大批传统优势项目和众多的科研工作者。如果能够把这些资源整合到一起，将形成一大批优势学科和先进研究项目。其次，

现阶段国内的转化医学研究要注重选择优势项目作为突破口。应该选择一些与人民健康息息相关的优势学科和已有一定发展基础与潜力的学科作为初期的研究重点，取得一些成果后再将研究逐步展开。同样在再生医学领域，也应有重点、有次序地进行转化研究，建立长期发展规划，将研究项目按照亟待转化、近中期有望转化及远期转化归类，针对不同类型建立不同建设、资助模式。第三，建立转化中心应坚持因地制宜、实事求是、统筹规划的原则，避免尚未具备条件就追赶潮流、仓促上马。这既是对医学资源的浪费，同时也不利于国内转化医学事业的开展，形成不必要的无效竞争。第四，现阶段国内的转化医学研究要同样重视从临床到基础的过程，也就是重视将临床问题与发现凝练成科学问题，交给基础医学研究者去解决。必须建立以循证医学为基础的，有别于以往以个人经验为基础的临床转化渠道。通过这种流水线式的信息沟通、交流，才能真正实现从实验台到病床再回到实验台的双向过程。

2. 调整再生医学转化研究模式，建立需求驱动型转化体系

桎梏再生医学研究成果向临床转化的关键之一在于发展模式。过去再生医学的发展基本上是一种被动模式，是在基础研究工作取得成果之后，才着手确定转化目标，完成各项临床转化的复杂程序，包括专利申请、临床验证的设计与执行、启动产业化等。而这些过程却恰恰是中国的研究单位和研究人员不熟悉、不善于完成的，以致转化过程拖延、中断乃至半途而废，导致大部分研究成果被束之高阁。而一些临床亟待解决的难题，又难以及时上升为科学问题，进行相关研究。一些具有创新性的临床治疗方法由于缺乏充足的基础研究依据而搁浅。未来，可以尝试改变临床与基础研究间的转化关系，变被动为主动，以临床需求为出发点和根本驱动力，以多学科交叉合作为手段，全面和系统地开展目标明确的基础和临床一体化研究，并充分挖掘已有的基础研究成果，较快地形成一批兼具高度科学水平、临床价值和原始创新的研究成果。例如，可以建立需求驱动型再生医学研究体系，该体系可由临床研究体系和基础研究体系两大体系组成，再生医学临床研究体系可以是以应用基础研究为保障、再生技术为特色的具有一定临床规模（拥有 500～800 张床位）的临床实施平台，通过该平台进行转化项目的临床验证，将已通过应用基础研究检验、符合再生医学相关政策和法规的技术、产品实际应用于临床。同时，围绕该平台建立再生和修复标准化、政策研究和人才培养平台，以及相应的支撑技术平台，包括医学影像研究平台、纳米医学研究平台、生

物材料医学研究平台、数字医学研究平台、干细胞库等。再生医学基础研究体系由大动物研究中心、生物标本库和基础研究中心组成。主要围绕临床需求进行对应的基础及应用基础研究工作，将研究成果及时应用于临床，并根据临床反馈开展进一步的工作。两大体系紧密联系，成果相互转化，人员紧密互动交流，从而有望在很大程度上解决基础与临床脱节、学科间缺乏交流合作等限制再生医学发展的瓶颈问题。

3. 改革转化研究管理方式，设置转化医学专项基金

当前，国家科技发展战略规划指导我国领域科技发展宏观方向，医学研究大都通过项目方式予以实施，项目来源具有多种渠道，医学研究实行分散式科技管理理念和管理模式，项目间、项目内的基础研究、公共卫生与临床应用存在脱节。只有整合多部门、多学科的研究力量、资源与设备，打破基础与临床、基础与药学等研究屏障，构建集中式转化医学管理方式，才能真正实现转化医学目标，实现医学研究维护人类健康的最终目的。在对转化资源统筹调配的基础上，还应建立独立的、客观的转化方案筛选、准入体系和转化成果评估体系。建立强有力的奖励制度，如将优秀的转化成果与切身利益挂钩，将其至少放在与高分值 SCI 论文同等重要的位置。经费管理方面，转化医学研究需要明确的资金来源，研究经费专款专用，覆盖研究所需的业务费、人员费、管理费及患者试验性治疗费用。在经费上确实保证转化医学工作的开展，确保研究内容持续性、研究队伍稳定性、研究对象依从性。

4. 有规划地建立系统、开放的再生医学转化研究团队

实现再生医学临床转化离不开转化型研究团队的建设和完善。这一团队包括：医院、大学、转化型研究机构或中心、制药公司或医疗器械制造公司和相关连接与管理机构及患者社团，社区医生等。转化医学中心是这一团队的枢纽，可以通过研究型医院的实验室或联合实验室（如医院与大学联合实验中心，医科院校与制药企业联合研发中心）等形式体现。NIH 2003 年提出，未来将是跨学科研究团队的时代，现有的临床医学研究中心很大一部分将开始从事转化型研究工作。为此 NIH 开始制定多项涉及糖尿病、神经系统等疾病的转化型研究计划。这些均由 NIH 多机构、多中心共同参与进行。到 2011 年为止，NIH 每年以 5 亿美元预算用来建立了 60 个转化医学中心。欧共体每年用于健康相关的转化型研究预算为 60 亿欧元。英国在 5 年内已投资 4.5 亿英镑用于转化医学中心的建设。我国目前刚刚开始建立转化医学中心

的个别大型计划出台，目前的团队建设主要是通过各地医学院与理工科院校的合并，综合性大学的建立等形式出现，虽然形成了诸如干细胞转化研究团队、生物材料转化研究团队的雏形，但难以杜绝重复、无序、资源封闭等现象的发生。在国家指导层面建立规划性的、系统的、开放的研究团队将有利于避免资源浪费，集中力量办大事。此外，研究团队建设中要格外注意引进、培养具有国际化、全方位视野、精通国际领域问题的领军人物和特殊人才，他们应具有良好的沟通和协调能力、通晓规范的转化程序、熟悉转化研究应遵循的规律，应该是整个转化研究体系的枢纽和核心。

5. 健全转化医学人才培养制度

转化型研究团队的建设需要有具备良好的基础医学知识，熟练的实验研究技术和丰富临床知识的转化型研究人才。这主要涉及研究生教育模式的转变。在美国，通过霍华德·休斯医学研究院（the Howard Hughes Medical Institute，HHMI）总计1000万美元的资助，有13所研究生院进行了博士（PhD）教育改革。主要有两个目的：一是培养出具有较强临床背景知识的基础研究科学家；另一个就是要联合不同领域研究人员，繁荣多学科交叉研究与合作。为加强PhD学生临床医学背景，这些研究生均有一个医生和一个科学家作为导师。不过对于以临床科学家为培养目标的PhD教学计划中临床实践与基础研究时间比例存在争议。基因组学、蛋白组学、分子生物学等引领了基础医学的巨大进步，但是这些进步并没有很快转化为新的诊断、治疗、预防措施。其中很大一个原因就是缺少进行临床研究的合格的研究者，即所谓的医学科学家。这一方面因为完成博士（MD-PhD）学制计划时间较长。另一方面，由于转化型研究需要多学科、多中心、综合性研究团队，使得一些科学家不敢轻易涉足。美国等国家已开始重视临床科学家的培养。对此我国的研究生教育（PhD）也应重视临床-基础两栖人才的培养。中国的临床医学的科学学位（PhD）是由临床医学专业的毕业生，其中很大一部分曾是临床医生，在进入博士教育计划后，经科研培训合格而获得医学科学学位（PhD），这为转化医学人才的培养提供了良好的契机，但是如何平衡培养时间和培养效果之间的矛盾还有待进一步探索。

6. 强调转化型研究不能忽视基础研究

为了解决基础研究与临床研究间的鸿沟，国际上掀起转化医学热潮。相当数额的资金用于转化型研究，但是这并不等于要减少基础研究的投入，转化医学的实现是不能以牺牲基础医学研究为代价的。如果基础研究落后或被削弱，也就减少了转化医学的意义。没有基础研究的进步也就无从谈起转化型研究，而且转化医学很难与基础研究完全分割开来。转化医学是基础研究与临床间的桥梁。例如，正因为有了核糖核酸（RNAi）现象的发现，才有SiRNA应用于治疗疾病的转化型研究。基础研究者也应该更加关注转化研究，涉足转化医学，增加与临床科学家和临床医护人员的合作与交流。

7. 加强转化过程评估、监管体制

再生医学研究涉及材料、生长因子和细胞等三大要素，对单一要素的应用可借鉴目前成熟的对于植入器械或药物的监管要求和产品标准进行评估与监控，而复合要素的使用则对监管和相关法规的制定提出了新的要求，如目前的细胞治疗和组织工程化组织的构建基本上是一种个性化的治疗方案。临床试验是对基础研究成果的检验和提高，也是转化医学研究的一个非常重要的、不可逾越的阶段。既不能放任安全性和科学性得不到保证的“临床试验”的进行，也不能阻碍遵循严格管理规范的临床试验的开展。急需制定自主的、有针对性的临床试验的准入和监管规范，避免唯国外标准论，或国外批准国内再批的被动局面。使积极、有效的监管成为促进我国再生医学研究成果临床转化和推广的基础和动力。

8. 建立、健全成果转化法律法规及质控体系

“少法可依”是目前影响再生医学成果临床转化的重要问题之一。解决法律及相关产品标准制定与产品安全性评价的问题，着手制定一系列与细胞治疗和组织工程临床应用相关的技术规范与质控体系，对实施组织工程化组织移植的医疗机构、生产环境和操作人员进行严格的要求和限制，对技术管理进行规范和控制，对转化成果医疗实施过程中的法律法规予以完善，及时发现、记录法律盲点，不断修正政策法规，以便使再生医学产业在安全和有效的规则下运行。

参考文献

曹谊林．2007. 组织工程．北京：科学出版社．

曹谊林，崔磊，商庆新，等. 组织工程的研究现状与应用展望．中国医疗器械信息，2002，4：11-12，14.

陈涛，钱万强．2011. 国内外干细胞研究和产业发展态势分析．中国科技论坛．

崔之兰，王平．1963. 狭口蛙蝌蚪尾在不同发育阶段再生、萎缩和秋水仙素等处理的影响．中国解剖学会年会．

代涛．2012. 干细胞科技与产业发展报告. 北京：科学出版社．

戴荣禧．1978. 无神经蝾螈幼虫前肢摘除肱骨后的再生．实验生物学报，11：61-65.

丁斐．2012. 再生医学．北京：人民卫生出版社．

丁小燕，李双伟．2005. 组织再生研究进展．第二军医大学学报，26：233-236.

冯晓明，奚廷斐．2001. 组织工程医疗产品标准化研究的进展．技术与经济论坛，7：12-13.

付小兵，王正国，吴祖泽．2008. 再生医学：原理与实践．上海：上海科学技术出版社．

霍永标，凌均棨．2011. 乳牙牙髓干细胞库的构建及其研究进展．国际口腔医学杂志，38：188-192.

李爱民，孙康宁，尹衍升，等．2002. 生物材料的发展、应用、评价与展望．山东大学学报（工学版），32：287-291.

李美蓉，韩为东，付小兵．2011. 获得组织再生需要细胞类型的多种途径．医学研究杂志，40：148-150.

李世普．2000. 生物医用材料导论．武汉：武汉工业大学出版社．

楼铁柱．2009. 生物医药发展战略报告——技术篇．北京：科学出版社．

裴雪涛．2003. 干细胞生物学．北京：科学出版社．

任伊宾，杨柯，梁勇．2002. 新型生物医用金属材料的研究和进展．材料导报，16（2）：12-15.

王安东，戴起勋．2005. 生物医用材料 316L 不锈钢的磨损腐蚀特性研究．金属热处理，30：33-36.

奚廷斐 . 2006. 生物医用材料现状和发展趋势 . 中国医疗器械信息，12：1-3.

肖云 . 2007. 生物医学材料研究进展 . 武汉生物工程学院学报，3：183-187.

徐存拴，章静波 . 2009. 大鼠肝再生的功能基因组学研究 . 北京：高等教育出版社 .

徐坚，李玉宝 . 国家“863”计划新材料领域生物医用材料研究进展与发展战略 . 首届生物材料与组织工程产品质量控制国际研讨会 .

杨飞，王身国 . 2010. 中国生物医用材料的科研与产业化现状 . 新材料产业，7：42-45.

杨志明 . 2005. 组织工程基础与临床 . 成都：四川科学技术出版社 .

于思荣 . 2000. 生物医学钛合金的研究现状及发展趋势 . 材料科学与工程，18：131-134.

曾文欣，杨春，周辛，等 . 2012. 胰岛素样生长因子 1 在新生大鼠短暂脑缺血损伤修复中的关键作用 . 解剖学报，43：145-149.

张晨，王志军，高景恒 . 2007. 脱细胞组织基质的研究进展 . 大连大学学报，28：57-61.

张宏泉，闫玉华，李世普 . 生物医药复合材料的研究进展及趋势 . 北京生物医学工程，2000，19：55-59.

章俊，胡兴斌，李雄 . 2008. 生物医用高分子材料在医疗中的应用 . 中国医院建筑与装备，9：30-34.

中国红十字会，中华骨髓库. 中华骨髓库 2013 年报，北京，2013.

中华人民共和国国务院 . 国家中长期科学和技术发展规划纲要（2006—2020 年）. http：//www. most. gov. cn/kjgh/kjghzcq/.

中华人民共和国科学技术部 . 国家“十二五”科学和技术发展规划 . http：//www. most. gov. cn/kjgh/sewkjfzgh/.

钟华，安新颖，单连慧，等 . 2012. 中国干细胞产业发展概况分析 . 中国医药生物技术，7：2-5.

钟正明，杨括 . 2011. 医学细胞生物学——基础进展和趋势 . 北京：人民卫生出版社 .

周智华，阮建明，邹俭鹏，等 . 2005. 生物玻璃及其复合材料的研究进展 . 化学通报，68：1-5.

庄孝僡，王亚辉 . 1956. 没有神经的蝾螈腿的再生 . 实验生物学报，5：137-141.

Anthony A，Rokert L，Jamea T，et al. 2008. Principles of Regenerative Medicine. Academic Press.

Badylak F，Weiss DJ，Caplan A，et al. 2012. Engineered whole organs and complex tissues. Lancet，379：943-949.

Barrero MJ，Boue S，Belmonte JCI. 2010. Epigenetic mechanisms that regulate cell identity. Cell Stem Cell，7：565-572.

Cartier N，Hacein-Bey-Abina S，Bartholomae CC，et al. 2009. Hematopoietic stem cell gene therapy with a lentiviral vector in X-linked adrenoleukodystrophy. Science，326（5954）：818-823.

Cheng J，Türkel N，Hemati N，et al. 2008. Centrosome misorientation reduces stem cell division during ageing. Nature，456：599-607.

Damian C O 等 . 2011. 细胞治疗 . 章静波译 . 北京：人民军医出版社 .

Daniels JT，Secker GA，Shortt AJ，et al. 2006. Stem cell therapy delivery：treading the regulatory tightrope. Regen Med，1：715-722.

Deng XY，Li WR，Chen N，et al. 2009. Exploring the priming mechanism of liver regeneration：proteins and protein complexes. Proteomics，9：2202-2211.

Ding L，Saunders T，Enikolopov G，et al. 2012. Endothelial and perivascular cells maintain haematopoietic stem cells. Nature，481：457-462.

Dong ZM，Yuwen YQ，Wang QH，et al. 2012. Eight genes expression patterns during visual system regeneration in Dugesia japonica. Gene Expression Patterns，12：1-8.

Edelstein LC，Bray PF. 2011. MicroRNAs in platelet production and activation. Blood，117：5289-5296.

Gurdon JB，Byrne JA，Simonsson S. 2003. Nuclear reprogramming and stem cell creation. Proc Natl Acad Sci U S A，100 Suppl 1：11819-11822.

Hacein-Bey-Abina S，Hauer J，Lim A，et al. 2010. Efficacy of gene therapy for X-linked severe combined immunodeficiency. N Engl J Med，363（4）：355-364.

Higgins GM. 1931. Experimental pathology of the liver：I. Restoration of the liver of the while rat following surgical removal. Arch Pathol，12：186-193.

Himburg HA，Muramoto GG，Daher P，et al. 2010. Pleiotrophin regulates the expansion and regeneration of hematopoietic stem cells. Nat Med，16：475-482.

Ho L，Crabtree GR. 2010. Chromatin remodelling during development. Nature，463：474-482.

Isasi RM，Knoppers BM. 2009. Governing stem cell banks and registries：emerging issues ，Stem Cell Research，3：96-103.

Katsuyama T，Paro R. 2011. Epigenetic reprogramming during tissue regeneration. FEBS letters，585：1617-1623.

Kolbert J S. An industry overview. National Securities，2010，3.

Krishnamurthy J，Ramsey MR，Ligon KL，et al. 2006. p16INK4a induces an age-dependent decline in islet regenerative potential. Nature，443：453-462.

Li JJ，Chen YK，Liang YE，et al. MicroRNA-182 promotes rat hepatocyte BRL-3A proliferation and liver regeneration by targeting 9 genes including CASP 3. Hepatology. 2014 (to be published) .

Li N，Zhou J，Weng D，et al. 2007. Adjuvant adenovirus-mediated delivery of herpes simplex virus thymidine kinase administration improves outcome of liver transplantation in patients with advanced hepatocellular carcinoma. Clin Cancer Res，13 (19)：5847-5854.

Maguire AM，Simonelli F，Pierce EA，et al. 2008. Safety and efficacy of gene transfer for Leber's congenital amaurosis. N Engl J Med，358（21）：2240-2248.

Migliaccio AR, Whitsett C, Papayannopoulou T, et al. 2012. The potential of stem cells as an in vitro source of red blood cells for transfusion. Cell Stem Cell 2012, 10: 115-122.

Mitsuyasu RT, Merigan TC, Carr A, et al. 2009. Phase 2 gene therapy trial of an anti-HIV ribozyme in autologous CD34+ cells. Nat Med, 15 (3): 285-292.

Nijnik A, Woodbine L, Marchetti C, et al. 2007. DNA repair is limiting for haematopoietic stem cells during ageing. Nature, 447: 686-673.

Organisation for Economic Co-operation and Development. 2009. The Bioeconomy to 2030. Designing A Policy Agenda.

Park A. 2009. Ten ideas changing the world right now. biobanks, Times.

Parent R, Beretta L. 2005. Proteomics in the study of liver pathology. Hepatology, 43: 177-185.

Porrello ER, Mahmoud AI, Simpson E, et al. 2011. Transient regenerative potential of the neonatal mouse heart. Science, 331: 1078-1089.

Rascol O, Fitzer-Attas CJ, Hauser R, et al. 2011. A double-blind, delayed-start trial of rasagiline in Parkinson's disease (the ADAGIO study): prespecified and post-hoc analyses of the need for additional therapies, changes in UPDRS scores, and non-motor outcomes. Lancet Neurol, 10 (5): 415-423.

Reddi, AH. 2000. Morphogenesis and tissue engineering of bone and cartilage: inductive signals, stem cells, and biomimetic biomaterials. Tissue engineering, 6: 351-358.

Samadikuchaksaraei A. Scientific and industrial status of tissue engineering. African Journal of Biotechnology, 2007, 6 (25): 2897-2909.

Simon HG, Nelson C, Goff D, et al. 1995. Differential expression of myogenic regulatory genes and Msx-1 during dedifferentiation and redifferentiation of regenerating amphibian limbs. Developmental Dynamics, 202: 1-11.

Slack JM. 2011. Development: Planarian pluripotency. Science, 332: 799-809.

Sun QJ, Miao MY, Jia X, et al. 2008. Subproteomic analysis of the mitochondrial proteins in rats 24 h after partial hepatectomy. Cell Biochem, 105: 176-183.

Takahashi K, Yamanaka S. 2006. Induction of pluripotent stem cells from mouse embryonic and adult fibroblast cultures by defined factors. Cell, 126 (4): 663-676.

Tanaka EM, Reddien PW. 2011. The cellular basis for animal regeneration. Dev Cell, 21 (1):172-185.

Tothova Z, Kollipara R, Huntly BJ, et al. 2007. FoxOs are critical mediators of hematopoietic stem cell resistance to physiologic oxidative stress. Cell, 128: 325-331.

U S National Academy of Sciences. Committee on Guidelines for Human Embryonic Stem Cell Research. 2005. Guidelines for Human Embryonic Stem Cell Research (Washington, D C) . BeiJing: National Academies Press.

Vogel G. 2010. Cellular reprogramming. New technique RiPS open stem cell feld. Science,

330：162-169.

Xu CS，Chang CF，Yuan JY， et al. 2004. Identification and characterization of 177 unreported genes associated with liver regeneration. Genomics Proteomics Bioinf，2：109-116.

Xu CS，Jiang Y，Zhang LX， et al. 2012. The role of Kupffer cells in rat liver regeneration revealed by cell-specific microarray analysis. Cell Biochem，113：229-235.

Xu CS，Li JW，Wang GP， et al. 2011. Eight paths of ERK1/2 signalling pathway regulating hepatocyte proliferation in rat liver regeneration. Genetics，90：435-441.

Xu CS，Li YC，Lin JT， et al. 2003. Cloning and analysizing the up-regulated expression of transthyretin-related gene（LR1）in rat liver regeneration following short interval successive partial hepatectomy. World Journal of Gastroenterology，9：148-154.

Xu CS，Shao HY，Du B. 2009. Study on correlation of signal molecule genes and their receptor-associated genes with rat liver regeneration. Genome，52（6）：505-523.

Yuan HF，Zhai C，Yan XL，et al. 2012. SIRT1 is required for long-term growth of human mesenchymal stem cells. Mol Med（Berl），90：389-394.

Yuwen YQ，Dong ZM，Wang QH， et al. 2011. Evaluation of endogenous reference genes for analysis of gene expression with real-time RT-PCR during planarian regeneration. Mol Biol Rep，38：4423-4429.

附　录

附表 1　主要干细胞公司列表

公司	细胞类型	来源	相容性	制造/生产	发展阶段
Geron	少突胶质细胞、心肌细胞、胰岛细胞、成骨细胞、软骨细胞、树突状细胞	胚胎	同种异体	cGMP 生产、按需生产	Ⅰ期临床试验，用于治疗骨髓损失
Osiris	骨髓间充质干细胞	成体骨髓	同种异体—通用相容	细胞来源单个供者，可被扩增至大于 10000 倍的剂量，cGMP 生产	完成Ⅲ期临床试验（静脉给药），用于激素耐受的 GVHD
StemCells	神经干细胞	成体和胎儿的大脑组织	同种异体（与免疫抑制剂共用）	经扩增得到（冻存状态）	Ⅰ期临床试验，用于治疗神经元蜡样质脂褐质症
Athersys	多能干细胞	成体骨髓	同种异体，广泛相容性	合格的工业化产品，来自单个供者	Ⅰ期临床试验，用于治疗急性心肌梗死
Pluristem	黏附基质细胞（ASC）	胎盘	同种异体，广泛相容性	在 PluriX 生物反应系统中扩增，共存	Ⅰ期临床试验，用于治疗急性肢体缺血
Aastrom	干细胞和祖细胞	成体骨髓	自体	Single-Pass 灌注技术扩增的患者自体干/祖细胞	Ⅱb 期临床试验，用于治疗重症肢体缺血
Advanced Cell Technology	取自 8 细胞胚胎的胚胎干细胞，重编程得到的成体干细胞	胚胎，成体	自体成体细胞	来自患者骨骼肌活检，自体细胞扩增	Ⅰ期临床试验，用于治疗心力衰竭
Aldagen	经碱性磷酸酶表达筛选的干/祖细胞混合细胞（造血细胞、内皮间质细胞、神经细胞）	脐带或骨髓	同种异体	36 小时内用于患者，不进行细胞扩增	Ⅰ期临床试验

续表

公司	细胞类型	来源	相容性	制造/生产	发展阶段
CellCyte Genetics	$CD34^+$造血干细胞，脐带干细胞，血岛干细胞	脐带血岛	同种异体	经生物反应器扩增	临床前
ReNeuron	神经干细胞	成体组织	同种异体 micmac encapsulation avoids immunogenicity	采用 c-mycER 细胞扩增技术	即将进入Ⅰ期临床试验，用于脑卒中后的功能恢复治疗
Opexa Therapeutics	单核来源干细胞	成体外周血	同种异体	培养扩增	临床前，用于治疗糖尿病
MesoBlast	间充质前体细胞	成体组织	同种异体	外包制造扩增	Ⅱ期临床试验，用于治疗重症充血性心力衰竭
NeoStem	胚胎样干细胞	成体外周血	自体	采自患者自体，细胞库冻存	作为供体细胞使用
NeuralStem	神经干细胞	8 周胎儿脊髓	同种异体	体外扩增至 60 倍	Ⅰ期临床试验，用于治疗脊髓侧索硬化
Cytori Therapeutics	脂肪源性干细胞	成体脂肪组织	自体	采用 Celution System 系统处理细胞到临床使用级	Ⅰ期临床试验，用于治疗心血管疾病
Cryo-Cell International	脐带血干细胞	脐带血	自体	细胞库冷冻	存储待用

附表 2　再生医学及组织工程主要公司

所属国家	公司名称	公司概况
日本	日本组织工程有限公司	日本组织工程有限公司于 2007 年获得批准，用自体同源培养的表皮用于治疗烧伤。现在该公司在研究角膜上皮的应用
日本	DNAVec	DNAVec 最初研究的是将基因传递介质用于基因治疗，但最近扩展到肝细胞领域。发现了该公司专有的传递介质，该介质利用细胞质非连接病毒为 iPS 细胞再生提供了更加安全有效的介质
日本	Reprocell	主要关注将介质和试剂用于胚胎干细胞和 iPS 细胞修复和低温储藏，干细胞衍生的分析实验用于药品研发和疾病建模
日本	CellSeed	正在研发许多自体同源细胞产品，包括表皮细胞用于角膜和食管修复、心脏和软骨修复，以及细胞膜片用于牙周再生。现在也销售许多细胞培养系统
美国	Geron	通过细胞治疗和再生医学研发生物制品治疗癌症和慢性病。2009 年获得批准，开始用胚胎干细胞衍生的细胞进行一期临床试验，以治疗急性脊髓损伤。由于担心囊肿形成，该试验于 2010 年终止
美国	Advanced Cell Technology	专注于细胞治疗，用胚胎干细胞和成体干细胞治疗退行性视网膜疾病和心血管疾病。2010 年，获得批准，用胚胎干细胞治疗年龄相关性黄斑变性的临床试验一期开始
英国	Sistemic	专业是应用 miRNA 生物技术提供复杂工具，提供细胞系统的生物知识。The SistemQC™ suite 可以用于干细胞系统研发药物到药物质量控制的整个阶段
英国	Angel Biotechnology	主要为自体同源和同种异体细胞治疗提供干细胞研发和生产服务。该公司曾与 ReNeuron Group 合作，生产神经干细胞用于治疗残疾脑卒中患者的临床试验
英国	ImmunoSolv	研发的产品用于去除死细胞、凋亡小体以及其他细胞残骸，从而增强培养皿中的细胞的活力、生命力和表现型。其主打产品 Dead-Cert® 可以增强这三方面的能力
德国	T-Cell-Europe，Teltow	该公司打算将调解 T 细胞引入诊所，帮助器官移植患者耐受移植物
德国	Euroderm，Leipzig	该公司用成人毛囊的干细胞生产出双层表皮移植物，用于恢复创伤

续表

所属国家	公司名称	公司概况
加拿大	STEMCELL Technologies	主要是研发和销售组织培养基和细胞分离试剂。还研发用于干细胞研发、再生医学和组织工程的标准试剂和工具
加拿大	Stem Cell Therapeutics	主要研发治疗中枢神经系统疾病的药物。利用药物来刺激患者自身的干细胞修复疾病或损伤造成的脑部或神经功能丢失，可用于多种神经疾病，如脑卒中、创伤性脑损伤、多发性硬化、亨廷顿病、阿尔茨海默病和肌萎缩性脊髓侧索硬化症
英国	Plasticell	主业是生产用于干细胞分化的高通量筛选器。知名产品是混合细胞培养基，可以检验在随机组合环境下检验影响细胞培养的变量
英国	ReNeuron	主要是为缺少替代治疗方法的严重疾病研究细胞治疗方法。目标是用现成的细胞治疗患者，无需额外的免疫抑制剂。治疗脑卒中的 ReN001 干细胞治疗方法正在进行早期临床试验。正在研发 ReN009 以治疗外周动脉疾病。公司还在研发其他疾病的治疗方法，如导致失明的视网膜病变。还研发了一些干细胞系用于学术和商业研究。ReNcellCX 和 ReNcellVM 神经干细胞系在全球销售
英国	Tengion	利用该公司专有的自体同源器官再生平台用于泌尿、血管和肾再生

附表 3　国家食品药品监督管理局干细胞相关产品信息

受理号	药品名称	药品类型	申请类型	注册类型	承办日期
CXSL1300090	注射用人脐带间充质干细胞	治疗用生物制品	新药	3	2014-03-14
CXSL1300091	注射用人脐带间充质干细胞	治疗用生物制品	新药	3	2014-03-14
CXSL1200056	脐带间充质干细胞抗肝纤维化注射液	治疗用生物制品	新药	3	2013-08-02
CXSL1300001	人脐带间充质干细胞注射液	治疗用生物制品	新药	3	2013-03-07
CXSB0800065	骨髓原始间充质干细胞	治疗用生物制品	补充申请		

续表

受理号	药品名称	药品类型	申请类型	注册类型	承办日期
CXSL1000057	脐带血间充质干细胞抗肝纤维化注射液	治疗用生物制品	新药	3	2011-10-25
CXSR1100005	脐带血间充质干细胞注射液	治疗用生物制品	复审		2011-09-27
CXSL0600068	脐带血间充质干细胞注射液	治疗用生物制品	新药	3	2007-02-07
CXSL0500073	间充质干细胞抗肝纤维化注射液	治疗用生物制品	新药	3	2005-12-23
CXSB0500090	骨髓原始间充质干细胞	治疗用生物制品	补充申请		2005-09-01
CXSB0500039	注射用重组人干细胞银子	治疗用生物制品	补充申请		2005-05-02
X0408234	间充质干细胞心梗注射液	治疗用生物制品	新药	3	2005-01-05
X0407487	自体骨髓间充质干细胞注射液	治疗用生物制品	新药	3	2004-12-11
X0400586	骨髓原始间充质干细胞	治疗用生物制品	新药	3	2004-10-10
CSL20020071	注射用重组人干细胞因子	治疗用生物制品	新药	1	2002-10-29
CSL01037	重组人干细胞因子注射液	治疗用生物制品	新药	1	2001-09-28

附表 4　部分中国干细胞临床试验研究项目

序号	名称	适应证	发起人	临床试验阶段
1	干细胞 Educator 治疗 1 型糖尿病	1 型糖尿病	广州天河干细胞生物技术有限公司	Ⅱ期
2	脐带间充质干细胞治疗肝硬化的安全性、有效性研究	肝硬化	和泽生物科技有限公司	Ⅰ期/Ⅱ期
3	间充质干细胞联合脐带血治疗移植失败	造血干细胞移植/移植失败/血液疾病	南方医科大学南方医院/北京大学人民医院/中山大学/广州总医院/广州武警总医院/南方医科大学/中山大学/中三大学第三附属医院/中山大学孙逸仙纪念医院/广州第一市人民医院/广东省人民医院	Ⅱ期

续表

序号	名称	适应证	发起人	临床试验阶段
4	间充质干细胞治疗异体造血干细胞移植术后移植肝功能不良	造血干细胞移植/移植物功能不良/血液疾病	南方医科大学南方医院/北京大学人民医院/中山大学/广州总医院/广州武警总医院/南方医科大学/中山大学/中山大学第三附属医院/中山大学孙逸仙纪念医院/广州第一市人民医院/广东省人民医院	Ⅱ期
5	干细胞 Educator 治疗斑秃	局限性脱发	广州天河干细胞生物技术有限公司/河北医科大学第一医院	Ⅰ期/Ⅱ期
6	异体造血干细胞移植术后重组人血小板生成素植入的安全性、有效性研究		南方医科大学南方医院/中山大学第一附属医院/中山大学附属第三医院/广东总医院/广东省第二人民医院/广州军区总医院/广州华侨医院/广东人民医院/南方医科大学	
7	儿童 1 型糖尿病干细胞 Educator 治疗后的逆转	1 型糖尿病	广州天河干细胞生物技术有限公司/湘雅第二医院	Ⅰ期/Ⅱ期
8	脐带间充质干细胞注射治疗溃疡性结肠炎	溃疡性结肠炎	青岛大学	Ⅰ期/Ⅱ期
9	颅内干细胞移植治疗的临床试验研究	脑卒中	中国武警总医院	Ⅱ期
10	脐带间充质干细胞注射治疗早期 1 型糖尿病	1 型糖尿病	青岛大学	Ⅰ期/Ⅱ期
11	经肝动脉注射脐带间充质干细胞治疗肝硬化	肝硬化	青岛大学	Ⅰ期 /Ⅱ期
12	脐带间充质干细胞注射治疗糖尿病足	糖尿病足/严重肢体缺血	青岛大学	Ⅰ期/Ⅱ期
13	干细胞移植治疗肝硬化的安全性、有效性研究		中国武警总医院/新疆武警总医院/泰安中医院	Ⅰ期/Ⅱ期
14	肌肉注射间充质干细胞治疗儿童原发性扩张性心肌病	扩张性心肌病	青岛大学	Ⅰ期/Ⅱ期
15	外周血造血干细胞联和间充质干细胞治疗移植肝功能不良	造血干细胞移植/移植物功能不良/血液疾病	南方医科大学/中国军事医学科学院/北京大学人民医学/中山大学/广州总医院/广州军区总医院/中山大学第三附属医院/中山医院	Ⅱ期
16	自体造血干细胞移植治疗新发 1 型糖尿病的安全性、有效性研究	1 型糖尿病	南京大学附属南京鼓楼医院	Ⅱ期

续表

序号	名称	适应证	发起人	临床试验阶段
17	应用间充质干细胞治疗肌萎缩性侧索硬化症的临床试验	肌萎缩性脊髓侧索硬化症	中国武警总医院	Ⅱ期
18	中国脊髓损伤患者康复治疗与干细胞移植治疗的疗效对比	脊髓损伤	中国武警总医院	Ⅱ期
19	自体骨髓间充质干细胞移植治疗慢性中风	脑卒中	温州医学院/北得克萨斯大学健康科学中心	Ⅰ期
20	间充质干细胞治疗难治性急性移植物抗宿主排斥反应	急性移植物抗宿主排斥反应	南方医科大学南方医院/中山大学/北京大学人民医院/广州总医院/广州武警总医院/南方医科大学/中山大学第三附属医院/中山大学孙逸仙纪念医院/广州第一市人民医院/广东省人民医院	Ⅱ期

附表5 中国组织工程临床试验研究项目

项目名称	适应证	发起人	临床试验阶段
北京人民医院开展的在青光眼和翼状胬肉的外科手术中使用OculusGen胶原基质植入物的安全性和有效性研究	青光眼/翼状胬肉	Pro Top & Mediking Company公司	Ⅲ期
中山医院开展的在青光眼和翼状胬肉的外科手术中使用OculusGen胶原基质植入物的安全性和有效性研究	青光眼/翼状胬肉	Pro Top & Mediking Company公司	Ⅲ期
北京医院开展的在青光眼和翼状胬肉的外科手术中使用OculusGen胶原基质植入物的安全性和有效性研究	青光眼/翼状胬肉	Pro Top & Mediking Company公司	Ⅲ期
上海第六人民医院开展的在青光眼和翼状胬肉的外科手术中使用OculusGen胶原基质植入物的安全性和有效性研究	青光眼/翼状胬肉	Pro Top & Mediking Company公司	Ⅲ期
牙周韧带肝细胞移植治疗牙周炎	慢性牙周炎	中国人民解放军第四军医大学	Ⅰ期/Ⅱ期
非细胞角膜基质移植治疗角膜溃疡	角膜溃疡	陕西艾尔肤组织工程有限公司深圳艾尼爾角膜工程有限公司/第四军医大/西安组织工程工程技术中心/北京同仁医院/华西医院/河南省医院/武汉协和医院/西南医院	

续表

项目名称	适应证	发起人	临床试验阶段
高强度聚焦超生消融病毒肌瘤以治疗子宫肌瘤	子宫肌瘤	重庆医科大学	Ⅳ期
用脐带衍生的间充质干细胞治疗风湿性关节炎的安全性和有效性研究	风湿性关节炎	Alliancells Bioscience 有限公司	Ⅰ期/Ⅱ期
用组织工程进行毛囊再生	组织工程/毛囊再生	台大医院/台大医院/台湾科学委员会/台湾卫生研究院	—
组织工程用于对小耳症进行耳郭重造：体内和体外研究	小耳症	台北医科大学万芳医院	0期
台湾开展的用 OculusGen 控制青光眼的研究	青光眼	Pro Top & Mediking Company 公司	Ⅲ期
分离和鉴别从腰椎间盘退行性变提取的类似间充质干细胞的祖细胞	腰痛/椎间盘退行性病变	台北医科大学万芳医院	—

附表 6　国内干细胞工程研究中心

名称	所在地	依托实体
科学技术部国家干细胞工程技术研究中心	天津	中国医学科学院血液学研究所泰达生命科学技术研究中心
国家发展改革委员会细胞产品国家工程研究中心	天津	天津昂赛细胞基因工程有限公司
人类胚胎干细胞国家工程研究中心	湖南长沙	湖南海利惠霖生命科技有限公司

附表 7　中国脐带血造血干细胞库概况

通过验收时间	区域与规模	组织
北京（2002 年）	自 1996 年成立至今，已接受捐献脐带近万份，存储个人脐带血 5 万余份，新库存储容量 30 万份	北京大学血液病研究所和北京佳寰弘生物技术有限公司联合设置
天津（2002 年）	目前处理脐带血能力 100 份，总存储量 30 万份	中国医学科学院中国协和医科大学血液学研究所血液病医院与中源协和干细胞生物工程股份有限公司共同出资
广东（2006 年）	存储能力 20 万份，是中国最具规模的脐带血库之一	由广东省妇幼保健院和广州市天河诺亚生物工程有限公司联合建立
上海（2006 年）	目标是至 2010 年脐带血库容量达到 12 000 人份，采集和保存 10 000 人份脐带血	由上海市红十字会、上海市血液中心等有关单位共同创建
四川（2007 年）	8000 多份，一半以上是自体库	中国医学科学院输血研究所作为国内唯一的国家级专业输血研究机构，成为四川省脐带血造血干细胞库的技术依托和技术骨干来源

续表

通过验收时间	区域与规模	组织
山东（2008年）	历时10年，已存脐带血20 000余份	由山东大学齐鲁医院、山东省齐鲁干细胞工程有限公司联合筹办，总投资5千万余元
浙江	目前库存脐带血6000余份	浙江省血液中心是浙江省政府批准设置的直属浙江省卫生厅领导的公益性事业单位，2000年2月24日，浙江省血液中心血站合并，组成新的浙江省血液中心

关键词索引